AF568977

Haarausfall ist heilbar!

1. Auflage Juli 2017
2. Auflage November 2018
3. Auflage November 2024 als Sonderausgabe

Copyright © 2017, 2018, 2024 bei
Kopp Verlag, Bertha-Benz-Straße 10, D-72108 Rottenburg

Alle Rechte vorbehalten

Umschlaggestaltung: Nicole Lechner
Satz und Layout: Stefanie Beth
Lektorat: Swantje Christow

ISBN: 978-3-98992-060-6

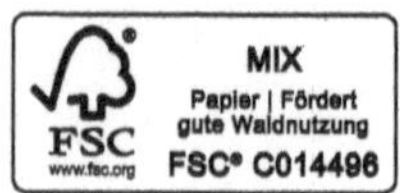

Gerne senden wir Ihnen unser Verlagsverzeichnis
Kopp Verlag
Bertha-Benz-Straße 10
D-72108 Rottenburg
E-Mail: info@kopp-verlag.de
Tel.: (0 74 72) 98 06-10
Fax: (0 74 72) 98 06-11

Unser Buchprogramm finden Sie auch im Internet unter:
www.kopp-verlag.de

Brigitte Hamann

Haarausfall ist heilbar!

Der natürliche Weg
zu vollem und gesundem Haar

KOPP VERLAG

Für Jochen, meine Liebe

Inhalt

Es gibt mehr Leute, die kapitulieren, als solche, die scheitern.

Henry Ford

Vorwort

Der Arzt der Zukunft wird keine Medizin mehr verabreichen,
sondern seine Patienten vielmehr dazu anregen,
sich für den menschlichen Körper, für Ernährung und für die Ursache
und Prävention von Krankheiten zu interessieren.

Thomas Alva Edison

Ich habe langes, gesundes Haar. Das war allerdings nicht immer so. Immer wieder gab es Zeiten, in denen ich deutlich mehr Haare verlor als die 80 bis 100 Haare, die im Normalfall täglich ausgehen. Anfangs regulierte sich dieses Problem immer wieder von selbst, wurde aber im Laufe der Zeit schlimmer. Meine Haare wurden immer dünner, und es begannen sich »Geheimratsecken« zu bilden, die dürftig vom noch vorhandenen Haarrest bedeckt wurden. Über diese Zeit habe ich bereits in meinem ersten Buch *Haarausfall natürlich heilen* berichtet. Inzwischen habe ich schon lange keinen Haarausfall mehr, denn die in diesem Buch beschriebenen Maßnahmen haben mir sehr gut geholfen. Warum also ein neues Buch über Haarausfall schreiben?

Inzwischen gibt es neue wissenschaftliche Erkenntnisse bezüglich Haarausfall. Es ist heute möglich, Gesundheit und Krankheit auf eine noch nie da gewesene Weise zu verstehen und Heilung auf tiefster Ebene anzuregen. Haarausfall ist, wie ich es schon damals angesprochen habe, häufig das sichtbare Symptom am Ende einer langen Kette körperlicher Probleme, die lange Zeit nicht erkannt wurden. Oft sind es Anzeichen wie Müdigkeit, Leistungsabfall oder Verdauungsprobleme, die noch nicht als gravierend empfunden werden oder die zu den unterschiedlichsten Krankheitsbildern passen würden. Im Körper geht inzwischen schon viel mehr vor sich. Wenn die kleinsten Einheiten, die Zellen, betroffen sind, wird es ernst. Dort nimmt alles seinen Ursprung. Gesunde, leistungsfähige Zellen tragen entscheidend dazu bei, gesund und fit bis ins hohe Alter zu bleiben. Auf der Suche nach den Ursachen von Haarproblemen geht es also meist um mehr, obwohl es nur zu verständlich ist, dass so viele Menschen – Frauen wie Männer – so sehr darunter leiden, wenn sich die Haare lichten.

Haarausfall kann nach heutigem Kenntnisstand genetisch bedingt sein. Diese Ursache ist jedoch nicht so häufig der Fall wie behauptet. Denn die Gene bestimmen uns nicht in dem Maße, wie lange angenommen. Die Wissenschaft der Epigenetik hat klar gezeigt: Wir mögen alle möglichen genetischen Anlagen in uns tragen, doch wirksam werden müssen sie nicht. Gene sind kein unabdingbares Schicksal. Übersetzt bedeutet der Begriff Epigenetik so viel wie: das, was zu den Genen hinzukommt. Wann und ob genetische Anlagen an- oder ausgeschaltet werden, hängt in hohem Maße davon ab, wie unsere Gene auf Umwelteinflüsse reagieren. Chemikalien, Schadstoffe, Ernährung und Lebensweise, Stress, seelische Belastungen und weitere Einflüsse beeinflussen unseren Zustand. Erwiesen ist inzwischen, dass auch die Darmflora einen erheblichen Einfluss darauf ausübt, ob Gene wirksam werden oder nicht. Mehr noch: Auch unsere Psyche spielt eine wichtige Rolle. Wir können die Aktivität unserer Gene und damit die Entwicklung der Zellen selber verändern – nämlich durch unsere Lebensweise. Es ist möglich, Gene umzuprogrammieren. Dazu braucht es keine medizinischen Eingriffe, komplizierte Behandlungen oder Medikamente aus dem Labor. Mit dem richtigen Know-how ist Heilung auf natürlichem Wege möglich, wenn auch nicht von heute auf morgen. Anders als die schnelle Symptombekämpfung, die viele pharmazeutische Präparate leisten können, heilt die Natur mit der Zeit.

Dank der Epigenetik und der Erkenntnisse über die Zellen und deren Kraftwerke (die Mitochondrien) können wir zu mündigen Patienten statt zu Marionetten unserer Gene werden. Mehr als der Einfluss unseres Erbgutes zählt, ob unsere Zellen fit sind, ob die Zellen durch Antioxidantien geschützt sind, ob Schwermetalle und Gifte unsere Gesundheit unterminieren. Beginnen Sie, Symptome wie Haarausfall ganzheitlich zu betrachten, denn nur dann können Sie die Ursachen und Zusammenhänge wirklich verstehen und wirksam eingreifen. Wenn Sie sich ein Bein gebrochen haben, ist es sinnvoll, auf den Bruch zu schauen und ihn zu schienen. In vielen Fällen aber führt der bloße Blick auf das Symptom in die Irre oder zumindest nicht weit. Nicht umsonst gibt es viele Redensarten, die auf die eine oder andere Art empfehlen, »das Übel an der Wurzel auszurotten«. Machen wir uns also in diesem Buch auf die Suche nach den Wurzeln der Haarprobleme.

In vielen Fällen hängt Haarausfall mit Übersäuerung und Verschlackung zusammen. Aus diesem Grund kann es schon viel bewirken, wenn Sie Ihre Ernährung auf »basisch« umstellen und eine Entschlackungskur durchführen. Oft sitzt das Problem jedoch tiefer, nämlich im Darm, der mittlerweile ein Hauptdarsteller auf der Bühne der Gesundheit ist. Wie viele Beschwerden und Krankheiten mit dem Verdauungstrakt zusammenhängen, angefangen mit Müdigkeit, Erschöpfung, Schlaflosigkeit und schlechtem Schlaf, Kopfschmerzen, Rückenschmerzen, Reizbarkeit, Augenproblemen, Nahrungsmittelallergien bis hin zu Haarausfall, wurde erst in den vergangenen Jahren in einem breiteren Rahmen bekannt. Und noch immer erkennen zu viele Mediziner und Fachleute den Zusammenhang zwischen inneren Vorgängen und Haarverlust nicht – oder gehen mit ihren Untersuchungen nicht tief genug. Es ist einfacher, Tinkturen auf die Kopfhaut aufzutragen, die restlichen Haare speziell zu pflegen und Tabletten gegen Haarausfall einzunehmen. Der Erfolg lässt oft zu wünschen übrig oder ist nicht von langer Dauer. Mit dem Absetzen des Präparats kehrt auch der Haarausfall zurück, wenn die zugrunde liegende Ursache nicht gefunden und bereinigt wurde.

Mit dem Darm ist die Kette möglicher Ursachen nicht zu Ende, denn eine gestörte Darmflora und ein kranker Darm sind keine Bagatelle. Je nachdem wie stark die Störung im Darm ist, ergeben sich leichtere bis einschneidende Auswirkungen im gesamten Körper. Sie reichen bis zu den Zellen und den Zellkraftwerken, den Mitochondrien. Wenn die Mitochondrien geschwächt sind, sind es auch die Organe, am meisten diejenigen, die besonders viel Energie verbrauchen wie das Herz. Und da die Zellen die kleinste Einheit des Körpers bilden, kann sich eine gestörte Zellfunktion überall im Körper auswirken – mit möglichen Folgen für die Haare.

In diesem neuen Buch über Haarausfall möchte ich mich mit Ihnen auf die Suche nach den Wurzeln des Problems begeben. Nicht umsonst sagen wir, ein Mensch sei *kerngesund,* was bedeutet, dass er bis ins Innerste gesund ist. Auch Sie können kerngesund sein, über einen kräftigen Haarwuchs hinaus. Dabei können Ihnen die Informationen in diesem Buch helfen. Vielleicht ist es eine geduldige Spurensuche. Vielleicht müssen Sie einiges ausprobieren, bis Sie die Ursache und die richtige Therapie gefunden haben. Vielleicht kann Ihnen ein bestimmter Therapeut nicht weiterhelfen, und Sie müssen sich nach einem anderen umsehen. Mit Geduld, Ausdauer und Liebe zu sich und Ihrem Körper werden Sie Erfolg haben. Sie werden Ihren Körper besser verstehen und entdecken, was Sie wirklich brauchen. Der Lohn der größeren oder kleineren Mühe besteht nicht nur in schöneren Haaren, sondern auch in robusterer Gesundheit, mehr Kraft und Lebensfreude und einem strahlenden Aussehen.

Setzen Sie auf eine nachhaltige Heilung. Nachhaltig und natürlich gehören zusammen, und beides hat nichts damit zu tun, dass wir eine Pille »einwerfen«, um das Symptom innerhalb kurzer Zeit verschwinden zu lassen. Das wusste auch der Philosoph und Schriftsteller Ralph Waldo Emerson (1803–1882). Er sagte:

»Ahme den Gang der Natur nach.
Ihr Geheimnis ist Geduld.«

Ich wünsche Ihnen wertvolle Erkenntnisse und viel Freude auf dieser Reise durch die Welt der Haare und des Körpers. Und vielleicht finden Sie beim Lesen nicht nur eine Lösung für Ihr Haarproblem, sondern auch Ihre persönliche Antwort auf Parzivals erlösende Frage, die er an den unheilbar kranken König Amfortas richtete: »Was fehlt dir?«

Brigitte Hamann
Rottenburg, Juni 2017

Tauchen Sie ein in die erstaunliche Welt der Haare

Warum haben wir Haare?

Haare sind ein Wunderwerk der Natur. So wie jeder von uns einzigartig ist, so sind es auch unsere Haare. Ob viel, wenig oder keine, lang oder kurz, hell oder dunkel – Haare sind ein wesentliches Merkmal für jeden Menschen. 75 000 bis 150 000 Haare haben wir im Durchschnitt auf dem Kopf, in den unterschiedlichsten Formen, Strukturen und Farben. Unsere Haare verändern sich im Laufe unseres Lebens, sie machen unsere Befindlichkeiten und Lebensweise mit, spiegeln unsere Gesundheit und werden früher oder später grau.

Warum haben wir Haare? Warum wachsen sie an manchen Körperstellen mehr, an anderen weniger? Unsere Urahnen waren am ganzen Körper behaart. Doch im Laufe der Entwicklung verlor der Mensch den größten Teil seiner Körperbehaarung. Einst schützten Haare den Körper vor Kälte und Hitze, und noch heute hat unser Kopfhaar die Funktion, den höchsten Körperteil vor der Witterung zu schützen, vor Sonnenbrand ebenso wie vor Wärmeverlust. Damals half das Fell am Körper dem Menschen, die Körperwärme zu bewahren. Dann begann er Kleidung herzustellen, was einer der Gründe für die im Laufe der Evolution schwindende Körperbehaarung ist. Ohne Fell kann Schweiß viel schneller verdunsten und den Körper kühlen, denn ein schweißnasses Fell kann einen Hitzestau erzeugen, den wir nur begrenzt verkraften können. Vor allem das Gehirn verträgt keine überhöhten Temperaturen und konnte sich erst entwickeln, als mehr Kühlung möglich war: »Der Verlust des Fells hatte auf die weitere Evolution des Menschen beträchtliche Auswirkungen. Das Gehirn ist unser temperaturempfindlichstes Organ. Wohl erst als unsere Vorfahren überschüssige Körperwärme leicht loswerden konnten, indem sie kräftig schwitzten, vermochte es sich stark zu vergrößern«, schreibt Nina G. Jablonski in ihrem Artikel »Warum Menschen nackt sind«.[1]

Wimpern und Augenbrauen werden nicht nur als Persönlichkeits- und Schönheitsmerkmal empfunden, sondern schützen uns, genauso wie die Nasen- und Ohrenhaare, vor Staub, Schweiß und Fremdkörpern. Unter den Achseln und im Schambereich nehmen Haare nicht nur Schweiß auf, sondern sie erfüllen noch einen weiteren Zweck: Mit ihrer Hilfe werden Duftstoffe verstärkt und verbreitet. So verwundert es kaum, dass wir davon sprechen, ob wir einen Menschen »riechen« können oder nicht.

Haare – nicht nur Schönheitsmerkmal, sondern auch Spiegel der Gesundheit

In der Geschichte der Menschheit haben die Haare schon immer eine große Rolle gespielt. In allen Kulturen galt gesundes und volles Haar als ein Symbol für Gesundheit, Jugend und Kraft; deshalb wurden Sklaven und Gefangenen oft die Haare geschoren. Haare waren schon immer ein wichtiges Schmuckelement, und es gab die unterschiedlichsten Möglichkeiten, sie zu verschönern. Doch Haare sind auch »Antennen« zur Außenwelt. Seelische Ursachen wie Verluste, Verletzungen, Demütigungen, Ängste und Überlastungsgefühle drücken sich in ihnen aus und können Haarausfall mit sich bringen – nicht zuletzt, weil unter Stress und Belastungen mehr Säuren produziert werden. Die großen Regulierungsmechanismen des Körpers – Blutkreislauf, Hormone und Nervensystem – sind auch für den Zustand der Haare verantwortlich. Der Blutkreislauf nährt die Haarwurzeln, Hormone steuern das Haarwachstum und die Aktivität der Talgdrüsen, das Nervensystem ist über Nervenenden mit jeder Haarwurzel verbunden. Alle drei Systeme werden stark von unserer seelischen Verfassung beeinflusst. Ein schlechter Zustand der Haare oder Haarausfall ist immer ein Zeichen für ein Ungleichgewicht im Körper-

Seele-Geist-System. Geht es uns wieder gut, erholen sich meist auch Haare, Haut und Nägel. Wenn Sie wissen wollen, wie es Ihnen – von vorübergehenden Stimmungen einmal abgesehen – wirklich geht, dann betrachten Sie den Zustand Ihres Körpers. Seien Sie offen und ruhig dabei, das ist die beste Voraussetzung, um Ihr körperliches Befinden klar zu sehen und Ursachen möglicher Störungen auf die Spur zu kommen. Prüfen Sie dann Ihre Lebensweise. Sind Ihre Ergebnisse gut? Sind Sie mit Haut, Haar, Körperspannkraft und Gesichtsausdruck zufrieden? Möchten Sie vielleicht eine Bestandsaufnahme davon machen, was Ihnen an Ihrem Lebenskonzept so besonders guttut? Andernfalls werden Sie das Bedürfnis nach Veränderung spüren. Dieses Buch soll Sie dabei unterstützen.

Der Aufbau des Haares

Das menschliche Haar besteht aus dem Haarschaft, der Haarwurzel und der Haarzwiebel.

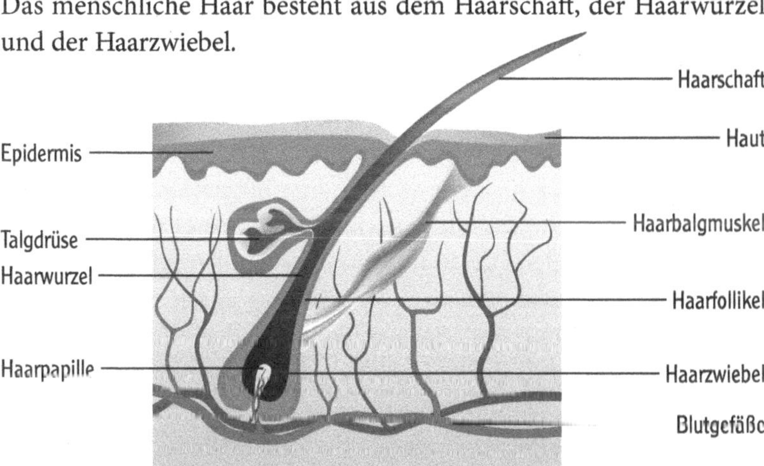

Um die Gesundheit der Haare festzustellen, ist es wichtig zu wissen, dass 80 bis 90 Prozent jedes einzelnen Haares aus einem Eiweiß namens Keratin bestehen. Während der Wachstumsphase werden verhornte Eiweißfäden gebildet, die wir als Haare kennen. Wenn Eiweiß fehlt, kann sich nicht genügend Haarsubstanz aufbauen, die Haare werden spröde, wachsen schlecht und brechen. Unsere Haare sind ein Bereich unseres Körpers, der uns deutlich macht, wie wichtig Eiweiße (Proteine) für uns sind. Eine eiweißreduzierte Kost kann sich negativ auf den Haarwuchs auswirken. Auch die Art des Eiweißes, das wir aufnehmen, spielt eine Rolle. Nicht alle Aminosäuren, die wir für den Aufbau von Eiweißen brauchen, sind gleich wichtig. Dazu mehr im Kapitel »Haarausfall durch Vitalstoffmangel« (S. 72), in dem es auch um Aminosäuren geht. Keratin baut die Haarstruktur auf, deshalb wird es als Strukturprotein bezeichnet und in vielen Haarpflegeprodukten verwendet. Die äußere Maßnahme kann aber immer nur ein Versuch sein, etwas zu kitten. Entscheidend ist, das Haar von innen heraus mit Eiweiß aufzubauen.

Jedes einzelne Haar besitzt seinen eigenen Haarwurzelkanal, in dem es aus Keratin und anderen Eiweißsubstanzen gebildet und anschließend aus der Haut herausgeschoben wird. Das schließlich sichtbare Haar wird als Haarschaft bezeichnet und bildet nur einen von vielen Teilen in dem komplexen Zusammenspiel von Zellstrukturen, aus denen unsere Haare bestehen. Unsichtbar in der Haut befinden sich die Haarwurzeln. Sie werden von einer Hülle, den Haarfollikeln, umgeben.

Das sichtbare Haar: *der Haarschaft.* Er besteht aus drei Schichten, die jeweils unterschiedliche Aufgaben haben. Die innerste Schicht heißt *Medulla* (das Haarmark). Sie besteht nur zum Teil aus Keratin. Die mittlere Schicht ist der *Cortex* (die Haarrinde). Der Cortex ist eine Schicht verhornter Faserzellen (Keratinfasern). Er stellt den größten Teil des Haares dar. Der genaue Aufbau ist jedoch von Mensch zu Mensch unterschiedlich und bestimmt, wie stark, reißfest und gleichzeitig elastisch das Haar ist. Im Cortex befinden sich die Farbpigmente. Die Beschaffenheit des Cortex bestimmt daher die Qualität, Farbe und Gesundheit des Haares. Die äußere Schicht heißt *Cuticula* (Schuppenschicht). Sie liegt wie bei einem Tannenzapfen angeordnet um den Cortex herum. Die Cuticula besteht aus mehreren Lagen, ist aber sehr dünn und durchsichtig, sodass die Farbpigmente hindurchschimmern. Liegt die Schuppenschicht glatt an, so ist das Haar gesund und glänzt. Bei sprödem und splissigem Haar ist die Schuppenschicht aufgeraut und kann das Licht nicht reflektieren, wodurch das Haar trocken und glanzlos aussieht.

Versteckt in der Haut: *die Haarwurzel.* Dort geht es hochaktiv zu: Unablässig laufen zahlreiche Stoffwechselvorgänge in den Haarwurzeln ab. Ihre Zellen teilen sich mit enormer Geschwindigkeit, wodurch sie ständig neue Zellen für das nachwachsende Haar herstellen. Die neuen Zellen ersetzen die alten und schieben diese im Haarwurzelkanal nach oben. Unterdessen wird immer mehr Keratin gebildet. Das Haar verhornt (Keratinisierung) und bildet schließlich das auf dem Kopf sichtbare Haar. Während sich das Haar entwickelt und nach außen wächst, produzieren spezielle Zellen, die Melanozyten, den Farbstoff *Melanin.* Diese Farbpigmente geben dem Haar seine Farbe. Nach 2 bis 6 Jahren fällt das Haar aus.

Die Haarzwiebel: Die Haarwurzel ist am unteren Ende zu einer knollenartigen Form, der Haarzwiebel, verdickt. Im unteren Bereich der Haarzwiebel liegt die *Haarpapille,* in der sich feine Blutgefäße sammeln. Über diese Blutgefäße wird die Haarzwiebel mit den Nährstoffen versorgt, die gebraucht werden, damit das Haar entstehen und wachsen kann. In der Haarpapille entstehen durch Zellteilung ständig neue Zellen, die nach oben geschoben werden und als Haar die Haut verlassen. Sie wird auch Matrix genannt, weil von dort das Haarwachstum ausgeht. Die Haarwurzel mit der Haarzwiebel und der Matrix sind ausschlaggebend für das Haarwachstum und für gesundes und kräftiges Haar. Deshalb gilt: Solange die Haarwurzeln intakt sind und vielleicht nur eine Stärkung brauchen, besteht immer Aussicht auf Erfolg.

Die Haarfollikel: Die Haarwurzeln sind umgeben von den Haarfollikeln, die sie in der Haut verankern. Sie werden auch als Haarbalg bezeichnet. Ebenso wie die sichtbaren Haare bestehen auch die Haarfollikel aus drei Schichten. In den Haarfollikeln befinden sich Drüsen, die Talg und Substanzen wie Duftstoffe produzieren und abgeben. An jedem Haarfollikel befindet sich ein winziger Muskel. Er ist durchzogen von Blutgefäßen und feinen Nervenfasern, die so empfindlich sind, dass sie auf jede noch so kleine Berührung oder einen Lufthauch reagieren. Diese Muskeln können die Haare aufstellen und sorgen bei Kälte für eine Gänsehaut.

Talgdrüsen: Jedes Haar besitzt Talgdrüsen, die das Haar geschmeidig halten und die Kopfhaut schützen.

Ihr Haar in Zahlen

Kopfhaare werden im Schnitt 60 bis 80 Zentimeter lang. Das tägliche Wachstum beträgt 0,3 Millimeter, im Monat ist das 1 Zentimeter. Die Lebensdauer beträgt zwischen 2 und 7 Jahren. Bei Augenbrauen und Wimpern sind es nur 3 bis 5 Monate. Die Haardichte wird anhand der Anzahl von Follikeln pro Quadratzentimeter gemessen. Im Durchschnitt sind das 150 bis 200 Follikel. Der Durchmesser eines Haares beträgt durchschnittlich 0,1 Millimeter.

Der Haarzyklus

Haare durchlaufen drei Phasen: Sie wachsen, fallen aus und gehen in eine Ruhephase.

Wachstumsphase (Anagenphase): Die Wachstumsphase dauert bis zu 5 Jahre. Es werden neue Zellen gebildet, die verhornen, während das Haar aus der Wurzel herauswächst. Dabei wird es mit dem Haarpigment Melanin gefärbt. Lassen die Melanozyten in ihrer Aktivität nach oder sind geschädigt, wird das Haar grau bis weiß. Etwa 80 bis 85 Prozent der Kopfhaare befinden sich in der Regel in der Wachstumsphase.

Übergangsphase (Katagenphase): Die Übergangsphase beginnt damit, dass keine neuen Zellen gebildet werden. Der untere Teil des Haarfollikels verengt sich. Das Haar wandert nach oben und fällt schließlich aus. Dieses Stadium dauert 2 bis 3 Wochen. Nur etwa 1 Prozent der Haare befindet sich in der Übergangsphase.

Ruhephase (Telogenphase): Die Ruhephase dauert 2 bis 4 Monate. In dieser Zeit regenerieren sich Haarfollikel und Haarpapille und sammeln Nährstoffe. 10 bis 18 Prozent der Haare befinden sich jeweils in der Regenerationsphase, im Schnitt sind es 14 Prozent.

An die Ruhephase schließt sich wiederum eine Wachstumsphase an. Es entstehen neue Haarwurzeln und die Produktion neuer Haare beginnt. Spätestens hier wird das alte Haar von den nachwachsenden Haaren verdrängt. Dieser Haarwechsel findet ständig auf dem gesamten Kopf statt, ohne dass die Haare insgesamt weniger werden. Pro Tag fallen 20 bis 100 Haare aus, für die neue Haare nachwachsen. Sie sind ein Zeichen für einen funktionierenden Haarstoffwechsel. Haarausfall besteht erst dann, wenn über einen längeren Zeitraum täglich mehr als 80 bis 100 Haare ausfallen, das Haar deutlich lichter wird oder bestimmte Bereiche des Kopfes wie die Schläfen kahl werden. Im Waschbecken oder auf dem Boden können 50 bis 100 Haare je nach Länge und Dicke schon nach einem großen Büschel aussehen, also lohnt es sich zu zählen.

Haarausfall – wie viele Haare dürfen es sein, und welche Formen gibt es?

Haare verlieren ist normal – aber wie viele dürfen ausfallen?

Wie bereits beschrieben, so ist es ganz normal, dass wir täglich eine gewisse Menge an Haaren verlieren, denn auch Haare haben einen Lebenszyklus. Wie viele Haare es sind, hängt von der Lebensphase ab, in der sich das Haar befindet. Die Anzahl schwankt außerdem je nach körperlichem und seelischem Zustand. Bis zu 100 Haare pro Tag können als unbedenklich angesehen werden. Wie viel individuell verkraftbar ist, hängt davon ab, wie füllig das Haar ist, und vor allem davon, wie gut es nachwächst. Sollten Sie auf dem Badezimmerboden oder in der Dusche häufig mehr Haare als üblich finden, ist es ratsam, sich die Mühe zu machen und sie zu zählen. Wenn sich Ihre Haare auch ansonsten verändert haben, wenn sie weniger Sprungkraft oder Glanz besitzen, sollten Sie in jedem Fall nach den Ursachen suchen. Werden Sie aktiv, wenn sich nach ein paar Wochen keine Besserung zeigt. Machen Sie sich umgehend auf die Suche, wenn Sie zusätzliche Symptome haben wie Kopfschmerzen, Schlafprobleme, Erschöpfung, Nervosität, Verdauungsprobleme oder Probleme mit den Fingernägeln, auch wenn diese Symptome auf den ersten Blick nichts mit Haarausfall zu tun haben. Nun die gute Nachricht: Ein wesentlich größerer Prozentsatz an Haarproblemen kann durch eine Ernährungsumstellung und Nahrungsmittelergänzung behoben oder zumindest verbessert werden als allgemein angenommen. Der angenehme Nebeneffekt dabei: Nicht nur die Haare wachsen wieder, auch die Haut wird straffer und schöner, und Sie werden sich vitaler, gesünder und ausgeglichener fühlen.

Haarausfall kann durch eine ganze Reihe unterschiedlicher Faktoren ausgelöst werden. Meist handelt es sich nicht um eine einzige Ursache; häufig kommen eine Reihe von körperlichen Problemen zusammen, wie zum Beispiel bei Darmerkrankungen wie Leaky Gut und all den Folgen für die Stoffwechselkreise und die Zellaktivität, für Knochen und Zähne, für die Gelenke, für den Säure-Basen-Haushalt – und letztendlich für die Haare. Lesen Sie dazu die Kapitel im Abschnitt »Haarausfall – viele Ursachen, ein Symptom« (S. 49).

Es gibt viel, was Sie tun können

Die häufigste Diagnose lautet: Haarausfall ist genetisch bedingt. Bei dieser Diagnose wird davon ausgegangen, dass der Haarverlust unausweichlich und damit weitestgehend hinzunehmen ist. Dass eine genetische Veranlagung *kein* unausweichliches Schicksal ist, sondern vom Lebensverlauf und unserer Reaktion auf das, was wir erleben, beeinflusst wird, hat die Epigenetik bewiesen. Gene sind kein Schicksal! Haarausfall ist ein ganzheitliches Symptom. Es steht am Ende einer Kette voller Veränderungen im Körper, deren Ergebnis häufig an der schwindenden Fülle und Schönheit der Haare sichtbar wird. Ernährungsfehler, Mangelzustände, Übersäuerung und Verschlackung, Stress und seelische Belastungen bringen das Gleichgewicht im Körper durcheinander – mit erheblichen Folgen. Eine dieser Folgen, die sich heute zu einer »Volksseuche« entwickelt hat, ist der kranke Darm, der sich bis hin zum Leaky Gut, dem krankhaft durchlässigen Darm, entwickeln kann. Daraus entstehen mit der Zeit nicht nur Lebensmittelunverträglichkeiten und Allergien, sondern auch die Stoffwechselkreise geraten aus dem Gleichgewicht. Ebenso steigt der Harnsäurespiegel, die Leber ist überlastet, und die Verdauung sowie die Aufnahme lebensnotwendiger Mineralstoffe, Vitamine und Eiweiße funktionieren nicht mehr richtig. Langfristig kann diese Entwicklung zu chronischen Erkrankungen führen.

Die Abwärtsspirale der Gesundheit beginnt oft mit Übersäuerung und Verschlackung, ein Zustand, den man über Jahre nicht spürt. Die Folgen sind unter anderem ein Vitamin- und Mineralstoffmangel, der die Abläufe im Körper empfindlich stört. Andere Ungleichgewichte wie eine Hormonstörung können ebenfalls Haarausfall verursachen. Es gibt im Körper eine Reihe wichtiger Funktionen, die gestört sein können und für die Haarausfall eine wichtige Signalwirkung hat. In den folgenden Kapiteln finden Sie mögliche Ursachen für Ihren Haarverlust und wie Sie diesen begegnen können. Es ist nicht nur gegen »alles ein Kraut gewachsen«, sondern, Ausdauer vorausgesetzt, auch gegen die meisten Ursachen ausfallender Haare. Wenn Sie diesen Vorschlägen folgen, können Sie nicht nur mit neuem Haarwuchs belohnt werden, sondern vor allem mit einem Körper, der wieder gesund, fit und vital ist.

Welche Formen von Haarausfall gibt es?

Haarausfall kann in unterschiedlichen Formen auftreten. Sie kennen die sogenannten »Geheimratsecken« und den Haarkreis um einen kahlen Hinterkopf herum, von dem vor allem Männer betroffen sind. Haare können aber auch gleichmäßig verteilt ausgehen, und das nicht nur am Kopf, sondern am gesamten Körper.

Formen des Haarausfalls

Androgenetische Alopezie (anlagebedingter Haarausfall)
Diffuser Haarausfall
Kreisrunder Haarausfall
Haarausfall während und nach der Schwangerschaft
Haarausfall während und nach den Wechseljahren
Haarausfall durch Diäten und Ernährungsdefizite
Haarausfall durch Erkrankungen
Haarausfall bei Männern
Haarausfall bei Frauen
Haarausfall im Alter

Diffuser Haarausfall

Diffuser Haarausfall (diffuses Effluvium) bedeutet, dass täglich mehr als 100 Haare von der gesamten Kopfpartie ausfallen. Bei jeder Form von Haarausfall stellt sich die Frage, ob die Haarfollikel grundsätzlich funktionsfähig bleiben oder ob sie zerstört sind. Bei diffusem Haarausfall bleiben die Follikel in der Regel intakt, sodass die Haare wieder nachwachsen können. Haarfollikel, wie auf S. 17 erklärt, nennt man die schmalen Tunnel, die tief in die unteren Hautschichten hineinreichen. Die Lage des Follikels in der Haut bestimmt den Fall des Haares und erzeugt beispielsweise Haarwirbel. Am Ende des Haarfollikels befindet sich die Haarpapille, die zusammen mit dem umliegenden Bindegewebe über den Blutkreislauf für die Ernährung des Haares sorgt. Werden zu wenige Nährstoffe oder zu viele Säuren und Giftstoffe zum Haar hin und zu wenige Schlacken abtransportiert, wird es auf Dauer in Mitleidenschaft gezogen.

Bei fieberhaften Erkrankungen und Infektionen tritt häufig ein mehr oder weniger starker Haarausfall auf. Ein möglicher Grund kann Sauerstoffmangel sein, durch den der Haarfollikel nicht ausreichend mit Mineralstoffen versorgt wird. Auch Resorptionsstörungen im Magen-Darm-Trakt sowie Pilze im Darm können diffusen Haarausfall auslösen, da auch hier wichtige Stoffe verloren gehen. Da Haare mit Vitalität zu tun haben, wirken sich körperliche und seelische Belastungen wie Unfälle, Operationen, Trennungen und Tod eines nahestehenden Menschen ebenfalls auf die Haardichte aus. Es gibt zahlreiche Berichte von Menschen, die wegen eines traumatischen Erlebnisses über Nacht grau wurden oder denen die Haare ausfielen. Grundsätzlich wirken sich alle gesundheitlichen und seelischen Belastungen auf den Säure-Basen-Haushalt aus und lassen ihn ins saure Milieu kippen, sodass sich der Kreis schließt: In einer Vielzahl von Fällen ist ein übersäuerter Organismus die auslösende Ursache, nur die Ursprünge der Übersäuerung variieren. Undichte Amalgamfüllungen und die damit verbundene Quecksilberbelastung sind ein weiterer möglicher Auslöser. Grundsätzlich können alle in diesem Buch genannten Ursachen Haarausfall auslösen.

Formen des diffusen Haarausfalls: telogen und anagen

Zwei Formen des diffusen Haarausfalls sind der telogene und der anagene Haarausfall. Telogener Haarausfall (telogenes Effluvium) wird dann diagnostiziert, wenn sich sehr viel mehr Haarfollikel in der Ruhephase befinden als normal. In der Ruhephase des Haares bilden sich keine neuen Haarzellen mehr. Während normalerweise im Schnitt nur 14 Prozent des Haares in der Telogenphase sind und der Rest sich in der Wachstums- oder Zwischenphase befindet, nimmt bei telogenem Haarausfall der Prozentsatz der Haare, die sich in der Telogenphase befinden, stark zu. Das Wort »*Effluvium*« bedeutet »Wegfluß«. Die Bezeichnung *telogenes Effluvium* weist darauf hin, dass die Haare beim Kämmen oder Waschen stärker ausfallen als üblich, sie »fließen weg«.

Beim anagenen Haarausfall fällt das Haar im Wachstumsstadium (Anagenphase) aus. Häufig wird diese Form durch Bestrahlungen, Chemotherapie und Vergiftungen ausgelöst.

Auch seelischer und körperlicher Stress sowie Hormonschwankungen können Auslöser des anagenen Haarausfalls sein. Da bei allen Erkrankungen, Vergiftungen, Bestrahlungen und Stress der Säure-Basen-Haushalt aus dem Gleichgewicht gerät, ist die Grundlage aller weiteren Behandlungen eine basisch ausgerichtete Ernährung und Remineralisierung.

Kreisrunder Haarausfall – Alopecia areata

Kreisrunder Haarausfall (Alopecia areata) ist eine Form des Haarausfalls, bei dem Haare plötzlich in einem klar begrenzten, meist kreisrunden Bereich ausfallen, der sich vergrößern kann. Die kahlen Stellen wachsen meist nach einiger Zeit ebenso spontan wieder zu, was allerdings ein halbes Jahr dauern kann. Die nachwachsenden Haare können zunächst weiß sein und bekommen erst mit der Zeit wieder Farbe. Manchmal kehrt der Haarausfall zurück. In seltenen Fällen fallen sämtliche Haare auf dem Kopf oder sogar überall am Körper aus.

Bei Alopecia areata handelt es sich um einen entzündlichen Prozess. Man vermutet, dass die körpereigene Abwehr eine große Rolle spielt. Aus diesem Grund wird der kreisrunde Haarausfall zu den Autoimmunerkrankungen gezählt. Auch Erbfaktoren können von Bedeutung sein, da die Erkrankung in etwa 25 Prozent der Fälle gehäuft innerhalb einer Familie auftritt. Besonders betroffen sind Kinder und junge Männer. Wie bei allen Autoimmunerkrankungen spielt die Psyche auch hier eine wesentliche Rolle. Wenn Sie kreisrunden Haarausfall bemerken, sollten Sie sich nach seelischen Belastungen fragen, die damit in Zusammenhang stehen können. Entspannung und Abwarten können helfen. Zur Behandlung können cortisonhaltige, entzündungshemmende Tinkturen auf die Kopfhaut aufgetragen werden oder Mittel zur Förderung der Durchblutung und des Haarwachstums. Weitere Therapiemöglichkeiten sind Zink für die Immunabwehr, Cortisonspritzen an den betroffenen Stellen, Bestrahlungen und in schweren Fällen die Einnahme von Medikamenten mit dem Wirkstoff Cortison. Einige wenige spezialisierte Zentren bieten eine Topische Immuntherapie mit DCP (Diphencyprone) an, die jedoch schweren Fällen vorbehalten ist, bei denen auf anderem Wege kein Erfolg erzielt wurde.

Kreisrunder Haarausfall und Psyche

Es gibt einen Zusammenhang zwischen neurovegetativen beziehungsweise psychischen Belastungen und kreisrundem Haarausfall. Das auslösende Erlebnis kann nur ein paar Wochen, aber auch Jahre zurückliegen. Alopecia areata kann die Spätfolge einer früher erlebten Krise sein, die bis zu 7 Jahre zurückliegen kann. Viele Zyklen im menschlichen Leben, in der Natur und der Mythologie folgen einem Siebenerrhythmus. In der *Bibel* gibt es die 7 fetten und die 7 mageren Jahre, die vermutlich auf den Hochwasserzyklus des Nil zurückgehen. Der Mondzyklus, von dem der Begriff »Monat« abgeleitet ist, teilt sich in etwa 4 Wochen mit je 7 Tagen. Es lohnt sich nachzuforschen, was in den Lebensjahren geschehen ist, die ein Vielfaches von sieben, beginnend mit der Sieben selbst, sind. Aber auch 7 Tage oder Wochen können von Bedeutung sein und psychische Hintergründe beispielsweise von Haarverlust erhellen. Auf der Homepage der größten Selbsthilfeorganisation für Menschen mit kreisrundem Haarausfall im deutschsprachigen Raum, dem Alopecia areata Deutschland e. V., finden Sie eine Liste mit Ärzten, die Erfahrung in der Behandlung haben *(https://www.aad-ev.de/tipps/)*. Autoimmunerkrankungen haben jedoch in der Regel eine tiefere, seelische Ursache, die sich nicht nur mit Tinkturen behandeln lässt.

Androgenetische Alopezie – der anlagebedingte Haarausfall

Nach gängiger Lehrmeinung werden etwa 90 Prozent aller Fälle von Haarausfall bei Männern wie bei Frauen durch androgenetische Alopezie verursacht. Der lateinische Begriff ist Alopecia androgenetica und bedeutet so viel wie »durch männliche Hormone verursachter Haarausfall«. Obwohl androgenetische Alopezie durch ein Hormon ausgelöst wird, liegt ihr keine Hormonstörung zugrunde, bei der zum Beispiel zu viel Testosteron gebildet wird. Bei dieser Form des Haarausfalls sind die Haarfollikel anlagebedingt besonders empfindlich gegen männliche Sexualhormone, sogenannte Androgene. Die Empfindlichkeit nimmt mit den Jahren zu, sodass immer mehr Haare ausfallen und sich Geheimratsecken, eine »Tonsur« und schließlich in manchen Fällen sogar eine Glatze bildet. Das Haar wird immer lichter, sodass man hindurchsehen kann. Auslöser ist das Hormon DHT (Dihydrotestosteron), das mithilfe eines Enzyms aus Testosteron gebildet wird. Im Verlauf werden die Haarfollikel immer kleiner, sodass die Haare, die sie bilden, immer kleiner und dünner werden. Die Wachstumsphase wird immer kürzer.

Androgenetische Alopezie ist eine Diagnose, die kaum Lösungen zu bieten scheint. Eine Reihe pharmazeutischer Mittel versprechen Linderung, heilen kann man sie damit nicht.

Nach schulmedizinischer Auffassung ist die Überempfindlichkeit vererbbar und nennt sich deshalb auch anlagebedingter Haarausfall. In diesem Zusammenhang ist bemerkenswert, dass bei Völkern, die gesund und naturnah leben, Haarausfall so gut wie unbekannt ist. Haben wir einfach schlechtere Gene? Gene sind kein unausweichliches Schicksal, das hat die Wissenschaft der Epigenetik eindeutig belegt. Wie sich Gene und die in ihnen gespeicherten Anlagen konkret ausprägen, hängt von der Lebensweise, von Umwelteinflüssen und unserer Reaktion auf das, was wir erleben, ab. Gehen Sie einfach einmal davon aus, dass Ihr als androgenetisch diagnostizierter Haarausfall vielleicht ganz andere Gründe hat und dass die Überempfindlichkeit der Haarfollikel gegen DHT ein Ergebnis von Vorgängen in Ihrem Körper sein könnte, die nur von innen heraus geheilt werden können. Aus dieser Sicht ist auch die ererbte Überempfindlichkeit gegen DHT wohl eher eine im Familienmuster vorherrschende Neigung, auf bestimmte Lebensbedingungen auf eine ähnliche Weise zu reagieren, und zwar nicht nur seelisch, sondern auch körperlich.

Würde das nicht neue Perspektiven für eine mögliche Heilung eröffnen?

Epigenetik: Gene sind kein unausweichliches Schicksal

Der international bekannte Zellbiologe Bruce Lipton hat in seinem Buch *Intelligente Zellen: Wie Erfahrungen unsere Gene steuern* bahnbrechende Erkenntnisse über die Zellmembran vorgestellt. Seine Forschungen zeigen, dass der Mensch keineswegs ein Gefangener seines Erbguts ist. In leicht verständlicher Sprache und anhand eingängiger Beispiele führt Lipton vor, wie die neue Wissenschaft der Epigenetik die Idee auf den Kopf stellt, unser physisches Dasein würde durch unsere DNS bestimmt. Unsere Gedanken und unsere Gefühle haben eine starke Wirkung auf unsere Zellen und bestimmen somit unser Leben. Wir bringen eine angeborene Neigung mit, die Welt um uns herum auf eine bestimmte Weise wahrzunehmen und auf sie zu reagieren – sozusagen ein mitgebrachtes Muster, das in unseren Genen gespeichert ist. Doch wir können unsere Gene und damit dieses Muster beeinflussen und verändern. Das Leben lässt uns Spielräume, die wir auf einer Skala von für uns »gut« bis »schlecht« ausschöpfen können. Unser persönliches Leben ebenso wie unser kollektives Dasein werden durch das Wechselspiel zwischen Geist und Materie bestimmt. Hier wird ein altes spirituelles Gesetz – Geist herrscht über Materie – biologisch untermauert. Bruce Lipton, der zum Pionier der neuen Wissenschaft der Epigenetik wurde, bezeichnet seine Arbeit als »Neue Biologie«.

Inzwischen ist die Epigenetik aus der Wissenschaft nicht mehr wegzudenken. Der Ursprung des Wissens von der Epigenetik geht in der Geschichte weit zurück. Bereits Aristoteles (384–322 v. Chr.) dachte über Zusammenhänge nach, die wir heute als epigenetisch bezeichnen. 1942 prägte der Biologe und Genetiker Conrad Waddington den Begriff »Epigenetik«. Doch erst in den frühen 2000er-Jahren blühte diese Wissenschaft wirklich auf. »Eine neue Disziplin, die ›Epigenetik‹, räumt mit alten Vorstellungen auf: Gene sind nicht starr, sondern ein Leben lang formbar. Wir selbst können sie durch den Lebensstil, etwa die Ernährung, an- oder ausschalten. Genetisch beeinflussten Krankheiten lässt sich so vorbeugen. Sogar über das eigene Leben hinaus: bei Kindern und Kindeskindern«, berichtete Ethan Watters im Magazin *Geo* 4/2007. Gene werden im Laufe des Lebens aktiviert oder deaktiviert, um bestimmte Funktionen besser erfüllen zu können. Solche Veränderungen unterstützen beispielsweise das Immunsystem in seiner Abwehrfähigkeit. Lassen Sie sich also auch nicht vom als androgenetisch diagnostizierten Haarausfall in eine Position bringen, in der nichts hilft und Sie als einzige Möglichkeit den Einsatz chemischer Substanzen haben.

Bevor Sie die Diagnose »Das ist genetisch« als gegeben hinnehmen, denken Sie darüber nach, welche Umstände in Ihrem Leben diese Anlage ausgelöst haben könnten. Hilfreich kann auch sein, nachzuforschen, wann der Haarverlust begann und wie es Ihnen in dieser Zeit ging. Oft finden sich besondere seelische Belastungen und Stress; bei näherem Hinsehen werden Sie vielleicht feststellen, dass Ihre Ernährung und Ihre Lebensweise wenig geeignet waren (oder sind), um Ihren Körper gesund zu erhalten. Vielleicht liegt der Auslöser in ganz anderen Bereichen: in einer Schwermetallbelastung, die sich bis hinein in die Zellen auswirkt, oder in einer »silent inflammation«, einer stillen Entzündung, die unmerklich in Ihrem Körper vor sich hin schwelt und mit der Zeit zerstörerisch werden kann. Entzündungswerte lassen sich messen, und es lohnt sich, das zu tun. Was Sie auch finden, hier kann ein möglicher Auslöser für das »Anschalten« von Genen liegen, und das Gute daran ist: Sie können auch selbst etwas tun, um die Situation zu verbessern.

Aufschlussreich ist Peter Jentschuras klare Aussage, dass jeder für seinen Haarverlust selbst die Verantwortung trägt. Anders als viele Ärzte und Experten sieht er in Haarausfall, besonders bei Männern, keineswegs ein unausweichliches, angeborenes Schicksal. Nach seiner Auffassung steht in den Genen nur, dass der Haarboden ein Organ des Säure-Basen-Haushaltes ist, ebenso wie es genetisch bedingt ist, dass die Leber unser Entgiftungsorgan ist. So entscheiden wir tagtäglich selbst, ob wir unsere Organe durch unsere Ernährung und Lebensweise pflegen oder übersäuern und vergiften. Seine konsequent basische Ernährung und Pflege wirkt damit nicht nur dem Haarausfall, sondern auch anderen typischen Zivilisationskrankheiten entgegen.

Gene, Ernährung und Darmflora

Unsere Ernährung hat einen großen Einfluss darauf, wie sich unsere Gene »ausdrücken«, also welche gespeicherten Informationen aktiviert oder deaktiviert werden. Wieder einmal kommen hier der Darm und die Darmflora ins Spiel. Was Sie essen und trinken, wirkt sich auf Ihre Darmflora sowie die Magen- und Darmschleimhäute aus. Eine im Fachjournal *Molecular Cell* im November 2016 veröffentlichte Studie kam zu dem Ergebnis, dass die Mikroorganismen im Darm den Genausdruck beeinflussen. Die Forscher verglichen die Darmflora von Mäusen, die normales Futter bekommen hatten, mit der von Mäusen, die mit einer typisch westlichen Diät gefüttert worden waren. Dieses Futter enthielt nur wenig komplexe Kohlenhydrate und Ballaststoffe sowie große Mengen Einfachzucker und Fett. Die Untersuchung bestätigte die Ergebnisse früherer Studien: Bei den Mäusen, die normales Futter erhalten hatten, war die Zusammensetzung der Darmflora anders als bei den Mäusen mit dem Futter, das der modernen westlichen Ernährung entsprach.[2] Die Erklärung ist einfach: Eine Ernährung, die reich an komplexen Mehrfachzuckern aus Pflanzen ist, zu denen die Ballaststoffe zählen, liefert mehr Nahrung für die Darmbakterien. Einfachzucker werden dagegen von den Zellen verwertet und stehen den Darmbakterien nicht zur Verfügung. Essen Sie also viel Gemüse, Früchte und Vollkornprodukte, das hält Ihre Darmflora munter und lebendig und Ihren Darm gesund.

Ihre Darmbakterien leisten eine wirklich tolle Arbeit: Sie verwerten die Nahrung, halten die Darmschleimhaut gesund und sorgen für ein leistungsfähiges Immunsystem. Doch das ist bei Weitem nicht alles: Sie kommunizieren mit den Zellen über bestimmte Botenstoffe und beeinflussen ihren Ausdruck. Diese Botenstoffe wirken auf die Histone im Zellkern, die zusammen mit weiteren, ähnlichen Stoffen Gene an- und ausschalten können. Deshalb zählen diese Stoffe zum sogenannten Epigenom, dem, was nach (»epi«) der ursprünglichen Erbanlage (»Genom«) geschieht. Damit wird deutlich, dass die Darmflora in der Lage ist, die Gesundheit eines Menschen zu beeinflussen. Wie sie das tut, hängt wesentlich mit dem Nahrungsangebot zusammen, das im Darm ankommt. Mit der Epigenetik wurde ein grundlegendes Dogma der Biologie gekippt: Die Vorstellung, dass das vererbte Genmaterial unveränderbar bestimmt, wie sich der Mensch, seine Gesundheit und seine Krankheiten entwickeln werden.

Aktuell befasst sich die epigenetische Forschung mit Fragen wie: Warum bekommt ein Mensch Alzheimer, Krebs oder Diabetes? Ist es nicht auch vorstellbar, dass epigenetische Veränderungen beeinflussen, was mit unseren Haaren geschieht? Ob die Anfälligkeit der Haarwurzeln für das Androgen DHT aktiv wird oder nicht? Und könnte es daher möglich sein, mithilfe einer geeigneten, die Darmflora pflegenden Ernährung positiven Einfluss darauf zu nehmen? Könnten eine konsequente Pflege des Darms und die Ausheilung von Erkrankungen im Magen-Darm-Trakt oder in den Zellen sich sozusagen auch auf den Haarwuchs auswirken? Dazu genügt es nicht, ein paar Vitamine und Mineralstoffe einzunehmen. Vielmehr muss die grundsätzliche Gesundheit des Körpers festgestellt werden: der Grad an Übersäuerung und Verschlackung, Darmflora und Darmgesundheit, Stoffwechselabläufe, die Leistungsfähigkeit der Zellen und noch weitere Aspekte, zu denen Sie in diesem Buch Informationen finden. Gönnen Sie sich eine Ernährung, die reich an komplexen Kohlenhydraten ist. Dazu zählen ballaststoffreiche Lebensmittel, und wie immer kommen wir damit zu Obst und Gemüse, das beides je nach Sorte mehr oder weniger Ballaststoffe enthält, aber auch zu Vollkornprodukten, Kleie, Naturreis, Hülsenfrüchten und Pilzen.

Hormonell bedingter Haarausfall

Sowohl bei Männern als auch bei Frauen können Hormone die Ursache für Haarausfall, Geheimratsecken und dünner werdendes Haar sein. Wenn zu viele oder zu wenige Hormone ausgeschüttet werden, hat dies im Körper viele Folgen. Eine davon ist Haarverlust. Es ist daher eine sinnvolle Maßnahme, den Hormonstatus zu überprüfen, und zwar auch die Schilddrüsenhormone, zu denen es ein eigenes Kapitel in diesem Buch gibt. Ein Bluttest gibt Aufschluss über die Hormonlage. Einen schnellen ersten Eindruck vermittelt auch ein Speicheltest.

Hormone, die den Haarwuchs beeinflussen

Estradiol. »Östrogen« ist die Bezeichnung für die Kombination aus Estradiol, Estron und Estriol. Wenn davon gesprochen wird, dass Östrogen fehlt, ist in der Regel Estradiol damit gemeint, das den Hauptanteil stellt. Ein niedriger Estradiolwert bei gleichzeitig hohem Testosteron löst bei Frauen Haarausfall aus.

Testosteron. Das wichtigste männliche Geschlechtshormon (Androgen) wird zum größten Teil in den Hoden hergestellt. Bei Frauen produzieren die Eierstöcke und die Nebennierenrinde geringe Mengen an Testosteron. Meist wird zu viel Testosteron als Auslöser von androgenetischem Haarausfall angesehen. Untersuchungen haben ergeben, dass das durchaus nicht immer der Fall ist. Auch wenn Testosteron fehlt, gehen die Haare aus oder wachsen nicht richtig nach. Leicht erkennbar ist das bei älteren Männern und Frauen. Mit den Jahren nimmt die Produktion von Testosteron ab, wobei dieser Wechsel naturgemäß für Männer einschneidender ist. Erste Zeichen für die einsetzende Andropause, das Äquivalent der Menopause bei Frauen, zeigen sich meist bereits ab dem 40. Lebensjahr. Etwa 12 Prozent aller Männer zwischen 40 und 70 zeigen Symptome eines Testosteronmangels, zu denen auch dünner werdendes Haar und Haarausfall gehören. Ungesunde Ernährung, Stress, schlechter Schlaf, Krankheiten und manche Medikamente lassen den Testosteronwert ebenfalls sinken.

Adrenalin und Cortisol. Beide Hormone sind mit Stress und der Kampf-oder-Flucht-Reaktion verbunden, mit der unser Körper auf Stress antwortet. Das ist auch bei gutem Stress, dem Eustress, der Fall, allerdings in der Regel auf eine für uns günstigere Weise.

Adrenalin wird ausgeschüttet, um Kräfte bei einer drohenden Gefahr bereitzustellen. Anhaltender Stress bedeutet zwar meist keine körperliche Bedrohung, aber eine empfundene Bedrohung wie die Angst, einer Leistungsanforderung nicht genügen zu können, hat die gleiche Wirkung im Körper. Cortisol unterstützt den Körper bei Stress, indem es hilft, Fett und Kohlenhydrate besonders effektiv in Energie umzuwandeln, um besser mit Gefahren umgehen zu können. Die Gefahren, denen wir uns heute ausgesetzt sehen, verlangen jedoch nur noch selten körperlichen Einsatz, bei dem Cortisol abgebaut werden könnte. Weder Adrenalin noch Cortisol werden verbraucht und wirken sich daher schädlich im Körper aus.

Unter Stress werden zwar mehr Adrenalin und Cortisol gebildet, aber weniger Hormone, die zwar für ein gesundes Haarwachstum gebraucht werden, aber nicht für die Bewältigung einer Bedrohung. Die Nebennieren, die permanent dabei sind, Stresshormone zu produzieren, können sich dann erschöpfen. Nach einer anfänglichen Überproduktion sinkt der Cortisolspiegel nun zu stark, und auch das kann zu Haarausfall führen. Mehr darüber im Kapitel »Haarausfall durch Nebennierenerschöpfung: Adrenal Fatigue« (S. 129).

Granatapfel und die Rolle von Vitamin C im Hormonhaushalt

Die ersten Studien zur Rolle von Vitamin C für die hormonelle Gesundheit und bei der Krebsvorbeugung wurden bereits vor mehr als 20 Jahren durchgeführt. Vitamin C, so fanden die Forscher heraus, kann verhindern, dass Steroidhormone wie Testosteron in Krebs auslösende Substanzen umgewandelt werden, und es kann diese Hormone nahezu vollständig regenerieren. Diese besondere Fähigkeit bietet auch die Möglichkeit, das Supervitamin in der Hormonersatztherapie anzuwenden[3]: Vitamin C kann helfen, hormonelle Schwankungen und damit verbundene Begleiterscheinungen wie Stimmungsschwankungen, Hitzewallungen, Schweißausbrüche, Herz-Kreislauf-Probleme, Bluthochdruck, sinkende Knochendichte, trockene Haut und Haarausfall, unter denen viele Frauen im Übergang zur Menopause leiden, zu normalisieren. Damals war überraschend, dass sich der Granatapfel, eine der ältesten Früchte der Welt, als Quelle für natürliches Vitamin C mit den entsprechenden Wirkungen besonders bewährt hat. Hinzu kommt: Granatapfelkerne enthalten pflanzliche Östrogene, die dem körpereigenen Östrogen sehr ähnlich sind. Neben vielen weiteren gesundheitlichen Vorteilen lindern sie Wechseljahresbeschwerden. Der Hormonausgleich kann sich auch bei den Haaren bemerkbar machen.

Nur die Kerne enthalten pflanzliche Hormone. Aus ihnen wird das hochwertige Granatapfelkernöl gewonnen, das mehrfach ungesättigte Fettsäuren enthält sowie die wertvolle Gamma-Linolensäure, eine Omega-6-Fettsäure. Granatapfelsaft und Granatapfelkerne enthalten kraftvolle Antioxidantien, die Zellstress (oxidativer Stress) bekämpfen, entzündlichen und degenerativen Erkrankungen wie rheumatoider Arthritis vorbeugen, eine Heilung unterstützen und sich positiv auf die Cholesterinwerte und die Blutzuckerwerte auswirken. Unter den vielen wichtigen Inhaltsstoffen finden sich Vitamine, Mineralstoffe wie Calcium, Spurenelemente wie Kalium und Eisen, dazu antioxidativ wirkende Polyphenole. Granatapfelsaft hat sich in den vergangenen Jahren zum »Renner« entwickelt. Für neuen Haarwuchs empfiehlt sich der Extrakt aus Granatapfelkernen, das Granatapfelkernöl. Es wirkt ebenso wie Grapefruitkernöl auch gegen Pilze im Körper und speziell im Darm. Nicht nur Frauen können davon profitieren. Die antioxidativen Eigenschaften und das hochwertige und bioverfügbare Vitamin C sind auch für Männer eine gute Wahl.

In den zurückliegenden Jahren wurden mehrere hundert wissenschaftliche Studien zu Granatapfel veröffentlicht. Sie wurden nicht nur an Tieren, sondern auch an Menschen durchgeführt und bestätigen zahlreiche Wirkungen.

Haarausfall bei Männern

Haarausfall kann anlagebedingt und durch Hormone gesteuert sein. Man nennt diese Form *androgenetische Alopezie,* weil sie mit den Androgenen, den männlichen Geschlechtshormonen, zusammenhängt. Sie betrifft hauptsächlich Männer. In den Haarausfallstatistiken wird sie als die am häufigsten auftretende Form von Haarausfall genannt. Nicht ausreichend untersucht und in eine solche Statistik einbezogen ist die Quote der Betroffenen, die zwar die Diagnose »hormonell« erhalten, deren Haarausfall jedoch auf eine andere Ursache zurückzuführen ist wie Übersäuerung, Schwermetallbelastung (vor allem durch Quecksilber), einen kranken Darm und einiges mehr, das in diesem Buch aufgeführt wird. Lassen Sie sich also von der Diagnose »genetisch bedingt« nicht abschrecken, weiter nachzuforschen, vor allem, wenn die bisherigen Maßnahmen keine wirkliche und dauerhafte Besserung gebracht haben.

Männer übersäuern schneller als Frauen, zumindest bis zu dem Zeitpunkt, an dem Frauen die Menopause erreichen. Vermutlich ist Ihnen schon aufgefallen, dass die Haare bei älteren Frauen oft ausdünnen und die Qualität nachlässt. Eine normale Alterserscheinung? So einfach ist es nicht. Der Grund kann darin liegen, dass sich die Stoffwechsellage ab der Menopause bei Männern und Frauen angleicht. Männer verstoffwechseln lebenslang alle täglich anfallenden Säuren und Gifte sofort. Dazu brauchen sie die entsprechenden Mengen an

Mineralstoffen. Werden nicht genügend aufgenommen, entsteht ein Mangel, der zunächst über den Haarboden ausgeglichen wird. Dort lagert ein besonders leicht verfügbares Mineralstoffdepot. Wird es entleert, hungern die Haarwurzeln. Männer müssen daher besonders darauf achten, sich sehr gut mit Mineralstoffen zu versorgen. Wenn zusätzlich beim Sport oder in der Sauna Mineralstoffe ausgeschwitzt werden, wird noch mehr gebraucht. Der Übersäuerungsspezialist Peter Jentschura spricht hier von einer Übermineralisierung, die hilft, den Verlust auszugleichen und Haare wieder wachsen zu lassen. Empfehlenswert sind natürliche Mittel zur Mineralstoffergänzung. Das Jentschura-Produkt *WurzelKraft*® hat sich seit Jahren bei Frauen wie Männern bewährt. Ich selbst bin seit vielen Jahren davon überzeugt und nehme es immer wieder kurweise, obwohl ich schon lange keinen Haarausfall mehr habe. Bei Frauen ist die Ausscheidungslage während ihrer fruchtbaren Jahre anders. Sie halten Säuren und Giftstoffe zurück und scheiden einen großen Teil während der Periode aus.

Was geschieht bei einer androgenetischen Alopezie?

Männliche Hormone bewirken einerseits einen stärkeren Bartwuchs, andererseits die Vermehrung von Talgdrüsen auf dem Kopf, wodurch Haare ausgehen und häufig auch Schuppen gebildet werden, die das Haarwachstum beeinträchtigen. Der Haarausfall entsteht durch eine Überempfindlichkeit der Haarwurzel gegen das männliche Geschlechtshormon Testosteron beziehungsweise dessen Abkömmling DHT (Dihydrotestosteron). In der Folge verkürzt sich die Wachstumsphase, während die Ruhepause immer länger wird, bis die Haare schließlich gar nicht mehr nachwachsen und ausfallen. Androgenetische Alopezie betrifft ausschließlich die Kopfhaare.

Bei vielen Männern setzt diese Veränderung zwischen dem 30. und 40. Lebensjahr ein, bei manchen auch schon viel früher. Sie beginnt im Stirn- und Scheitelbereich, wodurch die bekannten »Geheimratsecken« entstehen bis hin zur Glatze. Frauen leiden wesentlich seltener unter dieser Form des Haarausfalls. Wenn sie vorkommt, wird sie durch eine Störung der weiblichen Östrogenproduktion verursacht, wodurch oft auch eine maskuline Behaarung entsteht wie zum Beispiel Bartwuchs oder eine Behaarung der Zehen und Unterschenkel. Hormonpräparate wie hormonelle Verhütungsmittel oder örtlich aufgetragene, östrogenhaltige Präparate können hier abhelfen. Da die Wirkung meist nur so lange anhält, wie das Präparat angewendet wird, ist es sinnvoll, nach anderen, ergänzenden oder alternativen Wegen zu suchen wie einer Ernährungsumstellung und Entsäuerung, die auch bei androgenetischer Alopezie hilfreich sein können, obwohl es zunächst keinen direkten Bezug zu geben scheint. Ein Problem, das Männer wie Frauen betrifft, ist, dass sich immer mehr Hormonrückstände im Trinkwasser und in Nahrungsmitteln finden. Diese unfreiwillige »Einnahme« von Hormonen kann sich auf das hormonelle Gleichgewicht auswirken. Übrigens verhält es sich bei Antibiotikarückständen ähnlich, was ein Grund dafür ist, dass Antibiotika an Wirksamkeit verlieren.

Versuche bei Männern mit Glatze haben gezeigt, dass Haare auch hier wieder nachwachsen können, wenn die Betroffenen den Körper entgiften, wenn sie darauf achten, Säuren zu vermeiden, und täglich Mineralstoffe in hoher Dosierung zu sich nehmen. Dieser Prozess dauert von 6 Monaten bis zu einem Jahr oder etwas mehr. Als Erste-Hilfe-Programm eignet sich *Ell-Cranell*®, eine Tinktur, die es in drei verschiedenen Formen gibt. Mehr dazu im nächsten Kapitel »Haarausfall bei Frauen«.

Haarausfall bei Frauen

Frauenhaare leiden unter ungeeigneten Produkten, Färbungen und Bleichmitteln, Shampoos, unter zu viel Bürsten oder falschem Kämmen. Diese äußeren Ursachen lassen sich relativ leicht beheben. Innere Ursachen sind:

- hormonelle Schwankungen während der Pubertät,
- hormonelle Umstellungen während der Schwangerschaft und nach der Geburt,

- hormonelle Umstellungen in den Wechseljahren,
- hormonelle Umstellungen beim Absetzen der Anti-Baby-Pille,
- sonstige Ungleichgewichte im Hormonstatus,
- sowie sämtliche Ursachen, die in diesem Buch aufgeführt sind, und die für Frauen und Männer gleichermaßen gelten.

Hormone und Haare hängen eng zusammen. Bereits leichte Änderungen im Hormonspiegel können zu Haarausfall führen. Während Östrogene bei Frauen den Haarwuchs anregen, kann durch eine verminderte Östrogenproduktion oder ein Ansteigen der männlichen Hormone Haarausfall ausgelöst werden. Auch nach Absetzen der Anti-Baby-Pille können deshalb mehr Haare ausgehen. Das reguliert sich im Normalfall, sobald der Körper sein hormonelles Gleichgewicht wiederhergestellt hat. Manchmal ist jedoch eine Therapie nötig, zum Beispiel eine Behandlung mit wachstumsfördernden Mitteln wie sie im Kapitel »Wählen Sie natürliche Haarwuchsmittel« beschrieben sind, oder eine vorübergehende hormonelle Unterstützung. Unter den Naturheilmitteln hat sich *Rotkleetee* als hilfreich erwiesen. Rotklee ist reich an pflanzlichem Östrogen. Der Tee lindert Menstruationsprobleme, Wechseljahresbeschwerden und kann nach Absetzen der Anti-Baby-Pille den Hormonstatus ausgleichen.

Eine Tinktur aus der Apotheke, die den Haarausfall verringern oder stoppen kann, bis die eigentlichen Ursachen gefunden sind, ist *Ell-Cranell®*. Ich habe es selbst an den Schläfen mit Erfolg ausprobiert. Es gibt drei Formen: *Ell-Cranell® mit Alfatradiol* gegen hormonellen Haarausfall. *Ell-Cranell® re-balance,* das die Widerstandskraft der Haarwurzeln gegen innere und äußere Stressfaktoren stärken soll, und *Ell-Cranell® Haarfülle +*, das die Haarwurzeln mit essenziellen Nährstoffen für gesundes Wachstum versorgt.

Wenn die Haare in einer der genannten Phasen ausfallen oder nicht richtig nachwachsen, sollte geklärt werden, ob eine Hormonbehandlung nötig ist. Ich persönlich würde jedoch zuerst natürliche Wege probieren. Dazu gehören Entsäuern, Entgiften und Entschlacken. Das Hormonsystem wird vom Säure-Basen-Haushalt beeinflusst, daher kann es erstaunliche Wirkungen zeigen, wenn Sie Ihre Ernährung stärker basisch auslegen. Hormonelle Ursachen für Haarausfall nehmen zu. Nicht nur eine Einnahme in Form der Anti-Baby-Pille greift tief in den Hormonhaushalt ein. Es finden sich immer mehr Hormonrückstände im Trinkwasser und in Nahrungsmitteln.

Haarausfall nach einer Schwangerschaft

Während einer Schwangerschaft verändert sich der Hormonhaushalt, um die optimalen Bedingungen für das Ungeborene und die Geburt zu schaffen. Die Östrogenproduktion läuft auf Hochtouren, deshalb gehen kaum Haare aus. Die Haare wirken besonders dick. Nach der Geburt kommt der Crash: Schon nach wenigen Tagen sinkt der Östrogenspiegel drastisch ab. Meist sind Stimmungsschwankungen damit verbunden, die jedoch nicht lange anhalten. Nun gehen die Haare in größerem Umfang aus, was kein Grund zur Beunruhigung ist, denn nach einiger Zeit normalisiert sich die Situation. Sollte der Haarausfall jedoch mehrere Monate anhalten ohne Aussicht auf Besserung, ist es angeraten, den Hormonstatus, den Mineralstoffhaushalt und weitere Werte prüfen zu lassen. Für Frauen während der Schwangerschaft nennt Peter Jentschura einen dreifachen Mineralstoffbedarf: den einfachen, normalen Erhaltungsbedarf, den jeder, ob Frau oder Mann hat, den doppelten wegen der ausbleibenden Periode und den dreifachen wegen des Wachstums des Kindes.

Haarausfall in und nach den Wechseljahren

In den Wechseljahren wird die Periode unregelmäßiger. Die Möglichkeit der Frau, über die Monatsblutung zu entschlacken, lässt nach.

Säuren bleiben im Körper, müssen neutralisiert werden und bilden Schlacken, die sich im Gewebe einlagern und den pH-Wert des Blutes in Richtung des sauren Bereichs lenken. Viele Frauen kennen diese Zusammenhänge nicht. Sie nehmen an, dass vor allem Hitzewallungen und Gewichtszu- oder -abnahme für die Wechseljahre typisch sind. Tatsächlich ist dies jedoch eine Zeit, in der das Haar besonders gefährdet ist. Eine Ernährungsumstellung wird nur selten empfohlen, stattdessen werden Hormontabletten gegeben. Was als Gewichtszunahme angesehen wird, ist häufig ein durch Übersäuerungs- und Gärungsprozesse geblähter Bauch, der auf Diäten nicht wirklich reagiert, es sei denn, es wäre eine konsequent basenreiche Ernährung. Wer täglich größere Mengen an Milchprodukten konsumiert, insbesondere wenn es sich um Industriemilch (vor allem H-Milch) handelt, verstärkt die negative Tendenz, da sie verschleimend wirken. Neben einer basenüberschüssigen Ernährung und Basentees wirkt sich eine basische Körperpflege sehr positiv aus. Während der Schwangerschaft und ab der Menopause brauchen Frauen deutlich mehr Mineralstoffe.

Haarausfall im Alter

Eine der häufigsten Formen von Haarausfall tritt bei älteren Menschen auf. Er wird meist als eine natürliche Folge des Alterungsprozesses betrachtet. Wie kann es aber sein, dass manche ältere Menschen eine volle Haarpracht haben und andere nicht? Ist das einfach angeboren? Peter Jentschura und Josef Lohkämper, die sich ein Leben lang mit Übersäuerung, Verschlackung und Entmineralisierung befasst haben, sagen ganz klar: »Nein!« Viele Haarprobleme, die einer hormonellen Veranlagung oder der natürlichen Alterung zugeschrieben werden, gehen auf diese Prozesse zurück. Haarausfall generell und im Alter ist keineswegs ein zwingendes Schicksal. Ein wesentlicher Teil des Alterungsprozesses wird durch Entmineralisierung verursacht, und diese geht wiederum auf einen übersäuerten Körper zurück. Je älter wir werden, desto länger können sich schädliche Vorgänge auswirken. Freie Radikale, Schwermetalle, Giftstoffe, eine geringere Mitochondrienaktivität, Schilddrüsenprobleme, was immer es ist: Nicht nur das Problem an sich zählt, sondern auch, wie lange es schon besteht. Es ist also keine Zeit zu verlieren. Sie können natürlich zuerst äußere Einflüsse wie etwa Haarpflegeprodukte prüfen und eines oder mehrere der zahllosen Haarwuchsprodukte probieren, die es auf dem Markt gibt, oder besser natürliche Haarwuchsmittel anwenden. Halten Sie sich nicht zu lange damit auf. Wenn sich nach einigen Wochen keinerlei Erfolg einstellt oder die Haare wieder beginnen auszugehen, suchen Sie in Ihrem Körper nach den Ursachen.

Machen Sie eine Haarausfall-Diagnose

1. Schritt: Lernen Sie Ihre Haare kennen

Nehmen Sie sich etwas Zeit und machen Sie eine Bestandsaufnahme Ihres Haarzustands. Finden Sie heraus, ob Sie wirklich Haarausfall haben oder ob die Menge vielleicht doch noch im Normalbereich liegt. Wenn Sie deutlich mehr Haare als gewöhnlich auf dem Badezimmerboden oder im Abfluss entdecken, sollten Sie aktiv werden. Kreuzen Sie die Antworten an, die für Sie zutreffen, und lassen Sie die anderen Fragen offen. Lesen Sie sich dann die angekreuzten Punkte nochmals durch. Sie geben Ihnen Auskunft darüber, ob Sie Ihr Haar vielleicht beim Waschen, Föhnen, Kämmen, Bürsten oder Färben zu sehr strapazieren und wie die Haarqualität zurzeit beschaffen ist.

In welchem Zustand ist Ihre Kopfhaut?

☐ fühlt sich gesund an
☐ ist empfindlich
☐ ist angespannt
☐ hat trockene oder fettige Schuppen
☐ juckt
☐ hat andere Symptome: ______________

In welchem Zustand sind Ihre Haare?

☐ glänzend und kräftig
☐ fein und brüchig
☐ stumpf und mit rauer Oberfläche
☐ dünn und flaumig
☐ große Längenunterschiede durch Abbrechen

☐ gespaltene Spitzen (Spliss)
☐ fettig und strähnig
☐ trocken, spröde, glanzlos
☐ fettige Schuppen
☐ trockene Schuppen

Was tun Sie, wenn Sie Ihre Haare waschen?

☐ Ist das Wasser an Ihrem Wohnort sehr kalkhaltig? Wenn ja, verwenden Sie gefiltertes oder destilliertes Wasser zum Nachspülen?
☐ Ich reibe meine Haare kräftig trocken.
☐ Ich föhne sie (wie heiß?).
☐ Ich lasse sie an der Luft trocknen.

Wie behandeln Sie Ihre Haare?

☐ Ich färbe sie / habe Strähnchen mit chemischen Farben.
☐ Ich färbe sie mit Pflanzenfarben.
☐ Ich habe eine Dauerwelle.
☐ Ich trage Zöpfe/einen Pferdeschwanz.
☐ Nichts davon

Wie pflegen Sie Ihre Haare?

☐ Ich verwende regelmäßig eine Packung oder Spülung.
☐ Ich verwende keine spezielle Haarpflege.

Wie bringen Sie Ihre Haare in Form?

☐ Bürsten mit einer Naturborstenbürste
☐ Bürsten mit einer Drahtbürste
☐ Kämmen mit einem gesägten Kamm
☐ Kämmen mit einem Holzkamm
☐ Kämmen mit einem beliebigen Kamm

Tragen Sie Kopfbedeckungen wie Hüte oder Perücken?

☐ ja
☐ nein

Gibt es weitere Faktoren, die sich auf Ihre Haare auswirken könnten?

- ☐ Strahlung (häufiges Röntgen)
- ☐ Chemotherapie
- ☐ Klima (starke Sonneneinwirkung, Wind, Kälte)

Wie ist Ihr Stressniveau?

- ☐ sehr hoch
- ☐ hoch
- ☐ mittel
- ☐ niedrig

2. Schritt: Machen Sie eine Bestandsaufnahme Ihres Haarausfalls

Leiden Sie zum ersten Mal an Haarausfall?

- ☐ ja
- ☐ nein

Welche Stellen sind am stärksten betroffen?

- ☐ vorn
- ☐ hinten
- ☐ oben – Scheitelbereich
- ☐ an den Seiten
- ☐ an den Schläfen
- ☐ auf dem ganzen Kopf
- ☐ einzelne, kreisrunde Stellen

Wie viele Haare verlieren Sie täglich?

Zählen Sie Ihre ausgefallenen Haare pro Tag. Wie viele Haare gehen insgesamt täglich aus, zum Beispiel beim Kämmen, Bürsten oder Waschen? Wie viele Haare finden Sie auf Ihrer Kleidung, auf dem Kopf-

kissen, dem Badezimmerboden und so weiter?
Rechnen Sie die Tagesmenge am Abend zusammen.

- ☐ bis zu 50 Haare
- ☐ bis zu 100 Haare
- ☐ deutlich über 100 Haare
- ☐ wenige Haare
- ☐ ich weiß nicht

Fallen Ihre Haare aus oder brechen sie über der Kopfhaut ab?
Sehen Sie sich einige Ihrer ausgefallenen Haare genau an: Können Sie am Haarende noch eine kleine Verdickung (die Haarwurzel) erkennen?

- ☐ Meine Haare fallen mit der Wurzel aus.
- ☐ Meine Haare brechen über der Kopfhaut ab.
- ☐ Kann ich nicht beurteilen.

Was haben Sie bisher getan, um den Haarausfall zu stoppen?

- ☐ Ich habe meine Ernährung umgestellt.
- ☐ Ich habe verschiedene Mittel gegen Haarausfall ausprobiert:

  ____
- ☐ Ich habe Mittel zur Durchblutungsanregung angewendet:

  ____
- ☐ Ich bin in ärztlicher Behandlung/habe eine ärztliche Behandlung versucht.
- ☐ Ich massiere meine Kopfhaut.
- ☐ Ich habe meinen Hormonstatus prüfen lassen.
- ☐ Ich habe die Schilddrüsenhormone prüfen lassen.
- ☐ Ich habe meinen Darm und die Darmflora untersuchen lassen.
- ☐ Ich habe die Schwermetallbelastung prüfen lassen.
- ☐ Ich habe einen Stoffwechselfunktionstest gemacht.
- ☐ Ich habe die Aktivität der Mitochondrien und die Zellgesundheit prüfen lassen.

3. Schritt: Werten Sie Ihr Ergebnis aus

Werten Sie nun das Ergebnis aus. Wenn etwa 50 Haare pro Tag ausgehen, handelt es sich sicher nicht um Haarausfall. Auch bis zu 100 Haare sind in der Regel normal. Diese Menge kann Ihr Haar allerdings bereits über einen längeren Zeitraum ausdünnen. Sind es mehr, sollten Sie definitiv etwas unternehmen.

Sehen Sie sich die Punkte in Ruhe an. Was haben Sie bisher bereits unternommen? Stellen Sie eine Liste der Produkte und Tätigkeiten zusammen, die Sie gern beibehalten möchten, und eine Liste der Produkte und Tätigkeiten, die sie nicht mehr anwenden wollen. Was haben Sie noch nicht versucht? Wenn Sie zum Beispiel bisher nichts in Ihrer Ernährung umgestellt haben, tragen Sie diesen Punkt in der Aktivitätsliste ein. Wenn Sie vermuten, dass ein bestimmtes Produkt Ihr Haar vielleicht schädigen könnte, tragen Sie dieses ein, und so weiter.

Was ich beibehalten möchte:

Was ich ändern möchte:

Was ich jetzt noch tun möchte:

Was Sie hier notiert haben, gibt Ihnen einen Überblick über Ihre aktuelle Situation und über das, was Ihnen bereits klar geworden ist. Wenn Sie dieses Buch gelesen haben, sollten Sie die hier gegebenen Antworten um das ergänzen, was Sie außerdem ändern möchten, was dazukommen soll und was nun zusätzlich wegfällt.

Haarausfall stoppen im Schnellverfahren?

Das wäre schön, ist aber nicht realistisch. Wenn es sich um echten Haarausfall handelt und nicht um einen vorübergehenden, weil Sie zum Beispiel gerade eine heftige Grippe hinter sich gebracht haben, braucht Ihr Körper Zeit, um Mangelzustände aufzufüllen, wieder ins Gleichgewicht zu kommen und sich nach und nach – und nachhaltig! – zu regenerieren. Sie können schnelle Hilfe erhoffen von Tinkturen wie *Ell-Cranell®*, die Sie auf die Kopfhaut auftragen und die in vielen Fällen den Haarverlust zumindest verringern. Setzen Sie die Tinktur ab, lässt der Haarausfall wieder grüßen. Seien Sie also bereit, sich in Geduld zu üben. Halten Sie Ihre Panik über ausdünnendes Haar in Grenzen und gehen Sie an die Wurzel des Übels. Nicht nur Ihre Haare, auch Ihr Körper wird es Ihnen danken.

Haarausfall – viele Ursachen, ein Symptom

Haarausfall hat häufig mehr als eine Ursache

»Wie in einem Garten sollte auch ein normaler Haarzyklus etwas hervorbringen. Haarwachstum ist ein hochdynamischer Prozess, und alles, was den Zyklus unterbricht, kann Haarausfall verursachen.«

Dr. Wendy Roberts

Was für ein schönes, eingängiges Bild: Die kalifornische Hautärztin Dr. Wendy Roberts vergleicht das Wachsen der Haare mit einem Garten. Wie gut die Pflanzen des Gartens wachsen, hängt im Wesentlichen davon ab, was unter der Erde geschieht.[4] Medikamente, Krankheit, Infektionen, Chemikalien und Schadstoffe können das Haar davon abhalten, so zu wachsen, wie es eigentlich wachsen möchte. Gehen Sie mit dem Bild des Gartens an Ihre Haare heran. Mangelnde oder falsche Düngung, Schädlinge, eine harsche Behandlung der Pflanzen – so vieles, was den Garten in eine Wüste verwandeln kann oder ihn voller Lebenskraft aufblühen lässt, kann auf Ihren Körper und Ihre Haare übertragen werden.

Unser Körper ist ein System, bei dem zahllose Abläufe ineinandergreifen und sich wechselseitig beeinflussen. Eine Fehlfunktion an einer Stelle zieht Fehlfunktionen an anderen Stellen nach sich. Haarausfall steht oft am Ende einer langen Kette körperlicher Probleme, die sich auslösen wie beim Dominoeffekt: Dabei bringt der erste umfallende Stein die ganze Reihe der nachfolgend aufgestellten Steine zum Einsturz.

Am Anfang steht besonders häufig eine ungeeignete Ernährung, oft in Kombination mit Stress und seelischen Belastungen. Als Folge beginnt der Körper zu übersäuern und im Versuch, die Säureflut zu neutralisieren, zu verschlacken. Es fehlt immer mehr an Mineralstoffen, weil sie verbraucht werden, um die Säuren zu neutralisieren. Falsche Ernährung übersäuert nicht nur, sie enthält auch zu wenige Vitamine und Mineralstoffe, was den Teufelskreis anheizt. Wer nicht sorgfältig wählt, was er isst und was zu seinem Körpertyp passt, überflutet seinen Körper mit unverdaulichen oder nur schwer verdaulichen Eiweißen, Phosphaten, Glutamat, Gluten, Fruktose sowie Purinen, und meist kommen Schwermetalle und weitere Schadstoffbelastungen dazu.

Die negativen Auswirkungen der Ernährung setzen den Körper unter Stress – ganz unabhängig von psychischem Stress, der parallel vorhanden sein kann. Die Schlafqualität verringert sich, der Übersäuerungspegel steigt mit zahlreichen Folgen, wie sie im Kapitel über Übersäuerung beschrieben sind. Ernährungsfehler und Stress haben gravierende Auswirkungen auf den Darm. Die Darmflora gerät aus dem Gleichgewicht, die Anzahl der »guten« Mikroorganismen sinkt, die der »schlechten« steigt. Dadurch werden die Verdauungsprozesse massiv beeinträchtigt. Nährstoffe wie Eiweiße, Vitamine und Mineralstoffe werden nicht mehr richtig aufgenommen. Die Darmschleimhaut beginnt sich zu entzünden. Toxine, Gase und ungenügend zerlegte Eiweiße wandern durch die Darmbarriere, die ihre komplexe Schutz- und Aufnahmefunktion nicht mehr richtig erfüllen kann – bis hin zu Leaky Gut, dem »lecken« Darm. Das Immunsystem betrachtet die eindringenden Stoffe als fremd und versucht sie zu bekämpfen. Es entstehen Immunkomplexe, Entzündungen im Körper, die sich schließlich gegen körpereigenes Gewebe wenden. Die nächste Stufe ist das Entstehen einer Typ-3-Allergie. Leber und Nieren arbeiten auf Hochtouren, um Gifte, Schwermetalle und andere Schadstoffe auszuleiten. Meist steigen die Harnsäurewerte und stellen eine weitere Belastung dar, die in Arthrose und Gicht münden kann. Der Körper ist nicht mehr richtig versorgt und plündert die Mineralstoffspeicher, unter denen der Haarboden zu den besonders leicht verfügbaren zählt. Die Haare lichten sich.

Ein kranker Darm und seine Folgen verringern die körperliche Abwehrkraft, sie stören den gesunden Fluss der Stoffwechselkreise und können neben Allergien schließlich auch weitere Autoimmunerkrankungen wie Diabetes nach sich ziehen. Immer mehr wissenschaftliche Untersuchungen zeigen: Der Darm spielt nicht nur eine Hauptrolle für unsere Gesundheit, er steht auch in Zusammenhang mit Erkrankungen und Symptomen, die scheinbar nichts mit ihm zu tun haben.

Wie unser Körper, so besteht auch der Darm aus Zellen. Unsere Gesundheit, Vitalität und Kraft hängen letztlich davon ab, wie gesund die Zellen sind. Dazu braucht es Mitochondrien, die kraftvoll arbeiten. Dies sind spezielle Bereiche in den Zellen, in denen die Energie gebildet wird, die wir für alles brauchen – von den Körperfunktionen über die Versorgung der Organe bis zu jeder Form von Aktivität wie Bewegung, Denken, Sprechen und Fühlen. Ohne Energie kein Leben. Wenn die Zellen und ihre Mitochondrien nicht ausreichend mit Nährstoffen versorgt werden, wenn Schwermetalle, Toxine und freie Radikale die Zellfunktion einschränken, dann steht weniger Energie, weniger sogenanntes ATP (Adenosintriphosphat), zur Verfügung. Eine sinkende Körperenergie kann eine absteigende Spirale sein, für die der Zustand der Haare ein Warnsignal ist. Auch dann, wenn es »nur« Geheimratsecken an den Schläfen sind.

Die hormonelle Situation beeinflusst den Haarwuchs bei Männern wie bei Frauen. Östrogene stärken den Haarwuchs, männliche Hormone (Androgene) können dagegen Haarausfall bewirken. Diese Erfahrung haben viele Frauen gemacht, die Ende der 1980er-Jahre das Steroidhormon DHEA zur Verjüngung und Leistungssteigerung einnahmen. DHEA kurbelt unter anderem die Produktion von Testosteron an, und manche Frauen reagieren darauf mit ausfallendem Haar. Auch Schilddrüsenprobleme können den Haarwuchs beeinflussen, und vieles mehr. Doch die Diagnose »hormonell bedingt« wird sehr schnell gestellt, obwohl man nicht wirklich weiß, warum die Haarwurzeln empfindlich reagieren. Schaut man genauer hin, versteckt sich auch hinter hormonellen Veränderungen häufig eine Kette anderer Ursachen, so wie die oben beschriebenen. Ausnahmen bilden natürliche Lebenszyklen wie Schwangerschaft oder Wechseljahre. Die eigentliche Frage lautet also: »Warum sind die Hormone aus dem Gleichgewicht?« Um die richtige Antwort zu finden, darf man nicht nur das Hormonsystem selbst betrachten oder die Lebenssituation verantwortlich machen. Wenn sich das Problem nicht reguliert – und diese Erfahrung haben manche Frauen zum Beispiel nach einer Schwangerschaft gemacht – muss umgedacht werden.

Haarausfall-Ursachen im Überblick

- Ernährungsfehler und Ernährungsdefizite
- Unausgewogene Diäten
- Übersäuerung und Verschlackung
- Mangelzustände wie Zink- oder Eisenmangel
- Mangel an Nährstoffen wie Aminosäuren und Vitaminen
- Stress, Depressionen, psychische Belastungen, Sorgen
- Hormonumstellungen und Hormonstörungen (Schwangerschaft, Menopause)
- Schilddrüsenprobleme
- Medikamente (Betablocker, Cholesterinsenker, Schilddrüsen-Medikamente, Anti-Baby-Pille)
- Quecksilberbelastung, zum Beispiel aus undichten Zahnfüllungen (Amalgam)
- Schwermetallbelastungen
- Toxine aus Farben, Lösungsmitteln, Lacken, Pestiziden, Klebstoffen
- Chemikalien in Haarpflegeprodukten
- Bestrahlungen
- Chemotherapie
- Stoffwechselkrankheiten
- Immunschwäche
- Infektionskrankheiten (zum Beispiel Grippe)
- Stoffwechselstörungen
- Kopfhauterkrankungen, zum Beispiel durch Bakterien und Pilze
- Drüsenerkrankungen (Talgabsonderung)

Haarausfall durch falsche Ernährung

»Tiefste Wahrheiten und letzte Erkenntnis sind nur jenen Menschen zugänglich, die ihren Körperhaushalt auf Ökonomie, Reinheit und Frische umstellen, am besten durch eine schlichte Ernährung aus lebensfrischen Speisen.«

Pythagoras

Vielleicht haben Sie schon einmal Diesel getankt statt Benzin – oder Benzin statt Diesel? Passieren kann das, weiterfahren dürfen Sie dann aber unter keinen Umständen. Denn mit dem falschen Sprit drohen enorme Schäden. Wer es rechtzeitig merkt, kann beim Auto den Tank entleeren. Das Schlimmste ist verhindert und es kann weitergehen. Was aber passiert, wenn wir den Verbrennungsmotor menschlicher Körper mit dem falschen »Sprit« befüllen? Was wir beim Auto niemals bewusst tun würden, machen wir tagaus, tagein mit unserem Körper. Wir befüllen ihn mit den Segnungen der Lebensmittelindustrie und »kurieren« ihn mit pharmazeutischen Mitteln, von denen wir viele bei genauem Hinschauen wirklich nicht in uns haben möchten. Wir setzen uns Lebens- und Stressbedingungen aus, die wir unserem Auto wenn irgend möglich nicht zumuten würden – kurz, das Auto ist des Deutschen liebstes Kind, beim Körper sind viele nicht so kritisch.

Zugegebenermaßen ist es auch nicht einfach, seinem Körper das zu geben, was er braucht, und das zu vermeiden, was ihm schadet. Selbst in vielen Bio-Produkten tummeln sich Zusatz- und Schadstoffe. Ein Reis ohne Arsen ist kaum noch zu finden. Vor allem Reiswaffeln und Vollkornreis weisen höhere Werte davon auf.[5] Im Feldsalat findet sich Nitrat[6]. Das sind nur zwei beliebige Beispiele aus einer langen Liste von Toxinen im Essen.[7] Neben den Schadstoffen aus der Natur finden sich zahlreiche, hinter professionell klingenden E-Nummern oder harmlos klingenden Namen versteckte Geschmacksverstärker, Lebensmittelfarben, Konservierungsstoffe und mehr. Wer beginnt, sich ernsthaft mit der Liste der Inhaltsstoffe in der Nahrung zu befassen, schaut in ein Fass, das keinen Boden zu haben scheint. Auch Bio-Produkte sind nicht grundsätzlich ausgenommen. Wer bereit ist, das, was er regelmäßig kauft, gründlich zu prüfen und abzuwägen, womit er sich noch einverstanden erklären kann und womit nicht, hat langfristig die Chance auf mehr Gesundheit. Denn die »Segnungen« der modernen Essens- und Medizinkultur ziehen oft gravierende Folgen nach sich, die sich meist unauffällig im Körper aufbauen. Die Symptome sind zunächst oft diffus, und bis es zu ernsthaften, deutlich erkennbaren Beschwerden kommt, kann es einige Jahre dauern. Hier unterscheidet sich unser Körper von einem Motor, der falsche Befüllung sofort quittiert. Denn unser Organismus verfügt über so viele Anpassungs- und Ausgleichsmechanismen, dass er sein inneres Gleichgewicht recht lange ausbalancieren kann, bevor es – auch nach außen spürbar – ernst wird. Um es mit Sebastian Kneipp zu sagen: »Wer nicht jeden Tag etwas Zeit für seine Gesundheit aufbringt, muss eines Tages sehr viel Zeit für die Krankheit opfern.« Natürlich ist Ernährung nicht der einzige Faktor, dem wir Aufmerksamkeit schenken sollten. Aber sie ist die Grundlage dafür, dass unser »Motor« läuft und mit der Energie versorgt wird, die er für alle Lebensfunktionen braucht, einschließlich der seelisch-geistigen.

Zusatzstoffe in Lebensmitteln – eine nicht besonders heile Welt

»Was der Bauer nicht kennt, das frisst er nicht. Würde der Städter kennen, was er frisst, er würde umgehend Bauer werden,« witzelte Oliver Hassencamp. Was der Kabarettist und Autor wie eine kabarettistische Pointe klingen lässt, ist bitterer Ernst. Wenn wir wüssten, was wir essen, schön verpackt und lecker angerichtet, würden wir Bauer werden und uns aus Feld und Garten ernähren. Da die meisten Menschen das nicht können oder wollen, bleibt nur eines: Inhaltsstoffe lesen und die wichtigsten E-Nummern kennen. Hinter diesen E-Nummern verstecken sich Wohltaten der Lebensmittelindustrie wie mikrokristalline Cellulose (E 460), Glutamat (Mononatriumglutamat, E 621), fragwürdige Vitamin- und Mineralstoffzusätze, Aromen, Konservierungsstoffe, die durchaus nicht harmlose Zitronensäure (E 330), Süßstoffe wie Aspartam (E 962) und vieles mehr. Es lohnt sich, zu wissen, was man isst, und, wenn sich Stoffe nicht vermeiden lassen, wenigstens zu wissen, worauf man sich einlässt und wie häufig man seinen Körper mit diesen Stoffen konfrontieren möchte. Zusatzstoffe sind verantwortlich für eine lange Reihe von Problemen im Körper, die meist im Verdauungstrakt, vor allem im Darm, beginnen und über die Stoffwechselkreise schließlich bei Ihrem Haar enden können. Das Thema ist umfangreich und kann im Rahmen dieses Buches nur angeschnitten werden. Es gibt Bücher über Zusatzstoffe und E-Nummern, außerdem finden Sie Informationen im Internet.[8] Auf manchen Internetseiten werden viele dieser Stoffe als unbedenklich eingestuft und zumindest die Auswirkungen oft verharmlost. Häufig ist Gentechnik im Spiel. Ausgesprochen aufschlussreich sind die Bücher von Hans-Ulrich Grimm wie *Chemie im Essen: Lebensmittel-Zusatzstoffe. Wie sie wirken, warum sie schaden; Die Ernährungslüge: Wie uns die Lebensmittelindustrie um den Verstand bringt* und *Die Suppe lügt: Die schöne neue Welt des Essens.* Schauen Sie kritisch in Ihren eigenen Einkaufskorb – und in den anderer um Sie herum. Da gibt es viel zu staunen – und zu lernen.

Haarausfall durch Übersäuerung

»Was ist Gesundheit? Schlackenfreie Zellen, Gewebe und Organe, gefüllte Mineralstoffdepots, unbeschädigte, nicht verätzte oder vergiftete Zellen, Organe, Drüsen und Funktionen.«
Peter Jentschura

Übersäuerung (Azidose) ist eine der großen Zivilisationskrankheiten unserer Zeit. Schätzungen zufolge sind 90 Prozent der Bundesbürger davon betroffen. Daher ist es nicht erstaunlich, dass Sie überall Bücher, Zeitschriften und Informationsdienste finden, die von Übersäuerung, Entschlackung und Entgiftung berichten. Der Säure-Basen-Haushalt und »Detox« stehen so sehr auf dem Programm, dass Sie vielleicht schon ein bisschen gelangweilt reagieren, wenn Sie davon hören. Wenn Sie Haarausfall haben oder sich frühzeitig graue Haare zeigen, sollten Sie diesen Trend jedoch sehr ernst nehmen.

Übersäuerung ist weitaus häufiger die Ursache für schlechten Schlaf, Unwohlsein, Haarausfall und Erkrankungen, als berücksichtigt wird. Die meisten gesundheitlichen Probleme beginnen mit einem übersäuerten Körper. Umgekehrt ist bei den meisten Erkrankungen auch eine Übersäuerung vorhanden, sodass sich nicht immer klar definieren lässt, was zuerst da war: die Übersäuerung oder die Beschwerden. Krankheit und Übersäuerung gehen Hand in Hand. Also Grund genug, herauszufinden, wie das eigene innere Milieu beschaffen ist und welchen Einfluss es auf die Haare hat, wenn der Organismus sein Säure-Basen-Gleichgewicht wiedergewinnt.

Ihr inneres Milieu – ein Begriff, den der französische Arzt Claude Bernard bereits im 19. Jahrhundert prägte – bestimmt darüber, ob Sie gesund, vital, gut gelaunt und voller Energie sind und wie schnell oder langsam die Alterungsprozesse verlaufen. In einem gesunden inneren Milieu befinden sich Säuren und Basen im richtigen Verhältnis. Die Zellen und Zellzwischenräume, das Blut, die Lymphe, Drüsen, Organe und Gewebe sind frei von Giftstoffen und Schlacken. Die Zellen sind in der Lage, Abfallprodukte wie Säuren zu entsorgen. Es findet ein Minimum an Zelloxidation statt, weil der Körper über kraftvolle Radikalfänger, gesunde Organe und Blutzellen verfügt. Auch der Darm ist gesund, was nur möglich ist, wenn der Verdauungsprozess von Mund bis After richtig funktioniert. Organe, Gewebe, Knochen, Blut – alles wird von der kleinsten Körpereinheit, den Zellen, und ihrem Zustand bestimmt. Wenn Sie gesund sind, sind Sie mit allen nötigen Vitalstoffen und Antioxidantien ausgerüstet, die freien Radikalen den Garaus machen, bevor sie Zerstörungen anrichten können.

Übersäuerung ist der Nährboden für Krankheiten, denn im sauren Milieu können lebenswichtige Prozesse im Körper gar nicht oder nur teilweise stattfinden. Stattdessen gedeihen nicht nur Viren, Bakterien und Pilze, sondern auch Zellen können entarten. Selbst eine leichte, aber andauernde Übersäuerung beeinträchtigt das Immunsystem und schwächt den Körper als Ganzes. Übersäuerung bedeutet eine Überlastung und Vitalstoffauszehrung des Körpers – mit zahlreichen gesundheitlichen Folgen. Die Zunahme an Zivilisationskrankheiten wie Diabetes mellitus, Adipositas, Allergien, Gicht, degenerativen Herz-Kreislauf-Erkrankungen und Obstipation steht in direktem Zusammenhang mit der steigenden Übersäuerung in der Bevölkerung. Nicht nur eine falsche und einseitige Ernährung ist ein wichtiger Grund für die steigende Übersäuerungsrate in der Bevölkerung und für den Boom bei Detox-, Entsäuerungs- und Gesundheitsdiätbüchern. Auch viele Inhaltsstoffe in den von uns gekauften Nahrungsmitteln machen uns krank. Immer mehr wissenschaftliche Studien zeigen, dass bei den meisten Krankheiten gleichzeitig eine Übersäuerung des Organismus besteht. Bei Herzinfarkt, Diabetes, Migräne, Rheuma, Krebs ebenso wie bei anhaltendem Stress, psychischen Krisen und traumatischen Erlebnissen kippt der Säure-Basen-Haushalt ins Saure. Übersäuerung steht in Zusammenhang mit Bluthochdruck, Gicht, Arthrose, rheumatischer Arthritis, Neurodermitis, Osteoporose, chronischen Schmerzen, Fibromyalgie, chronischen Nierenerkrankungen, Nieren- und Gallensteinen, Muskel- und Gelenkschmerzen, Muskelschwund, chronischer Müdigkeit, Schlafstörungen, Herzrhythmusstörungen und Krebs. Auch die Psyche ist von Übersäuerung betroffen, denn die Fähigkeit, sich zu entspannen und zu ruhen, ist im übersäuerten Körpermilieu eingeschränkt.

Wir brauchen Säuren und Basen, doch im gesunden Körper herrscht das Basische vor, im toten das Saure, Zersetzende.

Übersäuerung ist ein klares Symptom dafür, dass etwas im Körper nicht stimmt. Viele Menschen fühlen sich müde, schlapp und antriebslos, viele kämpfen mit Haarproblemen, Haarausfall, splissenden Nägeln, mit Gelenk-, Kopf- oder Muskelschmerzen oder reagieren empfindlich auf bestimmte Nahrungsmittel. Doch noch immer gibt es Schulmediziner, die nicht bereit sind, nachzuforschen, ob eine Übersäuerung vorliegt. In der Regel wird ein Medikament verschrieben. Nur leider ist es so, dass die tiefere Ursache für beispielsweise Bluthochdruck außer Acht gelassen wird, wenn als einzige Maßnahme Blutdrucksenker eingenommen werden – von den inzwischen heftig diskutierten Nebenwirkungen solcher Medikamente ganz abgesehen. In der Praxis zeigt sich, dass viele Beschwerden und Erkrankungen einschließlich Haarausfall verschwinden, wenn der Säure-Basen-Haushalt durch eine entsprechende Ernährung und weitere – natürliche – Maßnahmen wieder ins Gleichgewicht kommt. Die Symptome einer Übersäuerung sind so vielfältig, dass es sich immer lohnt, bei Beschwerden und Erkrankungen auch den Säure-Basen-Haushalt zu überprüfen.

Was ist Übersäuerung und wie entsteht sie?

Übersäuerung ist ein Ungleichgewicht im Säure-Basen-Haushalt, bei dem mehr Säuren als Basen vorhanden sind. Dieser Säureüberschuss wird als Azidose bezeichnet. In seltenen Fällen können die Basen überwiegen, dann handelt es sich um eine Alkalose. Dramatischer wirkt sich ein Säureüberschuss aus, denn Säuren tun im Körper das Gleiche, was wir aus dem Alltag kennen: Je nach Konzentration wirken sie entweder leicht säuernd wie Essigsäure oder reizend, ätzend und zersetzend wie Salzsäure.

Säuren und Basen entstehen laufend durch die Verstoffwechselung der Nahrung, durch die der Körper die Lebensenergie gewinnt. Welches von beiden gebildet wird, hängt davon ab, ob das Nahrungsmittel sauer oder basisch verstoffwechselt wird. Deshalb ist es wichtig, zu prüfen, wie viele säurebildende Lebensmittel auf dem Speiseplan stehen und wie viel basenbildende. Meist zeigt sich, dass bis zu 80 Prozent Säurebildner sind und nur etwa 20 Prozent Basenbildner wie Obst, Gemüse, Salat und stilles, mineralstoffarmes Wasser, das die Reinigung des Körpers am besten unterstützt. 20 Prozent basenbildende Lebensmittel zu sich zu nehmen sind jedoch zu wenig, um das natürliche Säure-Basen-Gleichgewicht aufrechtzuerhalten.

Zu stark säurebildende Ernährung ist nicht die einzige Ursache für Übersäuerung, wenn auch die häufigste. Stress, seelische Belastungen, Erkrankungen, Medikamente, Lebensmittelzusatzstoffe, Umweltgifte, ein Schock, Bewegungsmangel, schwere körperliche Arbeit, Rauchen und Alkoholmissbrauch bringen Säuren und Basen ebenfalls aus dem Gleichgewicht. Woran kaum jemand denkt: Diäten und Fastenkuren können übersäuern. Durch den Fettabbau werden die Säuredepots freigesetzt und überschwemmen den Körper, wodurch sich die Stoffwechselleistung verschlechtert. Die sogenannte Fastenkrise ist eine Folge davon, dass der Körper während des Fastens nicht genügend basische Mineralstoffe erhält. Wer die Fastenkrise vermeiden will, muss Obst, Gemüse und Salat essen und/oder auf basische Nahrungsergänzung zurückgreifen. Wenn zu viele Basen ausgeschieden werden, kippt die Säure-Basen-Bilanz ebenfalls ins Saure. Das ist zum Beispiel der Fall bei lang andauerndem Durchfall und der Einnahme von Entwässerungsmitteln.

Effektive Puffersysteme

Säuren neutralisieren – diese Aufgabe erledigt unser Körper im Normalfall problemlos. Mithilfe mehrerer Puffersysteme sorgt er dafür, dass überschüssige Säuren neutralisiert werden und das Säure-Basen-Verhältnis im Gleichgewicht bleibt. Das Blut, die Nieren, die Lunge, die Leber, die Gewebe und der Darm sind effektive Puffersysteme. Über das Bindegewebe werden die Säuren aus den Zellen ins Blut transportiert, das sie dorthin bringt, wo sie entsorgt werden können: zur Lunge, die Kohlensäure mit dem Atem ausscheidet, zur Niere, die Säure über den Harn abgibt, zum Darm und den Schweißdrüsen. Außerdem kann der Körper Säuren mithilfe seiner Mineralspeicher in Knochen, Zähnen und Geweben neutralisieren. Diese Mineralspeicher stellen jedoch eine Notration dar, die nur genützt wird, wenn es unumgänglich ist. Gibt man diesem fein abgestimmten System die Chance, das Gleichgewicht aufrechtzuerhalten, reguliert es sich selbst. Besonders leicht verfügbar sind die Mineralstoffe im Haarboden – Sie können also ohne Weiteres nachvollziehen, warum Übersäuerung und Haarausfall zusammenhängen.

Bis es zu deutlich spürbaren Reaktionen kommt, muss die Übersäuerung bereits deutliche Ausmaße angenommen haben, denn die Kapazität dieser Puffer ist so groß, dass der Säure-Basen Haushalt auch bei besonderen Belastungen und einseitiger Ernährung eine Zeit lang im Gleichgewicht bleibt. Irgendwann sind die Pufferkapazitäten jedoch erschöpft. Wenn nichts geschieht, um die Systeme zu entlasten, entsteht eine chronisch latente Übersäuerung (CLA). Das ist eine zunächst noch milde, aber dauerhafte Übersäuerung in Zellen und Organen. Da die chronische Übersäuerung ohne typische Symptome verläuft, wird sie oft lange Zeit nicht entdeckt. Wenn sich der Ernährungs- und Lebensstil nicht ändert und keine Gegenmaßnahmen ergriffen werden, dreht sich die Übersäuerungsspirale immer schneller.

Die Spirale der Übersäuerung – ein Szenario

Während Nieren und Leber unter Hochdruck arbeiten, setzt der Körper alles daran, den pH-Wert im Blut im basischen Bereich zu halten, denn dieser Wert darf nicht unter die Schwelle von 7,36 sinken. Der Organismus ist jedoch bereits mit Säuren überflutet und dadurch stark belastet. Der ganze Körper, vor allem Organe wie Niere, Lunge, Darm und Haut arbeiten zusammen, um das normale Säure-Basen-Gleichgewicht wiederherzustellen. Die Haut reagiert mit der Ausscheidung von saurem Schweiß, aus den Knochen lösen sich basische Mineralstoffe wie Magnesium und Calcium. Dadurch entstehen weitere körperliche Probleme. Die Knochensubstanz wird abgebaut, weil die anderen Puffersysteme überlastet sind. Im Körper werden schließlich Säuren im Bindegewebe eingelagert, weil diese nicht mehr neutralisiert und nach außen abgegeben werden können. Auf diese Weise entstehen schmerzhafte Muskelverhärtungen. Diese Schlacken bleiben so lange im Körper, bis sich eine Möglichkeit ergibt, sie abzubauen und auszuscheiden. Der Körper wird mehr und mehr zu einer Mülldeponie.

Wir können die Säurebildung im Körper nicht vermeiden und müssen es auch nicht. Denn Säuren sind natürliche Abfallprodukte des Energiestoffwechsels. Es geht also nicht darum, den Körper säurefrei zu halten, sondern um die Menge. Die Säurelast darf die Kapazität der Puffer- und Ausscheidungssysteme nicht übersteigen. Geschieht das doch, werden die überschüssigen Säuren als Schlacken im Bindegewebe deponiert, wo sie zunächst nicht stören. Im Laufe der Zeit beginnt das Bindegewebe zu verschlacken und kann seine wichtigen Aufgaben immer weniger gut erfüllen.

In jüngeren Jahren kann der Körper einen Säureüberschuss meist noch leichter abbauen. Mit den Jahren sinkt bei vielen Menschen die Leistungsfähigkeit der Nieren als wichtigstes Ausscheidungsorgan. Hinzu kommt eine sich verändernde hormonelle Situation. Wir kommen in eine andere Lebensphase und beginnen oft, sensibler zu reagieren. Achten Sie darauf, Ihren Körper in der zweiten Lebenshälfte stärker zu entlasten, und sorgen Sie für gut gefüllte Basenspeicher über die Ernährung und eventuell über Nahrungsergänzungsmittel, von denen ich Ihnen einige in diesem Buch vorstelle.

Im Körper sind bestimmte Bereiche immer basisch, wie zum Beispiel das Blut, die Lymphe, die Gallenflüssigkeit, das Sekret der Bauchspeicheldrüse, der Dünndarm und das Bindegewebe. Im Magen herrscht dagegen ein saures Milieu, ebenso in der Scheide, im Dickdarm und in den Muskeln. Am sauersten sind die Magensäure und der Urin. Bei einem Säure-Basen-Ungleichgewicht steigt nicht nur die Menge der Säuren an. Oft drehen Körperbereiche, die von Natur aus sauer sind, ins Basische und umgekehrt. Übrigens können auch Darmpilze aufgrund der von ihnen abgesonderten Stoffwechselprodukte ein basisches und damit ungesundes Milieu im Dickdarm schaffen.

Alarmstufe Rot: Wenn Übersäuerung das Innere der Zellen erreicht

»Wehret den Anfängen! Zu spät wird die Medizin bereitet, wenn die Übel durch langes Zögern erstarkt sind.« Eigentlich sprach der römische Dichter Ovid von der Liebe. Mit seiner Schrift *Remedia amoris* (Heilmittel gegen die Liebe) wollte er dem unglücklich Verliebten helfen, sich wieder zu entlieben. Heute sind Ovids Worte ein »geflügeltes

Wort« geworden, mit dem vor möglichen schädlichen Entwicklungen gewarnt wird. Wehren wir also den Anfängen der Übersäuerung, die dramatische Folgen nach sich ziehen kann.

Zunächst sind nur die Zellzwischenräume übersäuert. Hält der Zustand weiter an, übersäuert auch das Innere der Zellen. Die Puffersysteme können die Säurelast nicht mehr neutralisieren und abbauen. Nun droht höchste Gefahr. Denn die vielen chemischen Reaktionen, die in den Zellen ablaufen, produzieren saure Abfallstoffe, die laufend in die Zellzwischenräume entsorgt werden müssen. Die Zelle entgiftet sich auf diese Weise selbst und nimmt im Gegenzug basische Stoffe auf. Das ist nun nicht mehr möglich. Nicht nur fehlt es an neutralisierenden basischen Stoffen, die Zellen können sich auch nicht mehr reinigen. Die Säuren stauen sich an, es entsteht ein saures und sauerstoffarmes Milieu. Der gestörte Zellstoffwechsel erhöht das Risiko von Zellentartungen. Eine basenreichere Ernährung ist dann nicht mehr die Lösung, und auch die meisten Mineralsalze helfen nicht, weil die Basen nicht mehr in die Zellen gelangen können. Der Übersäuerungsprozess geht schleichend vor sich und wird häufig erst bemerkt, wenn entartete Zellen entdeckt wurden. Ein Grund dafür ist, dass die intrazelluläre Übersäuerung mit den üblichen pH-Tests nicht festgestellt werden kann. Nur eine Entsäuerung, die bis hinein in die Zellen wirkt, kann hier helfen. Lassen Sie es nicht so weit kommen.

Vielleicht fragen Sie sich nun: Brauchen wir also nur Basen? Nein. Wir brauchen Säuren (zum Beispiel Magensäure, Aminosäuren, Fettsäuren) und Basisches (zum Beispiel Calcium, Natrium, Magnesium). Basen sind die natürlichen Gegenspieler der Säuren, für deren Neutralisation und Abtransport sie zuständig sind. Sowohl Basen als auch Säuren haben ihre speziellen Aufgaben im Körper. Daher spricht man von einem Säure-Basen-Gleichgewicht, bei dem es um die jeweilige Menge beziehungsweise um das Verhältnis beider zueinander geht.

Übersäuerung ist ein allgegenwärtiges Phänomen. Die meisten Krankheiten und Symptome sind mit einer Übersäuerung verbunden oder werden durch Übersäuerung ausgelöst. Und: Die Auswirkungen sind nicht nur körperlich. Übersäuerung und Verschlackung belasten die Psyche und können die Denkfähigkeit und das Gedächtnis beeinträchtigen.

Die folgenden Symptome für eine Übersäuerung treten auch bei Verschlackung auf, denn Verschlackung ist ja nur die Folge und Steigerung einer Übersäuerung.

Symptome einer Übersäuerung

- Kopfschmerzen
- Übelkeit
- Haarausfall
- glanzloses, sprödes Haar
- splitternde Nägel, verfärbte oder sich verformende Nägel
- trockene, eventuell schuppige Haut
- fahle, schlaffe Haut, zunehmende Faltenbildung
- Augensäcke
- Neurodermitis
- empfindliche, trockene Augen
- Bindehautentzündungen
- häufig laufende Nase ohne Schnupfen
- Zahnfleischentzündungen
- Einrisse in den Mundwinkeln
- nässende Hautstellen
- Ödeme
- Ekzeme
- Karies
- starker Zahnstein, Zahnbelag
- blutendes Zahnfleisch, Parodontose
- Müdigkeit
- Erschöpfung
- Antriebsschwäche
- geringe Belastbarkeit
- Schlafstörungen
- Konzentrationsstörungen
- häufige Erkältungen, Infektanfälligkeit

- Muskelschmerzen, Muskelverhärtungen
- Nervenschmerzen
- Gelenkschmerzen
- chronische Schmerzen ohne erkennbare Ursache
- Fuß- und Nagelpilz
- Pilze im Darm
- gestörte Darmflora
- Verdauungsstörungen, Darmkrämpfe
- Nahrungsmittelunverträglichkeiten und Allergien
- Appetitlosigkeit
- Mund- oder Körpergeruch
- unangenehm riechende Ausscheidungen
- Ödeme
- Krampfadern
- zu hoher oder zu niedriger Blutdruck
- Herzrhythmusstörungen
- häufiges Wasserlassen, Reizblase
- Gicht
- Rheuma
- Arthritis
- Arthrose
- Osteoporose
- Arteriosklerose
- Nieren-, Gallen- und Blasensteine
- Störungen des vegetativen Nervensystems
- Gastritis

Schlacken sind Sondermüll im Körper

Schlacken sind neutralisierte Säuren, die als Sondermüll im Körper abgelegt werden. Sie bestehen aus einem Säureanteil und einem Mineralstoffanteil, der die Neutralisierung bewirkt hat. Schlacken können nur entstehen, wenn mehr Säuren zugeführt beziehungsweise gebildet werden, als Niere, Darm, Haut und Lunge ausscheiden können. Dann müssen diese Stoffe irgendwo zwischengelagert werden, bis sich eine

Möglichkeit zum Abbau findet. Das tut der Körper dort, wo zunächst kein größerer Schaden entstehen kann: im Bindegewebe. Was so harmlos klingt, ist ein komplexes, netzartiges System aus verschiedenen Geweben mit grundlegend wichtigen Aufgaben, das sich durch den gesamten Körper zieht. Zu diesem Gewebesystem gehören das Faszien- und das Fettgewebe, das Knochen- und Knorpelgewebe, aber auch Sehnen, Bänder und Bandscheiben bestehen daraus. Die Lymphknoten, das Knochenmark, die Hornhaut des Auges – überall wird der Körper aus Bindegeweben aufgebaut. Das Bindegewebe stützt, es umgibt die inneren Organe und verbindet sie mit den Blut- und Lymphgefäßen, speichert Wasser und Energie. Wenn wir zu viel essen, wird die überschüssige Energie im Fettgewebe als Fettpolster abgelegt.

Ein verschlacktes Bindegewebe kann weniger gut Wasser speichern, es verliert an Elastizität und kann den Körper nicht mehr so gut schützen. Darunter leiden vor allem die Zellzwischenräume, das sind die winzigen, durchlässigen Bereiche zwischen den feinsten Blutgefäßen und den Zellen. Diese Bereiche sind wie Straßen, auf denen die Zellen mit Nährstoffen und Sauerstoff beliefert werden. Sie leiten die Signale zwischen den Zellen weiter und vermitteln »Handlungsanweisungen« im Körper. Wenn die Zellzwischenräume übersäuert und verschlackt sind, bekommen die Zellen nicht mehr genügend Nährstoffe. Stoffwechselabfälle können nicht mehr richtig entsorgt werden, die Entgiftung ist blockiert. Der Sauerstoffmangel macht müde, man wird anfälliger für Infektionen und empfindet Schmerzen stärker. Dass eine solche Situation auch den Haaren und ihren Wurzeln schadet, ist leicht zu verstehen.

Die Verschlackung des Haarbodens

Schlacken im Körper sind ein nicht zu unterschätzendes Problem! Denn sie entstehen ja erst als Folge eines chronischen Säurestaus. Wichtig ist, dass auch der Haarboden verschlacken kann. Die Abfallprodukte lagern sich besonders schnell an den Haarwurzeln ab, wodurch das Haar nicht mehr genügend Versorgung bekommt und ausfällt. Der

Übersäuerungsspezialist Peter Jentschura weist darauf hin, dass der Körper in diesem Stadium häufig anderswo Haarsubstanz produziert. Haare wachsen aus der Nase und den Ohren, die Augenbrauen werden besonders lang oder wuchern. Oft wird dieser Effekt dem Alter zugeschrieben. Doch die eigentliche Ursache ist der Schlackenmüll, der durch falsche Ernährung und Lebensweise entsteht und oft mit altersbedingten Veränderungen im Stoffwechsel zusammenhängt.

Der Haarboden wird erst dann verschlacken, wenn sein Mineralstoffdepot leer ist. Dann entsteht eine Spirale aus zunehmender Übersäuerung und Verschlackung, sodass der Haarboden schließlich einem sauren Ackerboden gleicht, auf dem die Pflanzen absterben. Peter Jentschura dazu: »Auf einem sauren Boden wachsen keine Bäume, aber Pilze! Auf einem sauren Haarboden wachsen keine Haare, sondern nur Pilze!«

Schlacken bauen sich teilweise über viele Jahre im Körper auf. Viele Menschen versuchen zwar, sich gesund zu ernähren, wissen jedoch nicht, wie viele Nahrungsmittel trotzdem noch übersäuern und wie viele belastende Stoffe auch dann noch darin enthalten sein können, wenn sie als »gesund« gelten oder als »Bio« verkauft werden.

Schlacken im Darm – der Anfang eines großen Übels

Es ist der Darm, der den Löwenanteil der Verdauung zu leisten hat. Komplex und sensibel wie er ist, ist er besonders anfällig für Störungen. Dazu gehört auch die Verschlackung. In der Schulmedizin und den Medien, die sich daraus bedienen, wird Verschlackung oft als Mythos der Alternativmedizin abgetan. Dass ein gereinigter, entschlackter Darm mehr Wohlbefinden, Gesundheit und Lebensfreude mit sich bringt, kann jeder bestätigen, der sich schon einmal um Darmreinigung gekümmert hat oder es sogar regelmäßig tut.

Es gibt viele Ursachen, die den Darm verschlacken lassen. Viele industriell verarbeitete Nahrungsmittel enthalten Stoffe wie künstliche Zusätze und bestimmte Eiweiße, die der Körper als fremd und feindlich einstuft. Als Abwehrmaßnahme bildet er Schleim, der die Gifte einhüllen soll, sodass sie ausgeschieden werden können. Nun ist alles eine Frage der Menge. Unser kluger, anpassungsfähiger Körper kann mit vielem zurechtkommen, solange man ihn nicht überfrachtet. Stehen Wurst, verarbeitetes Fleisch, Fertiggerichte, Softdrinks, Milchprodukte (Industriemilch, vor allem H-Milch), industriell hergestellte Süßigkeiten und Ähnliches mehr täglich auf dem Speiseplan, kann der Körper die Last nicht mehr abwehren. Es bilden sich Säuren und Schlacken. In den Zotten der Darmschleimhaut lagern sich Rückstände aus ungenügend verdauter Nahrung, gehärteten Fetten, Fruktose, Gluten und mehr ab. Allein die Überfrachtung mit Brot und anderen Produkten aus ausgemahlenem Weizen sowie die Flut an Milchprodukten ist ein Problem für sich. Im Laufe der Zeit beginnt sich die Darmschleimhaut zu entzünden, die Darmbarriere wird zunehmend undicht bis hin zu Leaky Gut mit allen Folgen für den Stoffwechsel, die Arterien, die Gelenke, für Leber und Nieren und das Herz-Kreislauf-System. Problematisch sind oft unverdaute Eiweiße, vor allem aus Fleisch und Wurst, die die Darmbarriere durchdringen und Störungen und Allergien hervorrufen. Die Darmflora spielt hier die zentrale Rolle, denn nur mit der richtigen Zusammensetzung kann sie die Nahrung korrekt aufspalten und Verschlackungen verhindern. Wenn Sie die bisherigen Kapitel gelesen haben, werden Sie feststellen, dass wir bei der Betrachtung der Zusammenhänge, die in vielen Fällen schließlich auch die Haare erreichen, immer wieder an den Ausgangspunkt kommen: falsche Ernährung – Übersäuerung – Verschlackung – gestörte Darmflora – eventuell Pilzbefall im Darm – Entzündungen der Darmwand – durchlässige Darmwand – Eindringen von schädlichen Stoffen in den Blutkreislauf mit einer Reihe bereits beschriebener Folgen für den gesamten Organismus.

Nahrungsmittel, die zu einer besonders starken Schleimbildung führen wie Milchprodukte und Gluten in Getreide (vor allem im Weizen), verkleben die Darmwand und machen sie weniger durchlässig für Nährstoffe. Vitamine, Mineralstoffe und Eiweiße können im Dünndarm nicht ausreichend aufgenommen werden. Es entstehen Mangelerscheinungen, unabhängig davon, wie viel Gemüse und so weiter gegessen wird oder ob Nahrungsergänzungsmittel eingenommen werden. Schließlich entzündet sich die Darmschleimhaut und wird undicht. Damit kann die Darmwand keine ihrer beiden komplexen und gegensätzlichen Aufgaben mehr erfüllen: abwehren, was schädlich ist, aufnehmen, was gebraucht wird. In einem chronisch übersäuerten und verschlackten Körper können wichtige Stoffwechselvorgänge nicht mehr stattfinden. Die Immunabwehr sinkt, wodurch unter anderem Erkältungen und Infektionen deutlich häufiger auftreten.

Blut ist basisch

Wie stellt man nun fest, ob man übersäuert ist? Und ob das Risiko einer Verschlackung droht? Dazu dient ein Messwert, der das Verhältnis von Säuren und Basen in Flüssigkeiten bestimmt: der pH-Wert. Er wird auf einer Messskala von 1 bis 14 gemessen. Je höher der Wert, desto basischer ist die gemessene Körperflüssigkeit. Ein Wert von 7 gilt als neutral, alles darunter ist ein saures Milieu. Der pH-Wert ist nicht überall im Körper gleich. Beim gesunden Menschen weist jeder Bereich den für ihn optimalen Wert auf. Im Dünndarm zum Beispiel herrscht mit einem Wert von 8,0 oder höher ein basisches Milieu, der Dickdarm ist leicht sauer, das Blut ist mit einem mittleren pH-Wert von 7,4 basisch. Die Magensäure hat dagegen einen pH-Wert von 1 bis 1,5, wenn der Magen leer ist, und von 2 bis 4 nach dem Essen. Die Säure-Basen-Balance im menschlichen Körper orientiert sich am pH-Wert des Blutes – und Blut muss immer basisch sein. Der Spielraum, in dem sich der pH-Wert des Blutes bewegen darf, ist sehr eng. Er reicht von 7,35 bis 7,45. Bereits eine leichte Absenkung unter 7,35 kann gefährliche Auswirkungen mit sich bringen. Eine Übersäuerung kann chronisch oder akut sein, wie bei der respiratorischen Azidose.

In der Medizin wird zwischen zwei Azidose-Formen unterschieden:

- metabolische Azidose (stoffwechselbedingt) und
- respiratorische Azidose (atmungsbedingt).

Ist diese Übersäuerung des Blutes stoffwechselbedingt, handelt es sich um eine metabolische Azidose. Sie kann durch falsche Ernährung, Stress, erhöhte Kaliumwerte im Blut, Nebenwirkungen von Medikamenten, Erkrankungen wie Diabetes oder durch schwere Nierenerkrankungen wie eine chronische Niereninsuffizienz ausgelöst werden. Eine respiratorische Azidose entsteht, wenn nicht genügend Kohlendioxid abgeatmet wird, zum Beispiel aufgrund einer Lungenerkrankung, durch Medikamente oder einen flachen Atem, bei dem nicht ausreichend ausgeatmet wird. Auch für den gesunden Menschen ist es daher wichtig, tief ein- und vor allem auch wieder richtig auszuatmen.

Eine chronisch latente Azidose (CLA), der häufigste Fall einer Übersäuerung, ist dagegen ein Zustand, bei dem die basischen Pufferreserven im Blut zwar zum Teil verbraucht sind, der pH-Wert jedoch noch im Normbereich bleibt. Dann greift der Körper auf basische Reserven zurück, die in Knochen und Zähnen eingelagert sind, wodurch eine schleichende Entmineralisierung in Gang gesetzt wird. Ein pH-Wert im Blut, der noch im Normbereich liegt, ist deshalb keine zuverlässige Aussage über die Gesamtübersäuerung.

Zahlreiche Studien weisen darauf hin, dass der Säure-Basen-Haushalt im Zusammenhang mit vielen Erkrankungen wie Osteoporose und schlechten Zähnen steht. In der Alternativmedizin spielt Übersäuerung eine wichtige Rolle. In der Schulmedizin wird jedoch nach wie vor oft nur die respiratorische Azidose anerkannt, die metabolische Azidose gilt als selten.[9] Seien Sie deshalb Ihr eigener täglicher Arzt, der weiß, was Übersäuerung ist, wie sie zustande kommt, welche Nahrungsmittel und Lebensgewohnheiten säurebildend sind und was zu tun ist.

Den pH-Wert messen

Dazu können Sie verschiedene Methoden anwenden – zum Bespiel eine Untersuchung im Labor. Die einfachste ist, den pH-Wert selbst anhand von Teststreifen zu bestimmen. Diese Teststreifen sind in der Apotheke und im Handel frei erhältlich. Sie bestehen aus einem Papier, das sich je nach Säuregrad verfärbt, wenn man es in den Urin hält. An einer beigefügten Farbskala lässt sich problemlos ablesen, für welchen Säuregrad die Farben stehen. Beginnen Sie mit der Messung, wenn bereits eine kleine Menge Urin abgelaufen ist. Messen Sie über mehrere Tage hinweg, und zwar mindestens morgens und abends oder mehrfach, um ein aussagekräftiges Ergebnis zu erhalten. Warten Sie nach einer Mahlzeit 2 Stunden, bevor Sie messen, weil die Nahrung den Säuregehalt beeinflusst. Wenn Sie regelmäßig messen, werden Sie feststellen, dass auch Stimmungen und die Schlafqualität in der Nacht vor der Messung den Wert beeinflussen. Über Nacht waren Leber und Nieren aktiv, sodass am frühen Morgen mehr Säuren ausgeschieden werden. Deshalb ist der Morgenurin im Normalfall leicht sauer. Der Wert liegt dann bei 6,2 bis 6,8. Abends dagegen weist der Urin einen pH-Wert von 6,8 bis 7,4 auf, je nachdem, was Sie gegessen und getrunken haben. Abweichungen von diesen Normbereichen zeigen entweder eine Azidose (Übersäuerung) an oder eine Alkalose (zu viele Basen).

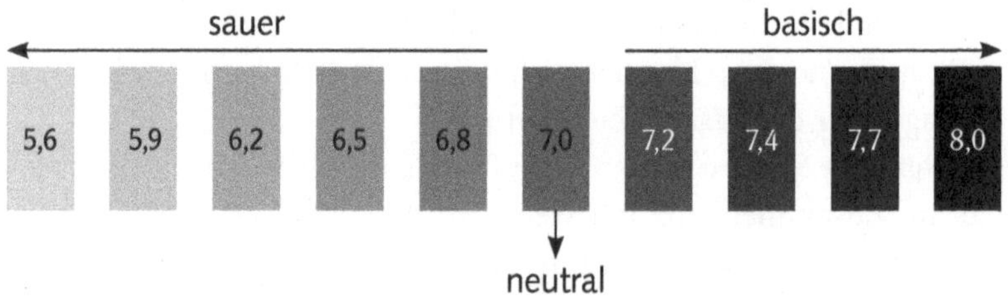

Die intrazelluläre Übersäuerung messen

Übersäuerung ist, wie Sie bereits wissen, grundsätzlich ein Problem. Doch entscheidend ist, wie groß die Säurebelastung in den Körperzellen ist, denn übersäuerte Zellen können ihre Aufgaben nicht mehr richtig erfüllen. Eine massive Übersäuerung in den Zellen versetzt die Zelle in eine Säurestarre, in der fundamental wichtige Stoffwechselvorgänge nicht mehr möglich sind. Der Zellstoffwechsel gleitet vom aeroben Zustand, in dem lebensnotwendiger Sauerstoff zugeführt wird, in den anaeroben ohne Sauerstoffzufuhr. Es wird vermehrt Milchsäure produziert, was den pH-Wert noch weiter sinken lässt. Mit wachsender Belastung sterben die Zellen ab oder entarten. Kümmern Sie sich rechtzeitig und regelmäßig um Ihren Säure-Basen-Haushalt – und nehmen Sie Ihre Haarprobleme als Anlass dazu.

In der Regel wird der pH-Wert in Blut, Urin und Speichel gemessen. Dazu gehört auch der Urintest, den Sie selbst durchführen können. Das Ergebnis des Urintests wird durch äußere Faktoren beeinflusst, wie Nahrung und Getränke, und durch die Aktivität der Nieren, bei der am frühen Morgen mehr Säuren ausgeschieden werden. Sie müssen diesen Test deshalb mehrmals und zu unterschiedlichen Zeiten durchführen, um einen brauchbaren, mittleren Wert zu erhalten. Hinzu kommt, dass Kaliummangel die Messung in Blut und Urin beeinflusst. Fehlt Kalium, entsteht außerhalb der Zelle (extrazellulär) ein Basenüberschuss (Alkalose), innerhalb der Zellen dagegen eine Übersäuerung (Azidose).

Professionelle Tests, um die Übersäuerung zu bestimmen

24-Stunden-Urin: Der Urin wird über 24 Stunden gesammelt, und daraus wird die Säureausscheidung des Tages bestimmt. Dieser Test zeichnet ein generelles Bild der Säurebelastung, das genauer ist als Ihre eigene Messung.

Bestimmung der Pufferkapazität im Blut nach Jörgensen: Bei dieser Methode wird die Pufferkapazität von Blut und Plasma gemessen. Mit diesem Wert wird auf den Übersäuerungsgrad innerhalb der Zellen rückgeschlossen. Je weniger Pufferkapazität das Blut besitzt, desto mehr Neutralisierungsreserven sind verbraucht und desto höher ist die intrazelluläre Übersäuerung.

Diese Tests sind nicht gängige Praxis und werden nur von Speziallabors angeboten.

Haarausfall durch Vitalstoffmangel

»Ich weiß, wie es sich anfühlt, vor Vitalität zu strotzen.
Ebenso weiß ich, wie es sich anfühlt, jedes bisschen Energie
verloren zu haben, das man je hatte.«
Janie Hoffman

Haare wollen genährt werden. Sie wachsen und gedeihen, wenn sie wie Blumen im Garten reichlich »gedüngt« werden, und zwar mit möglichst hochwertigen Nährstoffen. Dann laufen die energiereichen Vorgänge in den Haarzellen mit voller Kraft. Das Nähren funktioniert von innen besser als von außen. Egal, womit Sie den Haarboden betropfen, einreiben oder massieren, es hat niemals dieselbe Wirkung wie das, was die Wurzeln über die Blutbahn bekommen. Falsche Ernährungsgewohnheiten rächen sich deshalb auch an den Haaren. Nicht nur Fast Food, Vitamin- und Mineralstoffmangel sowie die allgegenwärtigen Zusatzstoffe in Lebensmitteln hungern die Haarwurzeln aus. Das tun auf längere Sicht auch einseitige Diäten oder solche mit weniger als 1000 Kalorien pro Tag. Haare lieben und brauchen Vitalstoffe.

Was sind Vitalstoffe?

Das sind Vitamine, Mineralstoffe und Spurenelemente sowie Amino- und Fettsäuren. Sie bauen unseren Körper auf und sorgen dafür, dass er alle Aufgaben erfüllen und sich regenerieren kann. Der Name »Vitalstoffe« sagt schon, worum es geht: um das Leben (»vita«). Ohne Vitalstoffe kein Leben. Wir müssen uns also täglich darum kümmern, genügend Vitalstoffe zu bekommen – über das Essen oder über Nahrungsergänzungsmittel, am besten mit einer wohlausgewählten Kombination. Ausgelaugte Böden, Kunstdünger, vorzeitige Ernte, lange Transportwege, Lagerung, saurer Regen – es gibt viele Gründe, warum unsere Nahrung nicht mehr all das liefert, was wir brauchen. Stattdessen bekommen wir Schwermetalle und andere Toxine wie zum Beispiel Nitrat auf den Teller geliefert. Selbst Bio ist leider keine Garantie.

Mehr zu den Vitalstoffen erfahren Sie im Kapitel: »3. Vitamine und Mineralstoffe – füllen Sie Defizite natürlich auf« (S. 176).

Vitamine – ein kostbares Gut

Vitamine sind Vitalstoffe der ganz eigenen Art. Sie liefern keine Energie und dienen auch nicht als Baumaterial. Die Stoffe, aus denen wir »gemacht« sind, sind Eiweiße, Kohlenhydrate und Fette. Vitamine zählen zu den Vitalstoffen, weil sie absolut lebenswichtige Aufgaben haben: beim Stoffwechsel, für das Immunsystem, den Zellaufbau, für Nerven und Sehkraft, die Verdauung, den Sauerstofftransport im Blut. Vitamine helfen, die Zellen vor den zerstörerischen freien Radikalen zu schützen. Wir brauchen nur geringe Mengen, weshalb sie als Mikronährstoffe bezeichnet werden, im Gegensatz zu den Makronährstoffen, die als Bausteine dienen. Wie die Spurenelemente, so zeigen auch die Vitamine: Die Menge ist nicht immer ausschlaggebend. Oft geht es um die besonderen Eigenschaften, die ein Stoff zur Verfügung stellt – Qualität vor Quantität. Jedes Vitamin hat ganz eigene, wichtige Aufgaben.

Vitamine werden in fettlösliche und wasserlösliche unterteilt. Die Vitamine A, D, E und K sind fettlöslich, Vitamin C und die Vitamine der B-Gruppe – Thiamin (B1), Riboflavin (B2), Niacin (B3), Pantothensäure (B5), Pyridoxin (B6), Biotin (B7), Folsäure und Vitamin B12 dagegen wasserlöslich. Das ist wichtig zu wissen, denn wie der Name schon sagt, werden die fettlöslichen Vitamine nur optimal aufgenommen, wenn gleichzeitig Fette beziehungsweise Öle gegessen werden. Vitamine müssen wir mit der Nahrung aufnehmen mit Ausnahme von Vitamin D3, das durch Sonnenlicht gebildet werden kann. Vitamine, die Ihre Haare besonders brauchen, sind die Vitamine der B-Gruppe, Vitamin A, Vitamin C, Vitamin D und E.

Mineralstoffe – Quellen der Gesundheit und Jugendlichkeit

Stellen Sie sich Ihren Körper einmal wie ein Haus vor. Es gibt Stockwerke, Verbindungswege, Menschen, die emsig hin und her und auf und ab laufen. Wände und Stützpfeiler sind die tragenden Elemente. In unserem Körper sind die Blutbahnen, die Lymphe und die Nervenbahnen Verbindungswege. Hormone und Neurotransmitter laufen hin und her und vermitteln Botschaften. Das Skelett hingegen kann mit den Wänden und Stützpfeilern verglichen werden.

Mineralstoffe sind überall beteiligt: Sie sind nicht nur Bausteine für Knochen und Zähne, Bestandteile von Hormonen und Enzymen, sondern werden auch für die Regulierung des Wasserhaushalts und die Funktion von Muskeln und Nerven gebraucht. Nicht zuletzt aktivieren sie bestimmte Vitamine wie die Vitamine C und D – eine Aufgabe, von der Sie vielleicht noch nichts gehört haben. Diese Aufgabe ist so wichtig, dass Dr. Charles Norton von der Stiftung OrthoKnowledge erklärt: »Wenn Mineralstoffe fehlen, haben Vitamine keine Funktion. Mangelt es an Vitaminen, kann das System Mineralstoffe einsetzen, aber ohne Mineralstoffe sind Vitamine wertlos.«

Wenn von »Mineralstoffen« die Rede ist, sind oft nicht nur die Mineralstoffe im Sinne der Mengenelemente wie Magnesium und Calcium gemeint. Auch die Spurenelemente fallen oft unter diese Bezeichnung. Sie heißen so, weil wir nur kleinste Mengen davon brauchen: Spuren. Das macht die Spurenelemente nicht weniger wichtig. Kupfer, Jod, Selen, Zink, Chrom, Silizium, Molybdän und Mangan sind essenziell für unsere Gesundheit. Auch Eisen gehört dazu, obwohl weitaus mehr im Körper vorhanden ist als von den anderen Spurenelementen. Deutlich mehr brauchen wir von den Mengenelementen Calcium, Magnesium, Kalium, Natrium, Phosphor und Schwefel. Vor allem an Magnesium fehlt es bei vielen Menschen. Magnesiumarme Böden und Aufnahmestörungen im Darm, die sich naturgemäß auch bei einer Einnahme auswirken, sind die Hauptgründe für den Mangel, der sich bis in die Zellen hinein auswirkt. Den Magnesiumspeicher auffüllen geht jedoch ganz einfach, mit der äußeren Anwendung auf der Haut in Form von Magnesiumöl.[10]

Mineralstoffdepots – gut gefüllt ist halb gewonnen

Die wertvollen Mineralstoffe befinden sich in der Haut, im Haarboden, in den Zähnen und Nägeln, den Knochen, Sehnen und Kapseln sowie in den Gefäßen. Dort bilden sie Depots, auf die der Körper zurückgreifen kann – zum Beispiel, um Säuren zu neutralisieren. Solange wir täglich mehr von diesen Stoffen zu uns nehmen, als wir verbrauchen, um das Säure-Basen-Gleichgewicht zu stabilisieren, bleiben diese Depots erhalten. Mit zunehmendem Alter lässt die Aufnahmefähigkeit nach und wir können weniger Mineralstoffe speichern. Nun muss mehr zugeführt werden, und wir sollten mehr darauf achten, weniger Säurebildendes zu essen und zu trinken. Mit gut gefüllten Mineralstoffdepots bleiben Sie länger gesund und schön. Entleerte Depots lösen Alterungsprozesse aus, und Sie fühlen sich weniger wohl.

Mineralstoffe für die Haare

Gut gefüllte Mineralstoffdepots gerade auch im Haarboden lassen die Haare wachsen und gesund und glänzend aussehen. Besonders wichtig sind Calcium und Magnesium, Selen und Zink. Auch Jodmangel kann zu Haarausfall führen. Jod ist ein wichtiger Bestandteil zweier Schilddrüsenhormone, die bei einem Mangel nicht ausreichend gebildet werden. Über die Nahrung bekommen wir kaum noch das, was wir brauchen. Die sinkende Vitalstofffülle in Lebensmitteln beginnt bei Düngung und ausgelaugten Böden und verstärkt sich durch die Transport- und Lagerungszeiten. Es ist daher sinnvoll, Mineralstoffe als Nahrungsergänzung zuzuführen. Dafür stehen ausgezeichnete natürliche Präparate zur Verfügung wie Gerstengras, Weizengras,

Moringa oleifera, Aloe vera, Spirulina und Chlorella oder Kombinationen wie *WurzelKraft*® von Peter Jentschura, das gewöhnungsbedürftig schmecken mag, aber hervorragende Ergebnisse für die Haare zeigt und Nägel schneller wachsen lässt.

Aminosäuren – Bausteine für Eiweiße, Hormone und Enzyme

Aminosäuren sind die Bausteine, aus denen unser Körper Eiweiße (Proteine), Hormone und Enzyme zusammensetzt. Damit sind Aminosäuren an fast allen Vorgängen im Körper beteiligt. Aus Eiweißen werden Zellen und Körpersubstanz aufgebaut. Als Hormone steuern sie wichtige Vorgänge im Körper wie zum Beispiel die Hormone Adrenalin und Noradrenalin, Melatonin, Histamin, Insulin, das Parathormon und Serotonin. Als Enzyme sind Eiweiße an jedem Stoffwechselvorgang beteiligt und werden gebraucht, damit Vitamine, Mineralstoffe und Hormone aktiv werden können. Aus Eiweißen werden die Antikörper des Immunsystems gebildet. Diese sind an der Körperentgiftung und an der Energiegewinnung in den Zellen beteiligt. Dieser kurze Einblick zeigt bereits: Aminosäuren sind fundamental wichtig – für fast alle Vorgänge im Körper. Ohne Aminosäuren keine Eiweiße, ohne Eiweiße kommt alles zum Erliegen. Umso erstaunlicher ist, dass noch immer eher selten untersucht wird, ob wir ausreichend mit Aminosäuren versorgt sind. An einen Mangel an Vitaminen und Mineralstoffen wird in der Diagnose schnell gedacht. Auch Fettsäuren haben ihren Platz gefunden. Nicht ganz so häufig wird ein Aminosäuren-Mangel in Betracht gezogen, obwohl mit diesem alles beginnt.

Unter der Vielzahl an Aminosäuren haben zwanzig eine besondere Bedeutung: Sie sind die »Proteinfabriken« des Körpers. Diese zwanzig Aminosäuren haben unterschiedliche Funktionen, zusammen bauen sie das Körpergewebe und die Körperstrukturen auf, von den Muskeln über die Haut bis zu den Gefäßen. Sie sind die Grundeinheit für die

Organe, das Blut, Enzyme, Hormone und für die Antikörper des Immunsystems. Aminosäuren sorgen dafür, dass Wasser, Fette, Kohlenhydrate, Proteine, Mineralstoffe und Vitamine optimal transportiert und gespeichert werden. Sie haben wichtige Funktionen im Stoffwechsel und sind für die Wachstumsprozesse im Körper verantwortlich. Fehlen Aminosäuren, wachsen zum Beispiel die Knochen langsamer, aber auch Haare und Nägel. Als Bausteine des Immunsystems schützen sie vor giftigen Stoffen und Krankheiten, bauen Zellschutt ab und vieles mehr.

Gesundes Haar braucht Aminosäuren. Auch die Zellen der Haarwurzeln werden aus Proteinen aufgebaut. Haarwachstum, Qualität und Farbe hängen davon ab, ob nicht nur genügend, sondern auch die richtigen Proteine zugeführt werden. Dann kommt der Darm ins Spiel. Nur ein Darm, der gesund genug ist, kann Aminosäuren richtig verwerten und in das Blut übergeben. Fehlen entsprechende Bakterien im Dickdarm, ist eine Verwertungsstörung die Folge. Daran knüpft sich eine Kette vieler Folgen an. Welche, darüber haben Sie ja bereits in den vorherigen Kapiteln gelesen.

Aminosäuren-Mangel macht müde und schlapp. Es fehlt ein wichtiger Teil des Materials, das die Zellen brauchen, um Energie zur Verfügung stellen zu können. Mit einer guten Versorgung kurbeln Sie dagegen die Energiegewinnung in Ihren Zellen an. Mit dieser Energie versehen, beginnt Ihr Körper alle Vorgänge zu optimieren. Sie werden fitter, aktiver, können besser denken und sind weniger anfällig für Infekte. Nicht zuletzt profitieren Haare, Haut und Nägel. Ein Mangel macht Nägel brüchig, Haare fallen aus und die Haut wird faltig. Das Immunsystem verliert an Schlagkraft, die Infektanfälligkeit nimmt zu. Wunden heilen langsamer. Potenz und Fruchtbarkeit nehmen ab. Gefäße können erkranken und das Herz verliert an Leistungsfähigkeit. Es entstehen Wachstumsstörungen, zum Beispiel bei den Knochen. Wenn Sie gesund und jugendlich bleiben wollen, sollten Sie auf Aminosäuren setzen – zusammen mit Mineralstoffen, Vitaminen und Fettsäuren. Mit einem gut gefüllten Baukasten kann Ihr Körper viel bewerkstelligen. Zu diesem Baukasten gehören auch die Antioxidantien. Sie schützen die Zellen vor freien Radikalen.

Aminosäuren und der Darm

Genau genommen sind es ja nicht die Aminosäuren selbst, die all die beschriebenen Aufgaben und noch viele mehr bewältigen, sondern die Eiweiße (Proteine), die aus ihnen gebildet werden. Die Eiweißproduktion beginnt mit der Nahrungsaufnahme. Die Eiweiße aus tierischen oder pflanzlichen Produkten werden im Darm in einzelne Aminosäuren gespalten. Dazu ist es nötig, dass der Darm gesund und die Darmflora ausgewogen ist. Nach der Aufspaltung werden die Aminosäuren über die Darmwand aufgenommen und gelangen über den Blutkreislauf in die Leber, wo sie wieder zu Proteinen zusammengesetzt werden. Wenn Sie die Kapitel über einen kranken Darm, Leaky Gut und eine gestörte Darmflora gelesen haben, wissen Sie, warum die Gesundheit des Darms so wichtig ist – für Ihren Körper insgesamt und auch für Ihre Haare. Je nach Alter und körperlicher Verfassung benötigen Sie mehr oder etwas weniger Aminosäuren.

Qualität und Quellen

Die Qualität der Eiweiße hat einen entscheidenden Einfluss auf ihre Wirkung im Körper. Damit stellt sich die Frage, wie wir besonders hochwertige Proteine aufnehmen können. Proteine aus Lebensmitteln, die den körpereigenen Proteinen ähneln, werden leichter aufgenommen. Sie haben eine höhere Bioverfügbarkeit. Nicht nur die Qualität zählt, sondern auch die Vollständigkeit. Aminosäuren bilden ein wechselwirkendes System, bei dem keine der essenziellen Aminosäuren fehlen darf. Wenn nur eine essenzielle Aminosäure im Körper fehlt, leidet die Funktion sämtlicher Proteine darunter. »Hochwertig – vollständig – genügend«, das sind die Leitlinien für unsere Nahrungsauswahl und der Anspruch bei der Wahl eines eventuellen Nahrungsergänzungsmittels. Natürliche und reichhaltige Quellen für Aminosäuren sind: Fleisch und Innereien, vor allem Leber, Fisch und Meeresfrüchte, insbesondere Garnelen, Eier, Milch und Milchprodukte aus biologischer Erzeugung, Hülsenfrüchte, wie Linsen, Bohnen und Erbsen, Nüsse, Soja, Hefe und Getreideprodukte.

Bei der Auswahl sollten Sie beachten, dass nicht jeder Fisch gesund ist, nur weil er Aminosäuren enthält, und dass sich oft hohe Schadstoffkonzentrationen darin befinden. Beim Fleisch ist die Art der Tierhaltung entscheidend. Pflanzliche Lebensmittel enthalten oft geringere Mengen an Aminosäuren. Wie Sie zu Soja und größeren Mengen an Milchprodukten stehen, sollten Sie selbst entscheiden. Zu den Pros und Kontras gibt es reichlich Literatur. Einige pflanzliche Quellen weisen ein vollständiges Profil an essenziellen Aminosäuren auf:

- Hanfsamen,
- Kürbiskerne,
- Chiasamen,
- Leinsamen,
- Quinoa,
- Amaranth,
- Buchweizen.

Ungekochte Lebensmittel (Rohkost) haben nicht nur einen deutlich höheren Gehalt an Vitaminen, sondern auch an Aminosäuren. Vollkornbrot enthält kaum mehr Aminosäuren als Weißbrot, punktet aber mit Ballaststoffen und Mikronährstoffen.

Aminosäuren und die Haare

Fehlt es an Aminosäuren, werden die Haare dünner. Form und Struktur verändern sich, das Haar verliert an Farbe, reißt oder splisst schneller und wächst langsamer. Untersuchungen zufolge fördern die Aminosäuren Prolin und Lysin in Verbindung mit Vitamin C die Gesundheit der Dermis, der Hautschicht, in der sich die Haarfollikel befinden.

Wichtig zu wissen: Aminosäuren unterteilen sich in drei Kategorien

Es gibt essenzielle, semi-essenzielle und nicht essenzielle Aminosäuren. Wie Sie schon den vorangegangenen Kapiteln entnommen haben, kann unser Körper die essenziellen Aminosäuren nicht herstellen, wir brauchen sie aber unbedingt. Richten Sie Ihr Augenmerk bei der Nahrungsauswahl deshalb auf die acht essenziellen Aminosäuren: Isoleucin, Leucin, Lysin, Methionin, Phenylalanin, Threonin, Tryptophan und Valin. Semi-essenzielle Aminosäuren können aus anderen Aminosäuren gebildet werden – sofern genügend von ihnen vorhanden sind. Dann gibt es noch die nicht essenziellen, die der Körper selbst herstellen kann.

Aminosäuren testen

Lassen Sie Ihren Aminosäuren-Bestand prüfen. Mithilfe einer Analyse des Aminosäuren-Blutspiegels können Sie herausfinden, ob Sie gut versorgt sind. Zeigt sich ein Mangel, kann ein hochwertiges Präparat mit essenziellen Aminosäuren schnelle Hilfe bringen. Wie lange Sie es einnehmen müssen, wird durch weitere Analysen bestimmt. Außerdem sollte die Darmflora mit einem Stuhltest untersucht werden. Ein Zonulin-Test gibt zusätzlich Auskunft darüber, ob die Durchlässigkeit der Darmschleimhaut im gesunden Bereich liegt oder ob Leaky Gut besteht. Warum diese Tests? Ein Aminosäuren-Mangel kann durch eine gestörte Darmflora entstehen. Dann werden die Eiweiße nicht mehr richtig verdaut und entweder ausgeschieden oder sie wandern durch die lecke Darmwand in den Blutkreislauf mit problematischen bis dramatischen Folgen.

Fette – warum sie unbedingt auf Ihren Speiseplan gehören

Hier geht es um Fett – aber beileibe nicht um jede Art. Fette, genauer gesagt Fettsäuren (Lipide), gehören auf den Speiseplan, wenn Sie gesund und vital bleiben wollen und wenn Ihnen Herz und Gehirn wichtig sind. Zusammen mit den Eiweißen und Kohlenhydraten stellen sie die Nährstoffe, aus denen der Körper Energie gewinnt. Die meiste Energie liefern Fette – mehr als doppelt so viel wie Kohlenhydrate und Eiweiß. Sie können in Depots gespeichert und bei Bedarf abgerufen werden. Diese von der Natur für Notzeiten klug angelegte Eigenschaft hat den Fetten nicht nur Freunde eingebracht.

Fettsäuren unterteilen sich in gesättigte, einfach ungesättigte oder mehrfach ungesättigte Fettsäuren. Mithilfe dieser Einteilung können Sie Speisefette und -öle beurteilen und die für Sie geeigneten auswählen. Aus gesundheitlicher Sicht spielen die einfach und mehrfach ungesättigten Fettsäuren eine besondere Rolle, nicht zuletzt, weil das Risiko, zu wenig gesättigte Fettsäuren aufzunehmen, nicht besonders hoch ist. Ein einfacher Tipp hilft, schnell zu erkennen, wie der Gehalt eines Speisefetts ist: Bewahren Sie das Öl oder Fett im Kühlschrank auf. Wenn es auch unter niedrigen Temperaturen noch weich und eher flüssig ist, ist der Anteil an wertvollen ungesättigten Fettsäuren hoch.

Fette sind lebenswichtige Bestandteile der Nahrung. Sie liefern nicht nur die meiste Energie, sondern auch essenzielle Fettsäuren, die der Körper nicht herstellen kann. Wenn wir mehr Fett beziehungsweise Öl von der richtigen Art essen, bekommen wir also auch mehr davon. Bereits diese beiden Punkte würden genügen, um gesunde Fette auf den Speiseplan zu bringen. Außerdem: Fett braucht länger, um verdaut zu werden. Fettreichere Mahlzeiten halten länger satt und lassen Blutzucker und Insulin weniger stark steigen. Beim Training helfen sie, Muskelmasse aufzubauen. Die richtigen Fette verbessern die Blutfettwerte, halten Herz und Blutgefäße gesund und wirken einer Arterienverkalkung (Arteriosklerose) entgegen. Auch Ihre Zellen brauchen unbedingt Fette, denn ihre Membranen sind aus Fetten und Eiweißen aufgebaut. Ohne Fette verlieren die Membranen an Elastizität.

Je weniger elastisch, desto schwieriger wird die Aufnahme und Abgabe von Stoffen, wodurch die Zellaktivität sinkt.

Junior-Professor Robert Ernst von der Goethe-Universität veranschaulicht diesen Vorgang mit dem Bild einer Party: Gesättigte Fettsäuren sind wie steif herumstehende Gäste, während die ungesättigten Fettsäuren gestikulieren und sich zur Musik bewegen. »Wie wichtig das Verhältnis von gesättigten und ungesättigten Fettsäuren in der Zellmembran ist, zeigt sich daran, dass es fein reguliert ist«, erklärt er. »Gerät es aus dem Gleichgewicht, reagiert die Zelle mit Stress bis hin zum Zelltod.«[11] Das gilt auch für die Hirn- und Nervenzellen. Wenn Sie sich ein fittes Gehirn wünschen und leichtgängig denken wollen, sollten Sie ihm die richtigen Fette gönnen.

Gesättigte Fettsäuren sind in unserer modernen Ernährung allgegenwärtig. Sie finden sich in tierischen Lebensmitteln, in Fleisch- und Wurstwaren wie Gans, Ente und panierten Fleischteilen, Bratwürsten, Wiener Würstchen. Fleischkäse, Salami, Leberwurst, in Fischstäbchen, fettgebackenem Fisch, in Frittierfett, Mayonnaise, fettem Käse, Eigelb, in Nüssen wie Paranüssen, Macadamianüssen und Cashewnüssen, in Schokolade, Chips, Butter, Sahne, Schmalz und Kokosfett sowie dem indischen Butterfett Ghee. Kokosfett und Ghee nehmen eine Sonderstellung ein, weil sie zusätzlich die besonders gesundheitsförderlichen MCT-Fette enthalten.

Gehen Sie nun bitte nicht davon aus, dass Sie nur noch fettarme Produkte essen dürfen. Wir brauchen auch gesättigte Fettsäuren, nur die Menge, die konsumiert wird, steht häufig in einem ungünstigen Verhältnis zu den einfach oder mehrfach ungesättigten Fettsäuren. Empfohlen wird heute meist ein Verhältnis von 3:1 (gesättigt zu ungesättigt). Viele Wissenschaftler betrachten jedoch ein Omega-6-zu-Omega-3-Verhältnis von 1:1 als optimal.

Einfach ungesättigte Fettsäuren finden sich vor allem in Pflanzen, zum Beispiel Ölsäure in Olivenöl.

Mehrfach ungesättigte Fettsäuren sind ebenfalls vor allem in Pflanzen enthalten. Der Körper kann sie nicht selbst herstellen, man bezeichnet sie deshalb als essenziell. Je nach Aufbau handelt es sich um Omega-6- oder Omega-3-Fettsäuren. Sie sind besonders wichtig, weil sie am Aufbau der Zellmembranen beteiligt sind. Außerdem werden mit ihrer Hilfe Eicosanoide gebildet. Das sind hormonähnliche Substanzen, die als Botenstoffe dienen und an zahlreichen Stoffwechselprozessen beteiligt sind.

Essenzielle Fettsäuren kann der Körper nicht selbst herstellen. Dazu gehören die Linolsäure, eine Omega-6-Fettsäure, und die Alpha-Linolensäure, eine Omega-3-Fettsäure, die Sie auch unter der Abkürzung ALA finden. Öle, die diese beiden Fettsäuren enthalten, stellen also bereits einen wichtigen Beitrag zu Ihrer Gesundheit dar – nicht zuletzt, weil sie entscheidend an der Gesundheit Ihrer Zellen mitwirken. Die essenziellen Fettsäuren finden Sie unter folgenden Abkürzungen:
DHA: Docosahexaensäure (Omega-3)
EPA: Eicosapentaensäure (Omega-3)
ALA: Linolensäure (Omega-3)
GLA: Gamma-Linolensäure (Omega-6)

Omega-3-Fettsäuren pflegen und schützen Haut und Haare. Sie helfen, eine natürliche Feuchtigkeit und Spannkraft aufrechtzuerhalten. Durch ihre Beteiligung an der Zellgesundheit beeinflussen sie den Haarwuchs. Außerdem schützen sie vor Entzündungen, die Kettenreaktionen im Körper auslösen können, für die Haarausfall ein mögliches Symptom ist.

Einige Öle sind besonders reich an ungesättigten Fettsäuren. Wählen Sie Öle aus kontrolliert biologischem Anbau:

Leinöl enthält die essenzielle Alpha-Linolensäure ALA, eine Omega-3-Fettsäure. Leinöl enthält außerdem schützende Antioxidantien und Phytochemikalien sowie Ballaststoffe für den Dickdarm. In den Leinsamen sind deutlich mehr Ballaststoffe als im Öl enthalten, es kann sich daher lohnen, auch ganze Samen zu essen. Leinöl ist Hauptbestandteil der berühmt gewordenen Ernährungstherapie der Ärztin,

Apothekerin und Chemikerin Dr. Johanna Budwig. Mit der Öl-Eiweiß-Kost gelang es ihr, unterschiedlichste Erkrankungen erfolgreich zu behandeln und den Gesundheitszustand insgesamt zu stärken.

Hanföl enthält neben der Linolsäure und Alpha-Linolensäure (beide Omega-3 und essenziell) auch Gamma-Linolensäure (Omega-6). Das Fettsäurenverhältnis bei Hanföl ist optimal.

Schwarzkümmelöl enthält einen hohen Anteil aus mehrfach ungesättigten Fettsäuren wie Linolsäure und Gamma-Linolensäure (Omega-6-Fettsäure, GLA).

Chiaöl enthält vor allem Alpha-Linolensäure (ALA), bis zu 26 Prozent Linolsäure und wenige gesättigte Fettsäuren wie Palmitinsäure. Chiasamen ähneln den Leinsamen, sind aber deutlich länger haltbar.

Auf das richtige Verhältnis kommt es an!

Wenn das Verhältnis zwischen Omega-3 und Omega-6 in der Ernährung unausgeglichen ist und zu viel Omega-6 gegessen wird, können sich Stoffe im Körper bilden, die Entzündungen auslösen. Wie man heute weiß, tragen solche Entzündungsstoffe zur Entwicklung zahlreicher Zivilisationskrankheiten bei. Schon zu Beginn der 1950er-Jahre betonte Dr. Johanna Budwig, dass gesunde Zellen und Gesundheit generell mit einer guten Versorgung mit essenziellen Fettsäuren verbunden sind. »Das Fehlen dieser hoch ungesättigten Fettsäuren führt viele Lebensfunktionen zum Erlahmen«, sagte sie immer wieder. In der aktuell verbreiteten Ernährung werden deutlich mehr Omega-6- als Omega-3-Fettsäuren aufgenommen: Im Durchschnitt liegt das Verhältnis bei 20:1! Ein gesundes Verhältnis, wie es sich in der Natur findet, beträgt jedoch: Omega-6- zu Omega-3-Fettsäuren: 2:1 bis 4:1. Im Mittel sind das etwa dreimal so viele Omega-6- wie Omega-3-Fettsäuren – mehr sollten nicht auf dem Speiseplan stehen. Viele Fachleute empfehlen sogar ein Verhältnis von 1:1, also gleich viel von beidem.

Fettarme Diäten, oder machen Fette dick?

Lange Zeit waren Fette in Verruf geraten. Man werde dick davon, hieß es, und die Light-Industrie begann zu boomen. Inzwischen haben zahlreiche Studien nachgewiesen, dass wir Fette brauchen, und nicht nur die ungesättigten Omega-3-Fettsäuren, sondern auch die bis vor wenigen Jahren noch verschrienen gesättigten Fettsäuren. Wie so oft im Leben geht es nicht darum, zu entscheiden: »Fette, ja oder nein?«, sondern darum, wie viel Fett und in welcher Qualität. Entscheidend ist auch, ob die gesättigten und ungesättigten Fettsäuren im richtigen Mengenverhältnis zueinander stehen. Etwa ein Drittel der täglichen Kalorienmenge sollte in Fetten bestehen – mehr ist nur bei intensiver körperlicher Tätigkeit angeraten, denn Fette sind Kalorienbomben, das ist unbestritten. Unter den richtigen Bedingungen genügt es, etwas weniger Kohlenhydrate zu essen. Weglassen müssen und sollten Sie sie nicht. Wählen Sie Vollkornprodukte, wann immer möglich. Wenn Sie Süßes nun einmal gern mögen, setzen Sie auf weniger und beste Qualität. Zuckerglasierte, fettgebackene süße »Stückle«, Pizza, Pommes frites und Chips lassen nicht nur die Speckröllchen wachsen, sie schaden Ihnen auch auf mehrfache Weise.

Neuere Untersuchungsergebnisse zeigen: Fett muss nicht dick machen. Bestimmte Fettsäuren haben nicht nur eine Schlüsselfunktion für die Gesundheit insgesamt. Richtig dosiert helfen sie, das Gewicht zu halten und unterstützen sogar beim Abnehmen. Wie sich zeigte, nahm die Fettleibigkeit durch fettarme oder fettfreie Diäten sogar zu. Außerdem nimmt man dem Körper mit einer fettarmen Ernährung den wichtigsten Energielieferanten. Ohne Fett hungern die Zellen, und damit sind nicht die Fettzellen gemeint. Und noch eine Überraschung: Forscher der Washington University School of Medicine in St. Louis fanden heraus, dass »altes« Fett, das sich um den Bauch, die Hüften und das Gesäß herum eingenistet hat, nicht effektiv verbrannt werden kann, wenn nicht »neues« Fett dabei hilft. Dieses unerwünschte Fettgewebe kann mit den richtigen Fetten in der Nahrung abgebaut werden, indem sie die Fettverbrennung in der Leber anregen.[12] Wenn man bedenkt, dass Fettleibigkeit nicht nur eine Frage der Attraktivität ist (Schönheit liegt ja bekanntlich ohnehin im Auge des Betrachters), sondern auch eine Frage der Gesundheit, liefert dieses Forschungsergebnis einen wichtigen Schlüssel. Der Grund: In Bauchfett lassen sich viele weiße Blutzellen, sogenannte Makrophagen, nachweisen, was zeigt, dass es entzündet ist. Außerdem werden Entzündungssignale ins Blut abgegeben – je mehr Bauchfett, desto mehr Signale.[13] Über den Umweg von Entzündungen kann sich Bauchfett negativ auf die Zellen auswirken und damit auch auf Ihre Haare. Diese Eigenschaften spielen eine wichtige Rolle bei der Gesundheit von Herz und Blutgefäßen, unter anderem durch Verbesserung der Blutfettwerte, wegen der gerinnungs- und arterioskleroseheinmenden Eigenschaften sowie als wichtiger Bestandteil gesunder Zellmembranen in allen Geweben, nicht zuletzt in den Membranen der Hirn- und Nervenzellen.

Die fettlöslichen Vitamine A, D, E und K kommen bei einer fettarmen Diät ebenfalls zu kurz. Hinzu kommt, dass fettarmes Essen nicht besonders gut schmeckt. Wenn Fett als Geschmacksträger fehlt, müssen die Produkte mit mehr Salz und Zucker »angereichert« werden, damit sie überhaupt nach etwas schmecken. Mehr Salz und Zucker im Essen – Sie kennen das schon: Vom Darm über die Stoffwechselkreise bis zu den Zellen entwickelt sich ein Teufelskreis, den der investigative Journalist Michael Moss in *Das Salz-Zucker-Fett-Komplott. Wie die Lebensmittelkonzerne uns süchtig machen* zum Abgewöhnen darlegt.

Haarausfall durch Mangel an Antioxidantien

»Niemand kann körperlich ganz gesund sein, wenn es ein Teil des Leibes nicht ist, sondern es müssen alle oder doch wenigstens die wichtigsten Organe in derselben Verfassung sein wie das Ganze.«

Aristoteles

Wer gesund sein und möglichst lange leben will, braucht Antioxidantien. Sie sind überall in der Natur zu finden und schützen uns vor den aggressiven freien Radikalen, die unsere Zellen zerstören würden.

Freie Radikale sind unvollständige Moleküle, die wegen dieser Unvollständigkeit sehr reaktionsfreudig sind. Sie versuchen, das in ihrem Aufbau fehlende Elektron woanders zu finden, es herauszureißen und sich mit ihm zu verbinden. Das zurückbleibende Molekül ist nun ebenfalls unvollständig und wird selbst zum freien Radikal. Daraus entsteht eine Kettenreaktion, die immer mehr Moleküle in den Zellen zerstört. Diese Moleküle funktionieren nicht mehr richtig und zerstören schließlich die gesamte Zelle. In der Fachsprache heißt dieser Vorgang Oxidation: Ein Elektron wird abgegeben, das dann in der Gesamtstruktur fehlt. Antioxidantien wirken diesem Prozess entgegen, indem sie Elektronen liefern, die das abgegebene freie Radikal aufnehmen kann. Dadurch wird es vollständig und unschädlich gemacht. Naturgemäß müssen wir solche Antioxidantien von außen zuführen, sonst würden sie ja aus unserem eigenen Körpermaterial genommen.

Freie Radikale entstehen ständig ganz natürlich im Verlauf der zahlreichen Stoffwechselvorgänge in unserem Körper. Vor allem in den Mitochondrien, den Kraftwerken in den Zellen, bilden sich große Mengen freier Radikale, während die lebensnotwendige Energie produziert wird. Sie wissen ja: Verbrennung erzeugt Abfall. Hinzu kommen äußere Einflüsse, die die Radikalbildung fördern. Dazu gehören eine ungeeignete Ernährung, Stress, Umweltgifte, Schwermetalle, Medikamente, Chemotherapie, starke UV-Strahlung und mehr. Die Zahl der in der Umwelt vorhandenen freien Radikale nimmt ständig zu.

Wir müssen uns also konsequent vor Radikalbildung schützen. Praktisch jeder in diesem Buch angesprochene Punkt ist mit der Bildung von freien Radikalen beziehungsweise mit deren Abwehr verbunden.

Unser Organismus verfügt über ein eingebautes Verteidigungssystem, um freie Radikale unschädlich zu machen. Dazu braucht er bestimmte Stoffe, die wir als Antioxidantien bezeichnen und die wir ihm mit der Ernährung zuführen müssen. Nimmt die Radikalbildung überhand oder fehlen Antioxidantien in der Nahrung, beschleunigt sich die Zerstörung gesunder Zellen. Dieser Vorgang, den Sie bei Gemüse und Obst beobachten können, wenn es beginnt, braun zu werden und zu verwesen, läuft dann auch im Menschen ab. Er ist ein wichtiger Grund – vielleicht der wichtigste – für die Beschleunigung von inneren und äußeren Alterungsprozessen. Wenn freie Radikale bis zum Zellkern gelangen, können sie bewirken, dass die Zelle entartet und sich eine Krebszelle entwickelt. Freie Radikale können die Gewebe der Haut und der Organe zerstören. Sie sind ein wesentlicher Grund für die Entwicklung chronischer Erkrankungen und den Alterungsprozess. Auch das Immunsystem kann betroffen sein, was zu einer immer schwächer werdenden Körperabwehr führt. Dem Körper wird die Möglichkeit genommen, sich gegen die Entstehung von Herz-Kreislauf-Erkrankungen, Tumoren oder rheumatischen Erkrankungen zu wehren. Unser Immunsystem kann freie Radikale bekämpfen, vorausgesetzt, es ist stark genug. Antioxidantien wirken Herz-Kreislauf-Erkrankungen entgegen, senken das Risiko für Krebs und können grauem Star vorbeugen oder seine Entwicklung verzögern. In einigen Fällen wurde sogar ein Rückgang der Linsentrübung festgestellt, wenn die Ernährung konsequent auf reichlich Antioxidantien umgestellt oder eine Nahrungsergänzung eingenommen wurde. Vor allem, wenn die Magnesiumspeicher zusätzlich in Kombination mit viel natürlichem Vitamin C aufgefüllt wurden.

Leber und Dickdarm sind die Schlüsselorgane für eine erfolgreiche Entgiftung. Während einer Entgiftung entstehen viele Oxidationsprozesse, also viele freie Radikale. Je mehr toxische Stoffe im Körper vorhanden sind, desto mehr freie Radikale werden produziert, vor allem in der Leber, die dann deutlich mehr Antioxidantien braucht, um gesund und leistungsfähig zu bleiben.

Antioxidantien helfen uns, gesund, vital und nicht vorzeitig alt zu werden. Das gilt auch für Ihre Haarwurzeln und die Färbung Ihres Haares. Vorzeitiges Grauwerden ist häufig ein Warnsignal für Oxidationsprozesse im Körper und das nicht ohne Untersuchung als »vererbt« abgetan werden sollte. Einige besondere Antioxidantien können sogar Schäden reparieren, die durch freie Radikale im Erbgut (DNA) entstanden sind. Außerdem schützen sie die DNA vor dem Angriff der ROS (Reaktive Sauerstoffspezies = engl. *reactive oxygen species,* freie Radikale). Andere bilden Chelate mit Schwermetallen wie Quecksilber. Sie verhindern so, dass die Giftstoffe freie Radikale produzieren können, und unterstützen deren Ausleitung. Antioxidantien können die Gene anregen, die natürlichen Abwehrmechanismen zu intensivieren. Und nicht zuletzt sind Antioxidantien in der Lage, Krebszellen dazu zu bringen, sich selbst zu zerstören (Apoptose).

Natürlich vorkommende Antioxidantien sind zum Beispiel Vitamine wie C und E sowie die sekundären Pflanzenstoffe. Diese Pflanzenstoffe sind keineswegs zweitrangig, wie ihr Name vermuten lassen könnte. Sie wurden so benannt, weil sie im sekundären Stoffwechsel der Pflanzen entstehen. Unter dem Begriff der sekundären Pflanzenstoffe werden mehr als 30 000 verschiedene Substanzen zusammengefasst, die ausschließlich von Pflanzen gebildet werden, zum Beispiel als Schutz- oder Abwehrstoffe gegen Schädlinge, als Farb-, Duft- oder Lockstoffe und als pflanzeneigene Hormone. Im primären Stoffwechsel erzeugen Pflanzen alle Stoffe, die sie zum Wachsen brauchen, wie Fette, Kohlenhydrate und Eiweiß. Viele Wirkungen der sekundären Pflanzenstoffe sind noch unerforscht und bieten Raum für ein großes Gesundheits- und Heilungspotenzial.

Sekundäre Pflanzenstoffe haben noch weitere wichtige Aufgaben, weitaus mehr, als hier genannt werden können. Sie stärken die Immunabwehr, hemmen das Wachstum von Bakterien, Viren und Pilzen, lassen Entzündungen und Infektionen abklingen, wirken dem Wachstum von Tumorzellen entgegen und können zu hohe Cholesterinwerte senken. Zu den Antioxidantien zählen Carotinoide (zum Beispiel Betacarotin in Möhren), Flavonoide, Phenole und Polyphenole (zum Beispiel in Beeren und Trauben), Alkaloide, die Omega-3-Fettsäure ALA (Alpha-Linolensäure) und einige Aminosäuren. Viele geben Pflanzen ihre Farbe und den Früchten ihr Aroma.

Weitere wichtige Antioxidantien sind: Coenzym Q10, Kupfer, Zink, Selen und Eisen, MSM, Glutathion, Glutathion-Peroxidase und Superoxid-Dismutase (SOD). Unter den Lebensmitteln enthalten Früchte, Gemüse, Kräuter, Sprossen, Wildpflanzen, kalt gepresste Öle, Ölsaaten und Nüsse wertvolle Antioxidantien. Wie Sie sehen, umfasst der Begriff der Antioxidantien ganz unterschiedliche Stoffe – von Vitaminen über spezielle Enzyme bis zu Omega-3-Fettsäuren und mehr. Lesen Sie im Kapitel »4. Nehmen Sie regelmäßig Antioxidantien zu sich« (S. 189), wie Sie sich am besten versorgen können.

Oxidativer und nitrosativer Stress

Wenn Sie von oxidativem oder nitrosativem Stress hören, handelt es sich um die Auswirkungen unterschiedlicher Formen von freien Radikalen auf die Zellen. Beide richten im Laufe der Zeit schwere Schäden an.

Bei diesem Zellstress besteht ein anhaltendes Ungleichgewicht zwischen freien Radikalen und schützenden Antioxidantien. Mediziner sprechen von einer gestörten Redox-Regulation. Oxidation und Redox-Reaktion (die Abgabe eines Elektrons und seine Aufnahme an der zu schützenden Stelle) sind ins Negative verschoben.

Haarausfall durch Zahnfüllungen und Schwermetallbelastung

»Nur der Saubere wird wissen, dass die Haut eine Seele hat.«
Carl Ludwig Schleich (1859–1922)
Deutscher Arzt, Erfinder der Anästhesie und Schriftsteller

Schwermetalle, allen voran Quecksilber, sind eine ernste Bedrohung für die Gesundheit, die noch nicht genügend Aufmerksamkeit findet. Das Problem geht bis hinunter zur Zellebene und belastet damit die Basis des Körpers. Schwermetalle schädigen die Zellen, lösen Oxidationsprozesse und Entzündungen aus und können überall im Körper zu Schädigungen und Erkrankungen führen. Immer mehr Mediziner gehen davon aus, dass eine Schwermetallbelastung die Hauptursache für viele Erkrankungen, vor allem für Zivilisationskrankheiten, ist.

Die Wahrscheinlichkeit ist hoch, dass Haarausfall in letzter Konsequenz mit einer Schwermetallbelastung verbunden ist, die sich hinter allen möglichen Symptomen versteckt. Die meisten Symptome sind unspezifisch und lassen sich nicht ohne Weiteres einem Schwermetall zuordnen. Es lohnt sich also, testen zu lassen, ob eine Schwermetallbelastung besteht und um welche es sich handelt. Dann heißt es ausleiten. Das erfordert Geduld und die Wahl der richtigen Mittel. Außerdem brauchen Sie ein Konzept, wie Sie sich auf Dauer täglich so ernähren können, dass Ihr Körper keine größeren Mengen mehr ansammeln kann. Es lohnt sich, nicht nur Ihren Haaren zuliebe.

»Entgiftung« (Detox) ist ein Oberbegriff, unter dem sowohl die Ausleitung von Giftstoffen als auch die Ausleitung von Schwermetallen zusammengefasst wird. Bei Giftstoffen, die sich im Körper ansammeln, handelt es sich um Mittel, die gegen Schädlings-, Unkraut- und Pilzbefall eingesetzt werden, um Chemikalien aus Plastikflaschen, Kosmetika, Medikamenten und so weiter oder um Gifte wie Dioxin oder Schimmelpilzgifte. Bei Schwermetallen handelt es sich um Metalle, deren Eigengewicht größer ist als das der Leichtmetalle. Beide sind inzwischen überall in der Umwelt zu finden, und es ist kaum noch möglich, ihnen zu entkommen. Das macht eine regelmäßige Ausleitung von Schadstoffen umso wichtiger – nicht nur als eine spezielle Entgiftungskur, sondern in kleinem Umfang jeden Tag.

Zu den Schwermetallen zählen Quecksilber, Blei, Cadmium, Nickel, Zink und Kupfer. Einige Metalle kommen natürlich in unserem Körper vor, so etwa Kupfer als Bestandteil der roten Blutkörperchen, Zink für das Immunsystem und Selen, das unter anderem für die Schilddrüsenfunktion gebraucht wird. Calcium, Magnesium und Kalium sind Leichtmetalle, ohne die wir nicht leben können. Es ist wichtig zu wissen, dass wir bestimmte Metalle in der richtigen Menge für wesentliche Aufgaben im Körper brauchen. Wir benötigen allerdings kein Quecksilber, kein Blei, kein Cadmium, und wir brauchen auch kein Aluminium, das wir inzwischen in seiner giftigen gelösten Form überall in der Umwelt präsentiert bekommen.

Aluminium ist ein Leichtmetall, das ebenso schädlich ist wie die Schwermetalle. In Testergebnissen zur Schwermetallbelastung wird es daher mit aufgeführt. Aluminium verstärkt die schädlichen Wirkungen einer Quecksilberbelastung. Bei einer Ausleitung löst sich Aluminium erst dann, wenn bereits andere Metalle ausgeleitet wurden. Schon in den ersten Lebensjahren bekommen wir Aluminium mit den Impfungen verabreicht. In jeder weiteren Impfung, zum Beispiel gegen Influenza, ist Aluminium enthalten, ebenso in der Atemluft, im Trinkwasser und in der Ernährung. Ein Teil dessen, was wir über die Nahrung aufnehmen, wird über die Nieren ausgeschieden, wenn die Nierenfunktion gesund ist. Größere Mengen reichern sich im Körper an. Wie leicht es ist, größere Mengen an Aluminium aufzunehmen, zeigt sich daran, dass Aluminiumverbindungen in vielen Lebensmitteln enthalten sind, darunter fertige Backmischungen und Teige, abgepackte Backwaren, Waffeln, Donuts und Brezeln, Farbstoffe für Überzüge von Süßigkeiten und Kuchendekoration sowie Kaffee, Kaffeeweißer und Tee. Selbst im Milchpulver für Säuglinge wurden Spuren nachgewiesen. Hinter harmlos wirkenden E-Nummern wie E 173, E 520, E 521, E 523, E 554, E 555, E 556 und E 598 verbergen sich ebenfalls aluminiumhaltige Farb- und Zusatzstoffe. Hinzu kommt Aluminium in Deos (es geht auch ohne), in Kochgeschirr und Grillschalen. Neben seinem Einfluss auf Schwermetalle finden sich Verbindungen zwischen Aluminium und Alzheimer. Das Leichtmetall ist in der Lage, die Blut-Hirn-Schranke zu überwinden und erhebliche Schäden im Gehirn anzurichten.

Quecksilber ist das für uns schädlichste Schwermetall, und seine Ausleitung ist am schwierigsten. Dieses Zellgift verstärkt die Einlagerung weiterer Schadstoffe im Körper und erschwert deren Ausleitung. Es schädigt die Zellen durch die Bildung freier Radikale. Die daraus entstehenden Oxidationsprozesse sind die Ursache vieler Erkrankungen, die im Zusammenhang mit einer geschwächten oder entgleisten Leistung der Zellen und der Immunabwehr stehen. Dazu gehören Autoimmunerkrankungen (zum Beispiel Diabetes), chronische Entzündungen, Darm- und Leberschädigungen, Nierenerkrankungen, Herz-Kreislauf-Erkrankungen, Hautausschläge, Arthritis und Schilddrüsenprobleme. Quecksilbereinlagerungen in Muskeln und Nerven können Fibromyalgie mit sich bringen. Allergien, Infektanfälligkeit, Gleichgewichtsstörungen, chronische Müdigkeit und Erschöpfung, Gewichtsprobleme, Mundgeruch sowie brüchige Fingernägel und Haarausfall sind weitere typische Symptome. Die Liste ließe sich noch weiter fortsetzen. Wenn Haarausfall mit Schilddrüsenproblemen oder Hashimoto zusammenkommt, sollte eine Quecksilberbelastung in Betracht gezogen werden. In den meisten Fällen liegen außerdem eine entgleiste Darmflora und Störungen der Darmbarriere vor.

Wie andere Schwermetalle ist Quecksilber inzwischen überall in der Umwelt zu finden. Die häufigsten Quellen sind Amalgamfüllungen, Meeresfrüchte und Fische aus dem Meer. Krillöl ist eine der besten Quellen für den kraftvollen Radikalfänger Astaxanthin und die wertvollen Omega-3-Öle EPA und DHA in leicht verwertbarer Form. Da es aus dem Meer stammt, sollte es rückstandsgeprüft sein.

Amalgamfüllungen werden heute häufig entfernt, doch der entstehende Quecksilberfeinstaub bleibt im Körper. Die Belastung erhöht sich sogar durch das Aufbohren der Füllungen. Die gängigen Versuche, das Schwermetall danach auszuleiten, genügen oft nicht. Quecksilber spricht nur auf bestimmte Ausleitungsformen an. Dazu gehören die Chelat-Therapie (zum Beispiel Infusionen mit DMPS), die Chlorella-

Alge, Bärlauch und Koriander. Zeolith ist hocheffektiv im Ausleiten von Schwermetallen, außer bei Quecksilber. Es kann jedoch gelöstes Quecksilber binden und ausleiten.

Schwermetalle lagern sich nicht nur im Gewebe ab, sondern auch in den Mitochondrien der Zellen. Sie sind daher der Hauptgrund für eine sinkende Energieproduktion (ATP) und verantwortlich für Erkrankungen der Mitochondrien, der Energiekraftwerke in den Zellen. Um Schwermetalle effektiv ausleiten zu können, müssen die dafür verwendeten Substanzen in die Zellen gelangen. Durch verschiedene Umstände kann die Zellmembran (die Zellwand) an Flexibilität verloren haben. Dann braucht es Mittel wie MSM, den organischen Schwefel, um die Zellwände wieder geschmeidig zu machen.

Aluminium und Quecksilber stehen hier als besonders gefährliche Beispiele für eine Schwermetallbelastung, die noch mehr Metalle umfassen kann. Wenn Sie Haarausfall haben, sich müde und erschöpft fühlen, wenn Sie nervös sind oder sich nicht gut konzentrieren können, wenn Sie unter unklaren Symptomen leiden, dann lohnt es sich in jedem Fall, die Schwermetallbelastung zu testen und auszuleiten. Denn wie Sie hier bereits sehen konnten, ist es fast unmöglich, einer Schwermetallbelastung zu entkommen. Es ist aber möglich, eine größere oder große Ausleitung zu machen und regelmäßig etwas zu tun. Dazu gehört auch der achtsame Umgang mit dem, was Sie essen. Mehr erfahren Sie im Kapitel »9. Prüfen Sie Ihre Schwermetallbelastung und leiten Sie aus« (S. 207).

Haarausfall durch Erkrankungen der Mitochondrien

»Das Leben einer jeden Zelle ist in den Mitochondrien verankert.«

Dr. Carl Benda

Diese Worte des Neurochirurgen Dr. Carl Benda stammen aus dem Jahr 1897. Was veranlasste ihn zu solch einer fundamentalen Aussage?

Unser Körper besteht aus etwa 100 Billionen Zellen, von denen in jeder Sekunde rund 50 Millionen absterben – und in jeder Sekunde werden etwa ebenso viele gebildet. Zellregeneration, Zelltod und Zellneubildung sind die Grundpfeiler unserer Existenz. Defekte und anomale Zellen müssen vom Immunsystem erkannt und entsorgt werden. Krebs ist die ungebremste Entartung von Zellen bis hin zum Zelltod. Wenn die kleinsten Einheiten unseres Körpers, die Zellen, richtig funktionieren und widerstandskräftig sind, sind wir gesund und vital.

Jede Zelle hat ihren eigenen Stoffwechsel, über den sie Nährstoffe aufnimmt, diese in Energie umwandelt und Abfallstoffe entsorgt. Diese Leben spendende und Leben erhaltende Energie heißt ATP (Adenosintriphosphat). ATP wird in den Mitochondrien gebildet, den Energiefabriken in unseren Zellen. Eine einzelne Zelle kann bis zu 5000 Mitochondrien enthalten, je nach Umfang ihres Energiebedarfs. ATP ist für den Körper, was der Strom für den Fernseher ist: ohne Strom kein Fernsehen, ohne ATP kein Leben. Um ATP zu erzeugen, wird die Energie, die uns die Nahrung liefert, zusammen mit Sauerstoff und Wasser umgewandelt. Der Prozess wird auch als Atmungskette bezeichnet, weil Sauerstoff benötigt wird. Enzyme und weitere biochemische Faktoren wie Coenzym Q10 spielen in der Atmungskette eine entscheidende Rolle. Mithilfe von ATP können neue Zellen gebildet, Zellschäden repariert sowie Zellschutt, Abfallstoffe und Stoffwechselgifte entsorgt werden. Immer mehr Menschen leiden heute unter einer Fehlfunktion der Mitochondrien, die enorme Auswirkungen haben kann. Stress, Vitalstoffmangel, Umweltbelastungen und Giftstoffe wie Schwermetalle (zum Beispiel Quecksilber in Amalgamfüllungen), Chemotherapie, Lösungsmittel, Übersäuerung und eine Überlastung der körperlichen Entgiftungsfunktionen belasten die Mitochondrien und lassen sie schließlich erkranken.

Bis zu 60 Kilogramm ATP werden täglich von den Mitochondrien produziert und sofort für die Organe, den Stoffwechsel, die Muskeltätigkeit und alle anderen Funktionen des Körpers verbraucht. Wie wichtig es ist, die Mitochondrien gesund zu erhalten, lässt sich leicht nachvollziehen. Man weiß heute, dass die Mitochondrien im Zentrum vieler Erkrankungen stehen. Je mehr Energie ein Körperbereich verbraucht, desto stärker ist er betroffen. Krankheiten, deren Ursache innerhalb der Zellen zu suchen ist, nehmen zu. Wir kennen sie als Burn-out-Syndrom, Fibromyalgie, Herz-Kreislauf-Erkrankungen, neurodegenerative Erkrankungen wie Alzheimer und Parkinson, Autoimmunerkrankungen wie Diabetes mellitus, Multiple Sklerose und Allergien, das Reizdarmsyndrom, Colitis ulcerosa und Morbus Crohn, sinkende Knochendichte und Rheuma. Auch Gewichtsprobleme, Schlafstörungen sowie Haut- und Nagelprobleme können in Verbindung mit einer mitochondrialen Dysfunktion stehen. Typische Frühwarnsignale für eine geschwächte Mitochondrien-Funktion sind Erschöpfungszustände, Konzentrationsstörungen, wenig Kraft und Ausdauer, Infektanfälligkeit, Störungen des Nervensystems und der Muskulatur (Muskelschwäche), Nachlassen der sexuellen Kraft und des sexuellen Interesses. Der Alterungsprozess wird entscheidend von der Leistung der Mitochondrien beeinflusst.

Mitochondrien können – eine professionelle Diagnose vorausgesetzt – regeneriert werden. Dieser Aufgabe widmet sich die Mitochondrien-Medizin. Die sogenannte Mito-Medizin zielt darauf ab, die Leistung der Mitochondrien durch eine hohe Zufuhr an Mikronährstoffen zu erneuern. Weitere Maßnahmen sind Infusionen, Darmsanierung, Schwermetallausleitung und Entgiftung, Nahrungsumstellung, Bewegung und Entspannung. Geschädigte Mitochondrien können nicht repariert werden. Die Maßnahmen zielen darauf ab, die noch vorhandenen gesunden anzuregen, sich häufiger zu teilen, kaputte zu entsorgen und so den Bestand aufzuforsten.

Wie Sie sehen, muss eine ernsthafte Erkrankung der Mitochondrien zwar professionell diagnostiziert und behandelt werden (das tun zum Beispiel Burn-out-Institute), es gibt jedoch vieles, was Sie selbst tun können, um Ihre Zellkraftwerke fit zu halten oder wieder fit werden zu lassen. Eigentlich müssen Sie nichts anderes tun, als gesund genug zu leben und sich mit den nötigen Vitalstoffen zu versorgen, von Vitaminen über Mineralstoffe bis hin zu Aminosäuren. Seien Sie ehrlich mit sich selbst und machen Sie einen Check-up Ihrer Ernährung. Sicher finden Sie einiges, von dem Sie vermutlich schon immer wussten, dass es Ihnen nicht guttut.

Das schadet Ihren Mitochondrien:

- ungeeignete Ernährung,
- Mangel an Vitaminen,
- Mineralstoffe und Aminosäuren,
- Umweltgifte (zum Beispiel Pestizide, Arsen in Reis),
- Schwermetallbelastung (zum Beispiel aus Zahnmaterial, Lösungsmitteln, Farbstoffen),
- Chemotherapie,
- eine längere Einnahme von Antibiotika,
- chronischer Stress,
- lang anhaltende seelische Belastungen,
- Schlafmangel,
- starkes Rauchen,
- täglicher Alkoholkonsum,
- Übersäuerung,
- Überlastung der Entgiftungsorgane ,
- schwere Krankheiten,
- mechanische Traumata (zum Beispiel an der Halswirbelsäule).

Bei vielen der genannten Ursachen handelt es sich um die Auswirkungen freier Radikale und damit um einen Mangel an schützenden Antioxidantien. Hinzu kommen Umweltbelastungen wie Schwermetalle, die jedoch die Zellzerstörung ebenfalls verstärken und die Leistung der Mitochondrien senken. Die Folgen stellen sich langsam ein. Irgendwann bemerken Sie, dass Ihnen alles zu viel wird. Sie sind schneller müde und erschöpft, haben weniger Lust auf Unternehmungen und Sex. Sie spüren, dass Ihre allgemeine Leistungsfähigkeit sinkt. Das Gleiche geschieht in Ihrem Körper: Manche Organe lassen in Ihrer Leistung nach, meist ohne dass Sie es direkt bemerken. Es kann das Herz sein oder die Bauchspeicheldrüse, wodurch der Blutzuckerspiegel steigt, oder Fett und Alkohol schlechter verdaut werden. Sowohl in Muskeln als auch in Gewebe, überall sind Zellen, in denen Mitochondrien Leistung bringen müssen, um Sie gesund zu erhalten. Mit diesem Wissen ausgestattet, können Sie sich zum Beispiel fragen, ob es vielleicht sinnvoll wäre, bei Diabetes mellitus die Zellfunktionen und vor allem die Mitochondrien zu prüfen. Das gilt auch für Haarausfall.

Um Ihre Mitochondrien wieder auf Vordermann zu bringen, brauchen Sie Ausdauer, Durchhaltevermögen und Geduld. Diese drei hilfreichen Eigenschaften beziehen sich auf den gesamten Lebenswandel.

Das lieben Ihre Mitochondrien:

- eine basisch ausgelegte Ernährung mit viel Gemüse, Obst, basischen Tees usw.,
- mehr Omega-3-Fettsäuren bis zum Verhältnis 3:1 zwischen Omega-6 und Omega-3,
- eine Entsäuerungs- und Entschlackungskur,
- eine Schwermetallausleitung,
- Auffüllen von Vitaminen, Mineralstoffen und Aminosäuren,
- Antioxidantien,
- Enzyme,
- Intervall-Fasten (mal einen Abend nichts essen),
- Bewegung und Sport.

Fasten ist ein ausgezeichneter Weg, um den Körper zu reinigen und die Ketose im Körper anzukurbeln. Da keine Nahrung zugeführt wird, greift der Körper bei diesem »Hungerstoffwechsel« zunächst auf Fett zurück, um Energie zu gewinnen. Die Ketose ist eigentlich ein Notfallprogramm, mit dem sichergestellt wird, dass der Mensch auch ohne Nahrung so lange wie möglich überlebt. Für die Zellen und ihre Mitochondrien hat die Ketose große Vorteile: Sie macht einen »Hausputz«, baut Krankheitserreger und Zellschutt ab. Ketose ist eine Art »Reset« für die Zellen. Sie müssen übrigens keine der tagelangen Fastenkuren durchführen. Auch Intervall-Fasten zündet diese Stoffwechsellage. Dazu müssen Sie nur mindestens 14 Stunden fasten. Das können Sie an 1, 2 oder 3 Tagen in der Woche tun. Lesen Sie mehr dazu im Kapitel »10. Essen Sie weniger – die heilende Kraft des Intervall-Fastens« (S. 216).

Die meisten Kapitel der Rubrik »Haarausfall ist heilbar – das können Sie tun« ab Seite 139 enthalten Hinweise, was Sie tun können, um Ihre Mitochondrien zu pflegen.

Haarausfall durch einen kranken Darm

»Alle Krankheiten beginnen im Darm.«
Hippokrates von Kos

Haben Sie sich schon einmal mit Ihrem Darm befasst? Obwohl der Darm sozusagen im Trend liegt und man allerorts von ihm hört, haftet ihm immer noch ein wenig das Peinliche an – oder ist es für Sie dasselbe, ob Sie über Herzprobleme reden oder über Verdauungsbeschwerden? Dabei geht in unserem Körper nichts ohne Darm. Seine Gesundheit steht ganz vorn, wenn es um unsere Haarpracht, schöne Haut und Nägel sowie eine intakte Immunabwehr geht. Dass er in diesem Buch nach Haarausfall-Ursachen wie Ernährung, Übersäuerung und Vitalstoffmangel genannt wird, hat nichts damit zu tun, dass er weniger wichtig wäre, im Gegenteil. Ein kranker Darm zieht eine Kette von Problemen nach sich: Verwertungsstörungen bei Vitaminen, Mineralstoffen und Eiweißen, was zu einem Mangel an Antioxidantien und zu Zellschädigungen, oxidativem Stress und sinkender Energieproduktion in den Mitochondrien führt. Von da ist der Weg zum schütteren Kopfhaar nicht mehr weit.

Bis zu 7,5 Meter wird dieses erstaunliche Organ lang und überzeugt schon allein durch die Menge seiner Präsenz. Seine riesige Oberfläche beträgt 200 bis 300 Quadratmeter – im Vergleich dazu erreicht unsere Hautoberfläche nur etwa 2 Quadratmeter. Der Darm schafft sich Platz durch ein raffiniertes System aus Falten, die in die Dünndarmwand eingebettet sind. In jedem seiner verschiedenen Abschnitte ist er etwas anders aufgebaut, angepasst an die unterschiedlichen Aufgaben. Dazu zählen in erster Linie die Verdauung, die im Darm weitaus komplexer abläuft als im Magen, die Ausscheidung, Entgiftung und die Immunabwehr. Rund 80 Prozent unseres Immunsystems sind im Darm angesiedelt. Ist der Darm krank, sind wir es auch.

Machen wir einen Ausflug in die Welt dieses sensiblen und komplexen Organs, das ganz unauffällig für schöne Haare – oder für Haarausfall und Ergrauen – sorgen kann. Denn wenn Sie verstehen wollen, warum Haarausfall und Darmprobleme zusammenhängen können, sollten Sie eine Vorstellung davon haben, worum es im Darm eigentlich geht.

Mit Dünndarm, Dickdarm und Enddarm verfügt unser Darm über drei Hauptabschnitte, in denen er unterschiedliche Aufgaben erledigen kann. Die gesamte Darmwand ist mit einer Schleimhaut ausgekleidet, die je nach Abschnitt und Aufgaben etwas unterschiedlich aufgebaut ist. Und hier sind wir schon bei einem wichtigen Thema: Das Darmimmunsystem funktioniert zu einem großen Anteil über die Schleimhäute. Sie schützen vor Krankheitserregern und Giften aus Nahrung und Umwelt – solange sie gesund sind. Die Schleimhäute sind nicht nur ein extrem wichtiger Bereich des Darms, sondern auch ein besonders anfälliger. Ungeeignete Ernährung, Medikamente und Stress sowie chronische Erkrankungen können die Schleimhäute angreifen. Vor allem, wenn die Schleimhaut im Dünndarm nicht richtig funktioniert, wird eine Spirale an Folgen losgetreten, die sich mit der Zeit immer schneller dreht.

Die ersten 4 bis 6 Meter nach dem Magen belegt der Dünndarm. Ordentlich in Schlingen gefaltet liegt er im Bauchzentrum und wartet auf das, was von oben kommen wird. Doch bevor er sich seinen wichtigen Aufgaben widmen kann, durchläuft die Nahrung noch ein paar Stufen: Nachdem Sie (hoffentlich) ordentlich gekaut und Ihre Nahrung schön eingespeichelt und geschluckt haben, wandert sie zunächst in den Magen. Dieser produziert eifrig Magensäure und Verdauungsenzyme und zerlegt den Nahrungsbrei. Sind die Brocken, die in ihm landen, zu groß und arm an Speichel, weil sie nicht gut genug gekaut wurden, tut er sich schwer. Schwierig wird es bereits hier, wenn zu viel oder zu wenig Magensäure oder Verdauungsenzyme vorhanden sind oder wenn die empfindliche Magenschleimhaut gereizt oder entzündet ist. Hat die Nahrung diese Hürde genommen, wandert sie in den Dünndarm, der aus mehreren Abschnitten besteht. Der Dünndarm ist der Hauptakteur der Verdauung – und neigt am leichtesten dazu, aus dem Gleichgewicht zu geraten. Die Dünndarmwand und ihre Schleimhaut wirken wie eine hochkomplexe, selektive Barriere, die durchlässt, was im Körper gebraucht wird, und abwehrt, was schädlich ist. Das Besondere am Dünndarm: Seine Schleimhaut ist durch sogenannte Zotten vergrößert. Das sind kleine, blattartige Ausstülpungen, die den Dünndarm ringförmig auskleiden und seine Oberfläche um ein Vielfaches vergrößern. Im gesunden Dünndarm sind die Zotten nur leicht geöffnet. Kohlenhydrate, Eiweiße, Vitamine und Mineralstoffe, Fette und Wasser wandern durch die dank Zotten beeindruckend große Fläche der Dünndarmwand ins Blut, das sie zu den Zellen bringt, die daraus Energie gewinnen. Gift- und Abfallstoffe werden abgewehrt und müssen weiterziehen. Das ist der Optimalfall, der voraussetzt, dass die Darmwand gesund ist und tun kann, wofür sie da ist. Immer mehr Menschen leiden jedoch unter Darmerkrankungen unterschiedlicher Art bis hin zum »lecken« Darm, dem »Leaky Gut«, bei dem die Zotten zu weit geöffnet sind. Davon wird später noch die Rede sein. Ist die Darmwand durchlässig, ist meist auch Haarausfall nicht mehr weit entfernt.

Doch zurück zum ersten Abschnitt des Dünndarms, dem Zwölffingerdarm, der die Nahrung als Erstes aus dem Magen aufnimmt. Obwohl er nur etwa 30 Zentimeter lang ist, hat er Wichtiges zur weiteren Verdauung beizutragen. All die unverzichtbaren Enzyme aus Leber, Galle und Bauspeicheldrüse machen sich im Zwölffingerdarm an die Arbeit und fahren fort, die Nahrung aufzuspalten. Danach wandert sie in den Leerdarm und den Krummdarm, die sich damit beschäftigen, Nährstoffe aufzunehmen. Damit ist der gesamte Dünndarm ein Zünglein an der Waage der Gesundheit, denn er analysiert, zerlegt, nimmt auf, wehrt ab und leitet weiter zur Ausscheidung. Trifft der Dünndarm falsche Entscheidungen, fehlt es im Körper an Vitalstoffen, Energie und Abwehrkraft. Stattdessen muss der Körper mit Mangelzuständen zurechtkommen und sich mit eingedrungenen Schadstoffen herumschlagen.

Der Dickdarm ist der nächste Abschnitt. Seine Aufgabe ist es, den noch flüssigen Nahrungsbrei aus dem Dünndarm einzudicken. Dazu entzieht er ihm das Wasser und leitet es zurück in den Körper. Bis zu 9 Liter Wasser kann der Dickdarm täglich durch die Darmwand zurück in den Körper schleusen. Leider geschieht das auch mit Giftstoffen, die nicht ordnungsgemäß gebunden werden konnten. Statt ausgeschieden zu werden, wandern sie zurück in den Blutkreislauf. Dazu konnten Sie schon mehr im Kapitel »Haarausfall durch Zahnfüllungen und Schwermetallbelastung« erfahren.

Bestandteile der Nahrung, die im Dünndarm nicht verdaut wurden, werden von den Dickdarm-Bakterien abgebaut. Die meisten Nährstoffe hat der Dünndarm schon abgeholt, sodass für den Dickdarm nur noch wenig bleibt. Dabei handelt es sich um wichtige Elektrolyte wie Natrium, Kalium und Magnesium, die sich in dem Wasser befinden, das der Dickdarm dem Speisebrei entzieht. Sie gelangen in den Blutkreislauf und in die Zellen, wo sie für die Funktion von Herz, Muskeln, Nerven, den Knochenaufbau, den Energiestoffwechsel, die Eiweißsynthese und weitere Aufgaben gebraucht werden. Der unverdauliche Rest wird mit Schleim schön gleitfähig gemacht, damit er leichter ausgeschieden werden kann. Kräftige Darmbewegungen formen dabei den immer fester werdenden Stuhl.

Das letzte Stück des Dickdarms, der Enddarm oder Mastdarm, mündet in den Anus. Dort wird der größte Teil des Kots gespeichert, bis er den Körper verlässt. Ein Darm, der in seiner ganzen Länge gesund ist, erfüllt seine komplexen Aufgaben mit Leichtigkeit. Seine Wand ist gleichzeitig dicht genug, um Fremdkörper und Giftstoffe abzuwehren, und durchlässig genug, um Nährstoffe aufzunehmen.

Hilfreiches Gleichgewicht im Darm: die Darmflora

Wir sind nur so gesund, wie es das komplexe Ökosystem an Mikroorganismen ist, die im gesamten Verdauungstrakt leben. Billionen dieser Kleinstlebewesen wohnen dort in einer freundlichen und hilfreichen Symbiose mit ihrem Wirt – also mit uns. Ihre geschätzte Zahl übersteigt die Anzahl der Zellen im menschlichen Körper um ein Vielfaches. Größtenteils handelt es sich dabei um Bakterien. Die meisten tummeln sich im Dickdarm. Sie leben im Wesentlichen auf der Darmschleimhaut, und wer dort Platz genommen hat, entscheidet darüber, wie gesund und funktionsfähig sie ist.

All diese Lebewesen werden noch heute im Sprachgebrauch als »Darmflora« zusammengefasst, was »Pflanzenwelt im Darm« bedeutet. Der Begriff stammt aus der Zeit, in der man glaubte, Bakterien würden zur Pflanzenwelt zählen. Aus wissenschaftlicher Sicht handelt es sich um »Mikrobiota« – kleinste Lebewesen im Verbund. Es ist vollkommen gleich, ob Darmflora oder Mikrobiota – die Gemeinschaft der Mikroorganismen in unserem Darm muss auf eine für uns geeignete Weise zusammengesetzt sein. Doch die Darmflora ist ein sensibles System, das durch eine Vielzahl von Einflüssen aus dem Gleichgewicht gerät. Dann entsteht eine Dysbiose, ein Ungleichgewicht, bei dem die schädlichen Bakterien überwiegen. In einer gestörten Darmflora nehmen oft auch Pilze überhand. Häufig handelt es sich um Candida albicans, eine Pilzart, die auf den Schleimhäuten siedelt, und zwar bevorzugt im Dünndarm. Dort stellen sie eine Autobahn zu weiteren Störungen dar. Sie ernähren sich von ankommenden Kohlenhydraten und verwerten wichtige Nährstoffe wie Calcium, bevor diese im Organismus aufgenommen werden können. Sie greifen die Darmschleimhäute an, die sich entzünden und schließlich undicht werden. Aufnahmefähigkeit und Abwehrkraft der Darmbarriere lassen nach. Die Pilze gelangen in die Blutbahn, zusammen mit anderen Stoffen, die abgewehrt werden müssten. Die Folgen sind so vielfältig, dass sie oft nicht mit Pilzbefall oder dem Darm an sich in Verbindung gebracht werden. Dazu zählen Herz- Atem- und Gelenkprobleme. Im Darm selbst zieht Pilzbefall die bekannten Probleme wie Blähungen, Durchfall, Sodbrennen, Müdigkeit, Erschöpfung, Kopfschmerzen und Heißhunger auf Süßes nach sich. Denn Pilze lieben Zucker, und Pilze im Darm schädigen das Immunsystem. Einen Schutz vor Dysbiose, Pilzbefall und Darmerkrankungen bietet nur eine intakte Darmflora.

Warum ist die Darmflora so wichtig?

Die Darmflora schützt die empfindlichen Darmschleimhäute und hält sie gesund. Wenn die nützlichen Darmbakterien überwiegen, verhindern sie, dass sich schädliche Bakterien, Viren, Pilze und Parasiten ausbreiten können, die zu einem gewissen Anteil immer vorhanden sind. Die Schädlinge finden dann keinen Platz auf der Darmwand. Nehmen diese Schädlinge überhand, greifen sie die Darmwand an und können sie »leck« machen.

- Die Darmflora fördert den Aufbau der Darmschleimhaut, ernährt sie und hält sie intakt. Wenn diese Barriere funktioniert, können schädliche Abbauprodukte und unverdaute Nahrungsreste nicht ins Blut und damit nicht in den Organismus gelangen.
- Auch die Darmimmunzellen, die Allergien, Autoimmunreaktionen oder Infektionen verursachen würden, müssen draußen bleiben.
- Die Darmflora sorgt dafür, dass bestimmte Anteile der Nahrung richtig verdaut und verwertet werden und baut schädliche Stoffe ab.
- Sie bildet einige Vitamine wie Vitamin K, das sowohl für die Blutgerinnung und Blutfließeigenschaften wichtig ist, als auch für die Gesundheit von Knochen, Zähnen und Blutgefäßen.
- Darmflora und Gehirn stehen in Verbindung. Eine gestörte Darmflora kann daher Stimmungsveränderungen und Depressionen bis hin zu psychischen Erkrankungen auslösen.
- Manche Fettsäuren werden von der Darmflora gebildet. Untersuchungen zeigen, dass die freundlichen Darmbewohner unter anderem aus diesem Grund das Gehirn fit halten.
- Eine gesunde Darmflora unterstützt die Immunzellen im Gehirn. Auch das Gehirn muss von Keimen und Abfallstoffen wie abgestorbene oder missgebildete Zellen gereinigt werden. Abbauprodukte der Darmbakterien beeinflussen die Fresszellen im Gehirn, die diese Reinigungsarbeit übernehmen.[14]
- Die Darmflora unterstützt das Immunsystem. Sie versorgt die Immunzellen im Darm mit den Informationen, die sie brauchen, um Erreger gezielt zu bekämpfen.
- Wie gut die Nahrung aufgespalten und nach Brauchbarkeit getrennt wird, hängt von einer intakten Darmflora ab. Fehlen Darmbakterien und nehmen andere, unerwünschte wiederum überhand, werden die Eiweiße nicht mehr richtig verdaut und deshalb entweder nicht aufgenommen oder gelangen in dieser toxischen Form in den Blutkreislauf.
- Gelangen schädliche Erreger, Abfallstoffe, Gifte oder unverdaute Nahrungspartikel in die Blutbahn, wird eine Kaskade von oft heftigen

Reaktionen im Körper ausgelöst. Diese Reaktionen wirken sich in der Regel nicht nur auf den Gesamtzustand, sondern auch auf Haare, Haut und Nägel aus. Mehr dazu im Kapitel über Leaky Gut (S. 106).

Ein gesunder Darm macht glücklich: die Darm-Hirn-Achse

Hatten Sie schon einmal »Schmetterlinge im Bauch«?, oder ein »ungutes Bauchgefühl«? Wie so oft drücken Redensarten Wahrheiten aus, die die Wissenschaft erst viel später entdeckt. So ist es mit der Verbindung zwischen Darm und Hirn. Neuere Untersuchungen zeigen, dass Darm und Hirn miteinander kommunizieren. Der Nachrichtenweg läuft über den Blutkreislauf, der die Botenstoffe transportiert. Im Gehirn angekommen, beeinflussen sie die Nervenaktivität, wodurch sich der psychische Zustand verändern kann. Mit anderen Worten: Ihr Darm trägt dazu bei, ob Sie sich glücklich oder unglücklich fühlen und wie Sie dem Leben begegnen. Das wiederum hat Auswirkungen darauf, was und wie viel Sie essen, wie viel Lust Sie haben, sich zu bewegen und Sport zu betreiben, ob Sie sich lieber zu Hause »einigeln« oder Lust auf frische Luft haben und vieles mehr. All das wiederum nimmt Einfluss auf den Zustand Ihrer Haare und Ihrer Haut. Niedergeschlagenheit und Depressionen begünstigen Haarausfall. Vielleicht haben Sie es selbst erlebt oder kennen jemanden, bei dem es so war: Vor allem zwischen kreisrundem Haarausfall und Psyche gibt es einen Zusammenhang. Auch wenn konkrete Anlässe für die deprimierte Stimmung bestehen – wenn Sie Ihrer Darmflora auf die Sprünge helfen, helfen Sie Ihrer Psyche und Ihrem Haar. Wenn Sie nur ein wenig über den Darm nachdenken, werden Sie feststellen: Er schleust nicht nur Dinge aus Ihnen heraus, sondern ist aktiv an Ihrem Lebensablauf beteiligt.

»Alle Krankheiten beginnen im Darm«, befand Hippokrates von Kos, der berühmteste Arzt der Antike. Der »Vater der Heilkunde« wusste schon vor fast 2500 Jahren, wie sehr unser Leben vom Darm abhängt. Doch Verdauungsprobleme, Verstopfung, Durchfall und

Reizdarm bis hin zu chronisch-entzündlichen Darmerkrankungen nehmen laufend zu. Eine zunächst latent schwelende Erkrankung mit vielen Folgen ist eine undichte Darmwand.

Leaky Gut: Haarausfall durch einen undichten Darm

Fühlen Sie sich oft müde und erschöpft? Schlafen Sie schlecht? Sind Sie häufig nervös? Können Sie sich schlecht konzentrieren? Haben Sie öfter Kopfschmerzen oder grummelt es manchmal im Bauch? Das Leaky-Gut-Syndrom kann die Ursache dafür sein. Der lecke Darm und seine Vorstufen haben sich mittlerweile zu einer Volkskrankheit entwickelt, die bis zu 80 Prozent der Deutschen betrifft. Alles, was im Darm geschieht, hat größte Wirkungen auf unsere Gesundheit und Abwehrkraft, auf unser Wohlbefinden und unser seelisches Gleichgewicht und nicht zuletzt auf Haut und Haar. In einem gesunden Darm stimmt die Zusammensetzung der Darmflora, und die Darmschleimhäute sind nicht nur gesund, sondern auch aufnahme- und abwehrfähig. Beide sind untrennbar miteinander verbunden: Ist die Darmflora aus dem Gleichgewicht, werden früher oder später die Schleimhäute erkranken. Die Darmwand entzündet sich und kann ihre komplexen Aufgaben nicht mehr erledigen. Um das zu verstehen, muss man wissen, dass der Darm einerseits Nährstoffe aus der Nahrung durch die Darmwand hindurch aufnimmt und den Zellen zur Verfügung stellt. Mit den richtigen Stoffen versehen, können die Zellen dann Energie produzieren. Andererseits schützt die Darmwand gleichzeitig vor dem Eindringen schädlicher Stoffe aus der Nahrung und vor Gasen, die entstehen können, wenn Nahrung im Darm gärt. Für den gesunden Darm sind diese gegenläufigen Aufgaben kein Problem.

Die Schleimhäute im Magen und Darm werden täglich enorm gefordert und müssen vielen Belastungen widerstehen. Je nach Essgewohnheiten greifen Säuren, Fette, Eiweiße, Alkohol, schwer verdauliche oder scharfe Speisen, aber auch Bakterien, Pilze und Viren die

Schleimhäute an. Bestimmte Medikamente wie Aspirin und manche Entzündungshemmer schaden der Schleimhaut in Magen und Darm ebenfalls. Um die hohe Belastung abpuffern zu können, muss sie sich ständig regenerieren. Das geschieht, indem laufend neue Zellen gebildet und abgestorbene entfernt werden. Wenn dieser Regenerationsprozess gestört ist, bilden sich Entzündungen oder ein unkontrolliertes Zellwachstum. So gilt auch für den Darm: »Du bist, was du isst«, denn gesund bleiben kann er nur, wenn er nicht überfordert wird.

Leaky Gut geht immer mit einer Störung der Darmflora einher. Die für uns schädlichen Bakterien verbreiten sich und verdrängen die guten. Immer häufiger wuchern Pilze. Während die nützlichen Bakterienkulturen die Darmschleimhaut nähren und regenerieren, lösen schädliche Bakterien sowie Pilze chronische Entzündungsreaktionen im Darm aus, die den Darm löchrig machen. Der Prozess beginnt schleichend, meist über Jahre, und weitet sich immer mehr aus, wenn nichts unternommen wird. Die Schleimhautzellen produzieren immer weniger schützenden Schleim. Die sogenannten Tight Junctions – die Verbindungsstellen zwischen den Zellen der Darmwand – lösen sich auf. Während bisher nur erwünschte Nährstoffe in den Blutkreislauf durchgelassen wurden, können nun auch schädliche Substanzen durch die Darmwand dringen. Als Folge fährt das Immunsystem hoch und bekämpft die Eindringlinge mit Antikörpern. Alles, was die Immunabwehr als »fremd« einstuft, wird neutralisiert und ausgeschaltet. Dazu binden sich die Antikörper an die Fremdsubstanzen, die Antigene. Aus der Verbindung entstehen Immunkomplexe, die das Immunsystem abbauen und entsorgen muss. Dafür braucht es eine gewisse Zeit, was bedeutet, dass der Ansturm an Fremdstoffen und die Bildung von Immunkomplexen die Abbaukapazität des Immunsystems nicht übersteigen dürfen. Bei Leaky Gut geschieht aber genau das: Es bilden sich immer mehr Immunkomplexe. Die Immunabwehr arbeitet auf Hochtouren. Die Kapazität, andere Erreger zu bekämpfen, sinkt, die Infektanfälligkeit nimmt zu. Latente Herpeserkrankungen können schneller und heftiger ausbrechen. Wenn Symptome wie Haarausfall, Erschöpfung, häufigere Erkältungen und Grippe zusammenkommen und sich dann vielleicht noch zusätzlich Herpes-Attacken mehren, sollten Sie unbedingt an Ihren Darm denken.

Immunkomplexe in der »Warteschlange« können eine Vielzahl von Schäden und Krankheiten auslösen. Es bilden sich immer mehr Entzündungsreaktionen im Körper. Eigentlich sind Entzündungen eine natürliche Reaktion des Immunsystems, um den Körper zu schützen. Akute Entzündungen sind ein wichtiger Teil des Heilungsprozesses. Werden Entzündungen jedoch chronisch, wird es gefährlich. Dann gelingt es dem Immunsystem entweder nicht die Ursache für die ursprünglich akute Entzündung zu eliminieren oder die Entzündungsreaktion ist eine Fehlreaktion des Immunsystems – ausgelöst durch Leaky Gut und die eingedrungenen Fremdsubstanzen. Nun werden Eiweiße aus der Nahrung, wie zum Beispiel aus der Milch, als fremd und gefährlich eingestuft. Von nun an rufen auch Milch und ihre Produkte die Immunabwehr auf den Plan. Es entstehen Nahrungsmittelallergien. Die Allergie richtet sich dabei nicht gegen das Nahrungsmittel selbst, sondern gegen das darin enthaltene Eiweiß. Um welches Eiweiß oder welche Eiweiße es sich handelt, muss durch einen Allergietest geklärt werden. Kasein aus Milch, das wiederum einem Eiweiß in Eiern ähnelt, ruft besonders häufig allergische Reaktionen hervor.

Im weiteren Verlauf richtet sich das Immunsystem auch gegen körpereigenes Gewebe, zum Beispiel gegen Knorpel, wodurch die Gelenke Schaden nehmen. Grund für die Fehlreaktion ist eine Verwechslung zwischen eingedrungenen Fremdstoffen und körpereigener Substanz. Der Körper beginnt, sich selbst zu »verdauen«. Neuere Erkenntnisse zeigen, dass chronische Entzündungen, wie sie bei Leaky Gut entstehen, unserem Körper extrem schaden. Sie sind bei fast allen körperlichen Problemen beteiligt und vermutlich der Hauptgrund für zahlreiche Zivilisationskrankheiten. Langfristig entwickelt sich Leaky Gut zu einem dramatischen Prozess. Wenn der Ansturm von Fremdkörpern nicht nachlässt, sind Leber und Nieren durch die wachsende Entgiftungsanforderung überlastet und der Harnsäurespiegel steigt an. Fettstoffwechsel, Zuckerstoffwechsel und Eiweißverwertung sind gestört. Es fehlt immer mehr an Vitaminen und Mineralstoffen. Das kann unter anderem auch Augenerkrankungen fördern. Die Haare werden spröde, glanzlos und lichten sich. Manchmal beginnt es einfach mit Geheimratsecken. Irgendwann reagiert der Organismus mit Erkrankungen wie Diabetes mellitus.

Leaky Gut hat vielfältige Ursachen, Ernährungsfehler stehen ganz oben auf der Liste: Zucker und Weißmehl (vor allem Weizen), Gluten, Glutamat, unverdaute Eiweiße (vor allem tierische Proteine, oft weil sie nicht ausreichend gekaut wurden), Milch und Milchprodukte (pasteurisiert, ultrahocherhitzt und homogenisiert). Eine weitere Ursache sind Nahrungsmittelunverträglichkeiten – alles, was die Darmflora aus dem Gleichgewicht bringt sowie Pilzbefall, Übersäuerung und Verschlackung fördert. Weitere Faktoren sind lang anhaltender Stress, Krankheiten und Medikamente wie Antibiotika, Cortison und Rheumamittel.

Leaky Gut wird oft lange Zeit nicht erkannt. Die Symptome sind so vielfältig und überschneiden sich zum Teil mit Symptomen anderer Ursachen, dass bei der Diagnose oft nicht an den Darm, zumindest nicht an eine undichte Darmwand gedacht wird.

Symptome für einen kranken Darm:

- Gestörte Darmflora (Dysbiose): Durchfall oder Verstopfung,
- Bauchschmerzen, Krämpfe,
- Blähungen,
- Fettstuhl,
- Übelkeit,
- chronische Müdigkeit, Erschöpfung,
- Leistungsabfall, Schwächeanfälle,
- Nervosität,
- Stimmungsschwankungen bis hin zu Depressionen,
- Konzentrationsstörungen,
- Schlafstörungen,
- Gelenkschmerzen, Ablagerungen an den Gelenken,
- Muskelschmerzen,
- starke Gewichtszunahme oder Gewichtsverlust,
- Haarausfall,
- schwaches Immunsystem, Infektanfälligkeit,

- Vitamin-, Mineralstoff- und Aminosäuren-Mangel,
- chronische Entzündungen,
- Übersäuerung (Azidose),
- Heißhunger auf Süßes,
- Reizdarm,
- wiederkehrender Scheidenpilz,
- wiederkehrende Blasenentzündung,
- Pilze im Blut,
- frühes Ausbleiben der Regelblutung,
- Kopfschmerzen, Migräne,
- unreine Haut, Neurodermitis, Akne,
- Ekzeme,
- Ödeme,
- Bluthochdruck oder niedriger Blutdruck.

Zusätzliche Symptome, die auf Leaky Gut hinweisen:
- Juckreiz,
- Allergietests, die auf besonders viele Allergene hinweisen,
- Typ-3-Allergie,
- Darmerkrankungen wie Morbus Crohn und Colitis ulcerosa,
- Autoimmunerkrankungen wie Diabetes mellitus und Multiple Sklerose,
- Verstärkung einer rheumatoiden Arthritis,
- Herzrasen, Herzrhythmusstörungen,
- Atemwegsbeschwerden,
- Burn-out.

Bitte beachten: Nahrungsmittelunverträglichkeiten und Nahrungsmittelallergien sind nicht dasselbe

Unter Nahrungsmittelunverträglichkeiten versteht man sich wiederholende, problematische Reaktionen, die nach dem Verzehr bestimmter Nahrungsmittel auftreten. Die Ursache liegt nicht in einer allergischen Reaktion begründet, sondern darin, dass der Organismus bestimmte Nahrungsbestandteile nicht verdauen beziehungsweise über den Stoffwechsel verwerten kann.

Bei einer Nahrungsmittelallergie entsteht dagegen eine überschießende Reaktion des Immunsystems gegen bestimmte Stoffe, die es als fremd und daher gefährlich einstuft. Um den Körper zu schützen, versucht das Immunsystem diese Fremdstoffe abzuwehren, obwohl sie eigentlich keine Bedrohung darstellen. Es werden Antikörper gebildet, die sich im Blut nachweisen lassen. Sie können sich auch gegen körpereigenes Gewebe richten.

Immer mehr Menschen leiden unter Nahrungsmittelallergien und Nahrungsmittelunverträglichkeiten. Es ist daher wahrscheinlich, dass sie selbst oder durch andere damit in Berührung kommen. Die beiden Begriffe werden oft fälschlicherweise gleichgesetzt. Es ist jedoch wichtig, den Unterschied zu kennen. Nur so können Sie herausfinden, ob sich eines von beiden auf Ihre Haare auswirkt und was das Richtige für Ihre Gesundheit ist. Zu Haarausfall kann grundsätzlich alles führen, was mit Verdauungsstörungen, Darmproblemen, einem Ungleichgewicht in der Darmflora, Darmschleimhautentzündungen und dem sich daraus ergebenden Nährstoffmangel zu tun hat.

Nahrungsmittelallergien unterscheiden sich von Nahrungsmittelunverträglichkeiten, auch wenn sich die Symptome oft ähneln. Bei einer Nahrungsmittelunverträglichkeit sind zu wenige Enzyme vorhanden, um bestimmte Nahrungsbestandteile zu verdauen und zu verwerten, oder sie fehlen ganz. Die häufigsten Nahrungsmittelunverträglichkeiten sind Laktose-, Fruktose-, Gluten- und Histaminintoleranz. Bei Laktoseintoleranz werden Milch und Milchprodukte nicht vertragen, aber aus völlig anderen Gründen als bei einer Allergie. Bei einer Unverträglichkeit müssen die entsprechenden Nahrungsmittel stark reduziert oder besser weggelassen werden. Die Symptome können leicht oder heftig sein.

Eine Nahrungsmittelallergie ist dagegen eine allergische Reaktion gegen Eiweiße aus der Nahrung. Das Immunsystem bildet Antikörper (Immunglobuline) gegen bestimmte Eiweiße, die in Milch, Fischeiweiß, Meeresfrüchten, Nüssen und vielen anderen Lebensmitteln enthalten sind. Kasein, eines der beiden Eiweiße in der Milch, ist ein besonders häufiger Auslöser einer allergischen Reaktion. Es ist auch in Schaf- und Ziegenmilch enthalten.

Eine Nahrungsmittelallergie kann aber auch durch eine Kreuzallergenität zu bestimmten Pollen, die sogenannte pollenassoziierte Nahrungsmittelallergie, verursacht werden. Das liegt daran, dass Pollenallergene manchmal eine große Ähnlichkeit mit bestimmten Nahrungsmittelallergenen aufweisen wie zum Beispiel Obst, Gemüse und Nüssen. Bei einer bestehenden Allergie auf bestimmte Pollen kann es deshalb im weiteren Krankheitsverlauf zusätzlich zu einer Nahrungsmittelallergie kommen.

Immunsystem auf Abwegen: die Typ-3-Allergie

Allergien umfassen ein weites Feld, das sich in verschiedene Typen unterteilt, von Typ 1 bis 4. Wenn wir von einer Allergie sprechen, denken wir meist an Allergien vom Typ 1. Heuschnupfen, Insektenstichallergien, allergisches Asthma und Nesselsucht sind Reaktionen, die zeitnah zum Kontakt mit dem Allergen erfolgen. Kurz nachdem etwas gegessen wurde oder ein Kontakt mit einer Substanz bestand, gegen die man allergisch ist, treten Symptome wie Hautjucken, Schluckbeschwerden, Atemnot bis hin zum anaphylaktischen Schock auf, bei dem der Kreislauf zusammenbricht. Allergien vom Typ 3 sind anders. Sie entstehen durch eine allergische Reaktion des Immunsystems, an der IgG- und IgM-Antikörper beteiligt sind. Milch und Milchprodukte, Ei, Soja und Gluten sind besonders häufig Ursache für Typ-3-Allergien. Wenn der Stoff, zum Beispiel das Milcheiweiß Kasein, zugeführt wird, betrachtet das Immunsystem diesen als feindlich und antwortet mit der gleichen Reaktion wie bei Bakterien, Viren und anderen Schadstoffen: Es produziert IgG-Antikörper, die das Nahrungsmittel markieren und durch die Bildung von Immunkomplexen unschädlich machen. Immunkomplexe sind mit Entzündungen verbunden, die die Fresszellen zum Abbau herbeirufen. Die Immunabwehr kann nur eine bestimmte Menge an Immunkomplexen abbauen. Bilden sich zu viele innerhalb kurzer Zeit, entstehen immer mehr Entzündungsherde im Körper mit entsprechenden Folgen.

Außerdem wendet sich das Immunsystem gegen körpereigenes Gewebe, das dem Allergen ähnelt, zum Beispiel an den Gelenken. Allergien vom Typ 3 erzeugen Autoimmunreaktionen, die nicht auf die leichte Schulter zu nehmen sind. Die Symptome sind vielfältig. Sie können die Haut, die Schleimhäute, jedes Organ und fast jeden Bereich des Körpers betreffen. Magen-, Verdauungs- und Darmbeschwerden, Morbus Crohn, Reizdarm, Zöliakie, Störungen des Zucker- und Fettstoffwechsels, Hautprobleme wie Neurodermitis, Psoriasis und Akne, Haarausfall, Kopfschmerzen und Migräne, hoher Blutdruck aufgrund der chronischen Entzündungen, alle chronisch-entzündlichen Prozesse an Gelenken, Muskeln und Drüsen, das Chronische-Müdigkeits-Syndrom (CFS), das Metabolische Syndrom mit Fettleibigkeit, chronischer Eisenmangel, Schlafstörungen, Konzentrationsstörungen, Hyperaktivität und Aggressivität sowie seelische Probleme wie Depressionen – all das kann ein Hinweis auf eine Typ-3-Allergie sein und sollte unbedingt auch diesbezüglich abgeklärt werden. Autoimmunerkrankungen wie Diabetes mellitus, Colitis ulcerosa, rheumatoide Arthritis, Multiple Sklerose und Hepatitis sind mögliche Folgen einer langfristigen, überschießenden Reaktion des Immunsystems gegen den eigenen Körper.

Die Typ-3-Allergie ist eine typische Folge von Leaky Gut. Typ 3 verläuft lange Zeit still und unerkannt. Wegen der Verzögerung ist es kaum möglich, den allergieauslösenden Stoff durch Beobachtung zu entdecken. Außerdem besteht keine Abneigung gegen das kritische Nahrungsmittel wie bei der Typ-2-Allergie, sondern im Gegenteil häufig eine besondere Lust darauf.[15] Die Typ-3-Allergie ist weit verbreitet und nimmt ständig zu. Schätzungen zufolge sind mindestens 40 Prozent der Bevölkerung betroffen.

Bei einer Typ-3-Allergie werden die Mineralstoffdepots geplündert, es fehlt an Vitaminen und die Enzymtätigkeit ist geschwächt. Die Auswirkung auf die Haarwurzeln und die haarfarbstoffbildenden Melanozyten ist in vielen Fällen gravierend. Spätestens wenn Sie die üblichen, äußerlich aufgetragenen Haarwuchsmittel, Tabletten und Haarwuchstherapien bereits ausprobiert haben, ist es Zeit, Magen und Darm zu untersuchen.

Entzündungen im Körper – die heimlichen Killer

Entzündungen – Die heimlichen Killer: Ursache unserer Volkskrankheiten, so nannte die Ärztin Dr. Michaela Döll ihr 2005 erschienenes Buch. Um Entzündungen richtig einordnen zu können, ist es wichtig zu wissen, dass sie ein komplexer Abwehrmechanismus des Immunsystems gegen Viren, Bakterien und Pilze, Gifte, Fremdkörper, Sonnenbrand, zu große Kälte und so weiter sind. Entzündungen sind eine wichtige und natürliche Reaktion des Körpers, mit dem Ziel, den schädigenden Auslöser zu vernichten und wieder aus dem Körper zu entfernen. Sie sind Teil des Heilungsprozesses. Entzündungen entstehen durch äußere Einflüsse wie Verletzungen und durch innere Vorgänge. Äußerlich sind sie in der Regel akut, schmerzen und sind örtlich begrenzt. Innere Entzündungen bilden sich zum Beispiel durch Stoffwechselprodukte wie Harnsäurekristalle, Zellschutt und Substanzen, die aufgrund einer gestörten Immunreaktion entstehen (zum Beispiel bei einer Typ-3-Allergie). Sie werden ebenfalls durch Entzündungen abgebaut. Wenn Entzündungsreaktionen sich häufen oder chronisch werden, schwelen sie oft über Jahre unbemerkt im Organismus. Meist verursachen sie weder Schmerzen noch sind sie von außen erkennbar. Zum eigentlichen Ziel, der Heilung, tragen sie dann nichts mehr bei. Stattdessen zerstören sie Gewebe, bilden freie Radikale und greifen gesunde Zellen an, während kranke Zellen wie Krebszellen nicht mehr erkannt werden. Schwere Erkrankungen wie Diabetes, Alzheimer, Rheuma, Multiple Sklerose, Herz-Kreislauf-Erkrankungen und Krebs sind mit »stillen«, das heißt lange Zeit unbemerkt verlaufenden Entzündungen, verbunden. Diese Entzündungsherde lassen sich nur über einen Bluttest erkennen, der einen erhöhten Wert bei sogenannten Entzündungsmarkern wie dem CRP (C-reaktives Protein) aufweist.

Chronische und umfangreiche Entzündungen schwächen das Immunsystem, das in einem Vielfrontenkrieg kämpfen muss. In bestimmten Fällen ist die Entzündung die Folge einer Überreaktion des Immunsystems, die schließlich zu einer Autoimmunerkrankung wie Morbus Crohn, einer chronischen Schilddrüsenentzündung (Hashimoto-Thyreoiditis), chronischen Gelenkentzündungen (Rheuma) und Multipler Sklerose führt. Die gängige Behandlung solcher Autoimmunreaktionen besteht in der Gabe von Cortison und Medikamenten, die die Immunreaktionen unterdrücken. Was auf der einen Seite Hilfe zu bringen scheint, weil die Symptome unterdrückt werden, ist auf der anderen Seite ein gravierender Eingriff in die natürliche Funktion des Abwehrsystems. Auch ein kranker, überlasteter Darm kann, wie weiter oben beschrieben, solche Autoimmunreaktionen auslösen, für die Haarausfall und splitternde Nägel mögliche Symptome sind. Im Darm befindet sich der größte Teil der Immunabwehr – deshalb steht die Darmgesundheit ganz oben auf der Liste, wenn es darum geht, Beschwerden, Symptome und Erkrankungen zu verstehen, von »einfachen« Bauch- und Verdauungsbeschwerden über Erschöpfung, Müdigkeit und Leistungsabfall bis hin zu Problemen mit den Kraftwerken in den Zellen, den Mitochondrien. Sind die Mitochondrien geschwächt, kann sich das auf alle Organe auswirken, in jedem Fall zeigt es sich bei unserem Energieniveau. Selbst die Haarwurzel braucht Energie, um ihre Aufgaben zu erfüllen.

Erstaunlich, aber wahr: Vielleicht werden Sie Ihrem Haarausfall noch danken

Es sei an dieser Stelle nochmals betont: Ebenso wie bei Leaky Gut und anderen, in diesem Buch beschriebenen, möglichen Gesundheitsproblemen gilt: Nichts davon muss auf Sie zutreffen. Wenn Ihre Haare frühzeitig grau werden oder ausfallen, kann das ein Warnsignal für tieferliegende Probleme sein. Dann können Sie dankbar sein, wenn Ihre Haare Alarm schlagen. Spätestens wenn Tinkturen, die gängigen Haarwuchsmittel sowie Vitamin- und Mineralstoffpräparate keinen wirklichen, bleibenden Erfolg gezeigt haben, wenn Ihr Stress nachgelassen hat oder Sie von einer Infektionskrankheit genesen sind und die Haare immer noch nicht wirklich nachwachsen, ist es Zeit, tiefer zu forschen. Das gilt auch für eventuelle hormonelle Ungleichgewichte, für Schilddrüsenprobleme oder belastende Zahnfüllungen (Amalgam). Unser Körper ist ein großes System, in dem alle Vorgänge auf die eine oder andere Weise ineinandergreifen. So können beispielsweise Amalgam (Quecksilber) und andere Schwermetalle Ihre Darmflora erheblich belasten mit Folgen, die im Ernstfall bis zu Leaky Gut oder anderen Autoimmunerkrankungen führen können.

Bei Entzündungsprozessen bilden sich im Körper immer mehr zellstörende, freie Radikale. Übersäuerung und die damit verbundene, gewebebelastende Verschlackung begünstigen die Bildung von freien Radikalen und damit das Entstehen von weiteren Entzündungsreaktionen – ein wichtiger Grund, regelmäßig zu entsäuern und zu entschlacken. Es ist vollkommen egal, ob Sie Entzündungen vorbeugen oder bestehende bekämpfen wollen, sorgen Sie täglich für genügend Antioxidantien in der Ernährung und durch Nahrungsergänzungsmittel. Obst und Gemüse enthalten viel von diesen schützenden, sekundären Pflanzenstoffen. Trinken Sie wenig Alkohol, vermeiden Sie viel Süßes (Industriezucker), Weißmehlprodukte und Fast Food.

Sorgen Sie dafür, starken Stress durch Bewegung, Entspannung und Ernährung regelmäßig abzubauen und akzeptieren Sie kein echtes Übergewicht, denn auch umfangreiches Bauchfett kann Entzündungen auslösen.

Wie Sie herausfinden, ob Sie von Leaky Gut betroffen sind, und was Sie tun können

Lassen Sie von einem Arzt oder Heilpraktiker mittels eines Stuhltests und einer Vollblutanalyse testen, in welchem Zustand sich Ihr Darm befindet. Das ist nicht nur bei Haarausfall und frühem Ergrauen sinnvoll, sondern auch bei vielen anderen Beschwerden und Erkrankungen, wie Sie an der Liste der Symptome erkennen können. Lohnen können sich beide Tests auch bei grauem Star (Katarakt). Ein Mangel an zellschützenden Antioxidantien und an Magnesium, das vor zahlreichen Formen von Verhärtungen schützt, kann die Entwicklung von grauem Star fördern. Bei einer undichten Darmwand und auch, wenn die Darmflora aus dem Gleichgewicht ist, ist ein solcher Mangel sehr wahrscheinlich.

Der Zustand Ihrer Darmbarriere kann über eine Stuhlprobe geklärt werden. Daraus lassen sich Aussagen über die Zusammensetzung der Darmflora, Entzündungswerte und mehr gewinnen. Getestet wird dabei auch, wie viel Zonulin in der Darmwand vorhanden ist. Je mehr Zonulin, desto durchlässiger ist der Darm. Der Stuhltest sollte immer von einem Vollbluttest begleitet werden, wie der in der Folge beschriebene Stoffwechselfunktionstest.

Mithilfe eines Stoffwechselfunktionstests (SFT) ist es möglich, sich grundlegend über den Körper zu informieren. Getestet werden Vitamin- und Mineralstatus, Immunsystem, Hormone, Botenstoffe, Aminosäuren, Harnsäurewerte, Nieren- und Leberfunktion, Gelenkbelastung, Transportsysteme, Gewebe, Schwermetalle und mehr. Da die Analyse aus dem Vollblut erfolgt (nicht wie üblich nur aus Serum oder Blutplasma), bietet ein solcher Test ein feinmaschiges Diagnosenetz. So taucht ein Magnesiummangel zum Beispiel im Serum erst auf, wenn die Speicher in Knochen, Zähnen und Geweben stark entleert sind – und Ihre Haare bereits stark gelichtet. Sehr wichtig: Ein Stoffwechselfunktionstest weist auch darauf hin, ob Nahrungsmittelallergien vom Typ 3 bestehen. Um welche Nahrungsmittel es sich handelt, muss in einem zusätzlichen Test wie dem *ImuPro* oder dem *FoodSensor IgG* geklärt werden. Viele Heilpraktiker und alternativmedizinisch arbeitende Ärzte bieten den hier angesprochenen Stoffwechselfunktionstest (SFT) an. Daneben gibt es Stoffwechseltests beziehungsweise Stoffwechselanalysen, die das Ziel haben, den Stoffwechseltyp zum leichteren Abnehmen zu erkennen und einen Abnehm- und Diätplan zusammenzustellen. Diese Tests bieten nicht die gleichen, umfassenden Analysen wie der SFT. Wie so viele alternativmedizinische neue Methoden wurde auch der SFT von vielen Seiten angegriffen und als pseudomedizinisch abgetan. In der Praxis hat sich gezeigt: Wer diesen Test durchlaufen hat und vielleicht sogar die Ergebnisse mehrerer Tests vergleichen kann, die nach einer Behandlung im Laufe einiger Jahre zur Kontrolle durchgeführt wurden, wird kaum Zweifel an der Aussagekraft haben.

Der Begriff Stoffwechseltest wird leider ohnehin nicht trennscharf gehandhabt. Als Stoffwechseltest werden auch Einzeltests bezeichnet wie der Zonulin-Test, der Darmflora-Test und der Histamin-Test. Viele Ärzte und Heilpraktiker bieten jedoch einen großen Test an, der sich nicht auf wenige Standardwerte beschränkt. Eine gestörte Darmflora (Dysbiose) und mehrere Symptome wie auf der Liste zu Leaky Gut angegeben, sind immer ein nicht zu ignorierender Anlass weiter nachzuforschen. Bei Typ-3-Allergien werden immer noch häufig Diagnosen gestellt, die das eigentliche Problem nicht erfassen. Behandelt wird dann zum Beispiel eine Histaminintoleranz, die vielleicht vorhanden, aber erst durch Leaky Gut entstanden ist. Suchen Sie sich daher einen Arzt oder Heilpraktiker, der einen solchen Test anbietet. Auch ein Stuhltest kann für den Anfang bereits wichtige Aussagen liefern. Ob das genügt, um bis an die Wurzel Ihrer (Haar-)Probleme vorzudringen, sei dahingestellt.

Um Leaky Gut zu heilen, braucht es neben der Darmsanierung eine Auslassdiät. Das allergieauslösende Nahrungsmittel muss weggelassen werden. Häufig handelt es sich um eine allergische Reaktion auf das Milcheiweiß Kasein. Es gibt jedoch zahlreiche andere Auslöser. Wie lange die Auslassdiät eingehalten werden muss, hängt davon ab, wie stark die Allergie ausgeprägt ist und wie viele überschüssige Immunkomplexe abgebaut werden müssen. Es dauert von 3 Monaten bis zu 2 Jahren, bis sich die Immunreaktion zurückgebildet hat. In jedem Fall muss der Darm saniert werden. Häufig sind Schwermetallbelastungen im Spiel, die neben anderen Schäden auch die Regeneration der Darmflora beeinträchtigen. Wenn die Darmwand wieder ihre natürliche Schutzfunktion erfüllen kann und die Darmflora im Gleichgewicht ist, geht meist auch die Unverträglichkeit zurück. Spezielle Flüssigmischungen, die Kräuter- und Pflanzenextrakte sowie effektive Mikroorganismen enthalten, aber auch entsprechend zusammengestellte Probiotika helfen, krankmachende Pilze und unerwünschte Bakterien zu verdrängen und Schlacken im Darm zu lösen. Bitte denken Sie daran, dass alle natürlichen Prozesse im Körper ihre Zeit brauchen, so auch die Gesundung des Darms.

Bestimmte Darmbakterien können vor Lebensmittelallergien schützen und sie sogar umkehren. Eine an Mäusen durchgeführte Studie ergab, dass Clostridien dazu in der Lage sind, Bacteroides jedoch nicht.[16] Die Forscher fanden heraus, dass Clostridien die Immunzellen dazu veranlassen, den Signalstoff Interleukin-22 herzustellen, der die Darmdurchlässigkeit herabsetzt. Damit kann Interleukin-22 ein Leaky-Gut-Syndrom verhindern. Untersucht wird nun, wie Nahrungsmittelallergien mit einem entsprechenden Probiotikum behandelt werden können.

Sie haben Leaky Gut? Auch dann können Sie selbst sehr viel für Ihren Darm tun, und Sie müssen es auch, denn Heilung geschieht jeden Tag, oder wird durch falsches Verhalten unterbunden. Auch nach einem Test und während einer medizinischen Behandlung müssen Sie sich selbst aktiv um die Gesundung Ihres Darms kümmern. Das braucht Zeit. Der Organismus mag sich durch Medikamente schnell beeinflussen lassen, doch eine fundamentale Heilung lässt sich nicht im Hauruckverfahren herbeiführen. Rechnen Sie mit mindestens mehreren Wochen, eher Monaten, bis sich die Darmzotten wieder regeneriert und geschlossen haben. Falls Sie außerdem eine Nahrungsmittelallergie haben, zum Beispiel gegen das Milchprotein Kasein, und das Immunsystem eine Überzahl an Immunkomplexen bildet und sich sogar gegen körpereigenes Gewebe richtet, kann eine Auslassdiät von einem Jahr oder mehr nötig sein. Die Vorgehensweise sollten Sie mit einem Arzt oder Heilpraktiker Ihres Vertrauens abklären, da die Zusammenhänge sehr komplex sind. Wenn Ihr Darm heilt, ist er zunehmend wieder in der Lage, die lebensnotwendigen Nährstoffe zu verwerten, die schließlich auch Ihren Haaren zugutekommen.

Kein Leaky Gut aber eine gestörte Darmflora?

Leaky Gut ist das Ende einer langen Kette, die mit einer gestörten Darmflora beginnt. Verdauungsprobleme, Kopfschmerzen, Infektanfälligkeit und mehr sind zunächst das Ergebnis einer Dysbiose im Darm. In diesem Stadium ist Haarausfall noch nicht so häufig. Anstreben sollte man ein Ungleichgewicht im Darm keinesfalls. Es ist sinnvoll, die Darmgesundheit von Zeit zu Zeit zu überprüfen – es sei denn, Sie zählen zu den Menschen, die morgens fit und munter aus dem Bett springen und so gut wie alles essen können. Doch dann würden Sie vermutlich dieses Buch nicht lesen. Eine Dysbiose (gestörte Darmflora) kann auch durch Schwermetallbelastung entstehen beziehungsweise aufrechterhalten werden. Schwermetalle wie Quecksilber (meist aus Amalgamfüllungen) zeigen sich in der Regel auch an den Haaren. Regelmäßiges Entgiften sollte daher zur Alltagsroutine gehören. Dabei helfen Algen wie Chlorella, Spirulina und andere chlorophyllhaltige Nahrungsergänzungsmittel wie Gerstengras. Hocheffektiv sind die Vulkangesteine Klinoptilolith-Zeolith und Bentonit. Beide binden Schadstoffe und entsorgen sie aus dem Körper. So wurde der Atomreaktor in Tschernobyl nach der Explosion mit 22 000 Tonnen Klinoptilolith-Zeolith zugedeckt und strahlungssicher gemacht.

Mehr zu einer Schadstoff- und Schwermetallbelastung finden Sie im Kapitel »Haarausfall durch Zahnfüllungen und Schwermetallbelastungen« (S. 91).

Antibiotika zerstören die Darmflora

Antibiotika sind ein wirklich heikles Thema. Einerseits haben sie vielen Menschen geholfen und tun es heute noch bis zu einem gewissen Grad. Andererseits bilden sich immer mehr Resistenzen heraus. Antibiotika verlieren ihre Schlagkraft. Was sie in jedem Fall auch heute noch tun: Sie zerstören die gesunde Darmflora. Nicht nur schädliche Bakterien müssen ihr Leben lassen, auch die nützlichen sind bedroht. Wissenschaftliche Untersuchungen zeigen, dass die Anzahl der Darmbakterien bei Antibiotikagaben stark sinkt. Auch nach 6 Monaten hat sich die Darmflora noch nicht wieder vollständig erholt, das belegte eine im Wissenschaftsjournal *PloS Biology* veröffentlichte Studie.[17] Wenn Sie nicht ohne Antibiotika auskommen können, sollten Sie unbedingt währenddessen und langfristig danach eine Darmsanierung mit Darmbakterien durchführen. Eine Alternative zu Antibiotika ist eine Vitamin-C-Hochdosis-Therapie. Dazu finden Sie Bücher in der Literaturliste.

Ein kranker Darm durch Pilze

Pilzbefall ist auf dem Vormarsch. Die Ursachen sind die »üblichen Verdächtigen«: eine zuckerreiche und ballaststoffarme Ernährung, zu viele Weißmehlprodukte, aber auch Antibiotika, Cortison, Umweltschadstoffe, Schwermetallbelastungen und viele Zusatzstoffe in Lebensmitteln und Medikamenten. Sie alle schaden der Darmflora und damit dem Immunsystem und fördern eine Ausbreitung der Pilze. Vielleicht haben Sie bereits das Kapitel über Antibiotika gelesen. Diese zerstören auch die erwünschten Bakterien, sodass sich Candida-Hefepilze breitmachen können, weil sie nicht mehr in Schach gehalten werden. Dann beginnt der Kreislauf: Die gestörte Darmflora führt auf Dauer zu Entzündungen der Darmschleimhaut und die Verdauungsfähigkeit des Darms sinkt. Oft können die lebenswichtigen Aminosäuren nicht mehr richtig verwertet werden.

Werden Sie aufmerksam, sobald Sie irgendwo an Ihrem Körper Pilzbefall feststellen. Meist ist das kein isoliertes Symptom, sondern ein »Ausblühen« innerer Pilze nach außen. Fußpilz, Nagelpilz, Hautpilz, Mund- und Rachenpilz sowie Scheidenpilz sind keine Bagatellen und können nicht nur ein Zeichen für krankmachende Pilze im Darm sein, sondern auch im Blut, von wo aus sie die inneren Organe und Gelenke befallen können. Pilzinfektionen können weitreichende Konsequenzen im Körper auslösen. Die Symptome sind vielfältig und oft schwer zuzuordnen. Die Ursache von unerklärlichen Schmerzen, Müdigkeit, Gelenkschmerzen, Herzproblemen, Heißhungerattacken, merkwürdigen, schwankenden Essgelüsten und mehr kann in einer Mykose, einer Pilzerkrankung, liegen. Bei Darmpilzen reichen die Beschwerden von Durchfall, Verstopfung, Blähungen, einem aufgetriebenen Bauch bis zu ständig wiederkehrenden Scheidenpilzen, Juckreiz am After bis hin zu Migräne, Gelenkschmerzen, Eisen- und Zinkmangel und Depressionen. Die Vielfalt der Symptome kommt zustande, weil jeder Mensch anders auf eine Pilzinfektion reagiert. Mykosen sind ausgesprochen hartnäckig, davon können leidgeprüfte Nagelpilzpatienten ein Lied singen. Ein starkes Immunsystem gibt Pilzen keine Chance, aber nicht immer ist die Immunabwehr so stark und manchmal gelingt es ihr gerade mal, die Keime in Schach zu halten. Die Abfallstoffe der Pilze verbleiben im Körper und äußern sich zum Beispiel als Schmerzen in den Gelenken.[18]

Es ist vollkommen egal, ob sie innerhalb oder außerhalb des Körpers auftreten: Pilze brauchen ein saures Milieu. In der Natur wachsen sie auf sauren Böden, und je mehr sich der Säure-Basen-Haushalt zum Sauren hin verschiebt, desto mehr fühlen sie sich zu Hause. Auch krankes Gewebe ist ein idealer Nährboden. Nicht nur Schimmelpilze finden dort Nahrung, die ihnen zusagt.

Vor allem der Dünndarm ist ein beliebter Aufenthaltsort. Dort wird die Nahrung aufgespalten und ins Blut abgegeben – aber die Pilze sind schon vorher da und holen sich alles, was sie brauchen, vor allem Kohlenhydrate und Calcium. Das macht sie dick und rund und außerdem können sie sich in den Zotten der Dünndarmschleimhaut besonders gut einnisten. Eine Candida albicans Infektion kann die Darmschleimhaut angreifen, sodass sie krankhaft durchlässig wird und nicht mehr in der Lage ist, Nährstoffe richtig aufzunehmen und Schadstoffe abzuhalten. Der Pilz selbst kann in den Blutkreislauf gelangen und weiteren Schaden anrichten. Pilze sind ein Hauptgrund für die starke Zunahme an Leaky Gut, der zu einer ernährungs- und stressbedingten Volkskrankheit avanciert ist.

Wenn Pilze sich über das Blut im Körper ausbreiten, sprechen die Mediziner von einer »systemischen« Pilzerkrankung. Das bedeutet, dass der gesamte Körper, das gesamte System, betroffen ist. Der Zucker liebende Hefepilz kann außerdem den Zucker, der vom Gehirn als Energielieferant gebraucht wird, so stark aufbrauchen, dass der Blutzuckerspiegel sinkt. Die Betroffenen werden müde, kraftlos bis hin zu Apathie und Depressionen. Fatal ist es, wenn bereits Pilze im Darm vorhanden sind und Antibiotika eingenommen werden. Dann explodiert der Candida albicans und verdrängt immer mehr von den Bakterienkulturen, die wir für unsere Gesundheit dringend brauchen.

Auf uns und in uns leben mehr Mikroorganismen, als wir Körperzellen haben. Aktuell gehen Wissenschaftler davon aus, dass es etwa 30 Billionen Zellen und 39 Billionen Bakterien sind. Das Verhältnis ändert sich ständig, zum Beispiel nach einem Toilettengang. Die meisten sind gutartig und sogar hilfreich, manche sind es nicht. Ein subtiles Gleichgewicht entscheidet darüber, was uns guttut und was uns krank macht. Dazu kommen etwa hundert Pilzarten, die nach heutiger Schätzung im menschlichen Organismus wachsen und auf ihre Chance warten. Nicht alle sind von vornherein krankheitserregend. Manche Keime warten in aller Ruhe darauf, angreifen zu können. Solange unser Immunsystem intakt ist – und darüber entscheidet in hohem Maße das Immunsystem im Darm – bleibt alles im »grünen Bereich«.

Sie haben Pilze, was können Sie tun?

Pilze meiden basisches Milieu, daher ist alles, was basisch ist, eine gute Waffe. Mit einer basisch ausgelegten Ernährung, zu der es zahlreiche Bücher mit Tipps und Rezepten gibt, haben Sie schon viel getan. Für

Haut und Nägel kommen außerdem basische Teil- und Vollbäder, basische Cremes und Einreibungen infrage. Ein basisches Fußbad am Abend fördert zudem Entspannung und Schlaf. Greifen Sie nur im äußersten Notfall zu Medikamenten, die die Pilze abtöten. Ebenso wie Antibiotika wirken sie nicht nur dort tödlich, wo es gewünscht ist.

Die Ernährung umzustellen genügt in der Regel nicht. Sie müssen zusätzlich entsäuern. Das ist nicht so schwierig, wie es sich anhören mag. Achten Sie darauf, weniger säurebildende Lebensmittel zu essen und zu trinken, und nehmen Sie entsäuernde und Säuren neutralisierende Produkte in Ihren Speiseplan auf: Basische Tees wie der *7×7® Kräuter-Tee* von Peter Jentschura haben sich als ausgesprochen wirksam erwiesen. Zusammen mit *WurzelKraft®*, ebenfalls von Peter Jentschura, haben Sie eine wirksame Kombination, die durch den hohen Mineralstoffgehalt Säuren neutralisiert und ausleitet.

Alle chlorophyllhaltigen (grünen) Pflanzen wie grünes Blattgemüse (zum Beispiel Brokkoli, Spinat) und Nahrungsergänzungsmittel (zum Beispiel Spirulina, Chlorella, Gerstengras, Weizengras) versorgen den Körper mit einer hohen Menge an Mineralstoffen. Chlorophyll gilt von alters her als besonderes Heilmittel, das die Darmflora und das Immunsystem stärkt. Zahlreiche Studien belegen, dass der grüne Pflanzenfarbstoff bei fast jeder Krankheit hilfreich ist. Mehr als 54 000 wurden allein bei *PubMed* veröffentlicht.[19] Genehmigen Sie sich doch täglich einen grünen Smoothie, in den Sie frische Kräuter mischen.

Stark entgiftend und entsäuernd wirken Zeolithe. Die artenreiche Mineralfamilie aus wasserreichen Gerüstsilikaten hat einige besondere Multitalente aufzuweisen. Zeolithe, zu denen auch der Klinoptilolith gehört, reinigen den Körper, regulieren die Darmtätigkeit und den Säure-Basen-Haushalt, neutralisieren freie Radikale, unterstützen Stoffwechselprozesse wie die Enzymtätigkeit, gleichen Vitalstoffmangel aus, erhalten Knorpel und Gelenke, fördern die Knochenbildung, regenerieren das Bindegewebe und können noch einiges mehr. Sie stärken beispielsweise die Immunabwehr und stabilisieren den Blutzuckerspiegel. Die ausgeprägte Eigenschaft der Zeolithe, Giftstoffe wie Konservierungsmittel, Schwermetalle oder chemische Medikamente und Stoffwechselprodukte wie Ammoniak zu adsorbieren, entlastet Leber und Nieren. Selbst radioaktive Stoffe können gebunden und neutralisiert werden. Hauptbestandteil ist Silizium, (Kieselsäure), ein Spurenelement, das der Körper nicht selbst herstellen kann. Mangelt es daran, beschleunigen sich Alterungs- und Abbauprozesse. Zeolithe und Probiotika helfen, den Darm zu sanieren und die Darmflora wieder so aufzubauen, dass schädliche Pilze und Bakterien verdrängt werden.

Natürliches Vitamin C ist ein weiteres, hocheffektives Anti-Pilz-Mittel, vor allem gegen Candida albicans, der unter anderem Scheidenpilze hervorrufen kann. Besonders bewährt haben sich Grapefruitkernextrakt und Granatapfelkernextrakt. Eines von beiden täglich und langfristig einzunehmen ist eine gute Wahl, die hilft, Ihren Darm frei von Pilzbefall zu halten, freie Radikale zu neutralisieren und das Immunsystem zu stärken. Die Extrakte haben sich auch gegen schädliche Bakterien und Viren bewährt. Sie sind natürliche Antibiotika, ohne die Nebenwirkungen chemischer Stoffe. Verdünnen Sie die Extrakte nach Bedarf, da sie sonst die Magenschleimhaut reizen können. Schwächer in der Wirkung, aber auch sehr gut, sind Grapefruitsaft und Granatapfelsaft, die Sie ebenfalls nach Belieben verdünnen können. Kokosöl und Oreganoöl sorgen innerlich für Gesundheit, und eignen sich auch zum Auftragen bei Hautpilz. Effektiv gegen Pilze – innerlich wie äußerlich – ist kolloidales Silber. Hier können sich Resistenzen bilden, wenn Sie das kolloidale Silber nicht konsequent auftragen.

Haarausfall durch Stress und seelische Probleme

»Ich bin nicht dieses Haar, ich bin nicht diese Haut,
ich bin die Seele, die darin wohnt.«
Rumi

Stress, Erschöpfung, Sorgen … es braucht keine reale, körperliche Bedrohung: Stress, Hektik, Ängste und Sorgen, all die vielen Belastungen, unter denen so viele Menschen heute stehen, sorgen dafür, dass der Körper mit Stressreaktionen antwortet. Bei akuten Gefahren ebenso wie bei solchen, die wir uns vorstellen, bei kreisenden Gedanken, beim Grübeln, bei Schlaflosigkeit und Ängsten stellen sich die bekannten Stresssymptome ein: Das Herz klopft heftig, der Atem wird schneller und flacher, der Blutdruck steigt. Die Verdauung macht Pause, das Immunsystem auch. Beides wird jetzt nicht gebraucht. Das Blut fließt in die Peripherie, zu den Gliedmaßen und Muskeln. Was immer jetzt geschieht, wir sind darauf vorbereitet, zu kämpfen oder zu fliehen.

Der alte Überlebensmechanismus ist noch genauso aktiv in uns wie in Zeiten, in denen wir als Jäger durch die freie Wildbahn streiften. Er setzt uns unter Stress, und das ist gut, wenn wir kurzzeitig Höchstleistungen erbringen müssen, ob bei der Erledigung bestimmter Aufgaben oder wenn wir, wie ursprünglich von der Natur angedacht, schnell körperlich reagieren müssen: Schon fast dabei, die Straße zu überqueren, ein Auto rast um die Ecke, und die Stressreaktionen in unserem Körper retten uns. Im letzten Moment halten wir uns zurück und bleiben am Straßenrand stehen, oder wir sprinten gerade noch auf die andere Seite. Ein Glück, der Gefahr entgangen! Herzschlag und Atem werden wieder ruhiger, Entspannung kehrt ein.

Diese Rückkehr zum Normalzustand findet bei psychischem Stress nicht statt. Wenn ein Mensch langfristig unter Stress steht, weil Sorgen, Kummer, Arbeitsdruck, schwere körperliche Arbeit oder gesundheitliche Probleme ihn nicht zur Ruhe kommen lassen, reagiert sein

Körper dauerhaft so, wie er es nur für kurze Zeit leisten kann. Stress ist heute für viele Menschen ein täglicher Begleiter. »Hochzudrehen« ist ein Lebensgefühl, nach dem Stressgeplagte sogar süchtig werden können. Stress ist heute eine alltägliche Erscheinung, die durch ungeeignete Ernährung, Lärm, Informationsüberflutung, Termin- und Leistungsdruck, Schlafmangel und extremen Leistungssport ausgelöst und aufrechterhalten wird.

Nicht nur große, auch kleinere »stressige« Ereignisse wirken sich auf den sensiblen Verdauungstrakt und das Immunsystem aus, wenn sie häufig genug stattfinden und sich in der Psyche einnisten. Da der Körper, wie beschrieben, nicht zwischen einer vorgestellten und einer realen Bedrohung unterscheidet, schüttet er Stresshormone aus. Von einigen wie Adrenalin, Noradrenalin und Dopamin haben Sie vermutlich schon gehört. Über eine Kaskade an Reaktionen wird auch Cortisol freigesetzt, das Sie wohl eher unter dem Namen Cortison kennen (beide Namen werden hier synonym verwendet). Das Stresshormon ist die Hauptursache für die Unterdrückung des Immunsystems. Daneben dämpft es Entzündungen, Juckreiz und andere Symptome, weshalb es in der Medizin oft eingesetzt wird. Dass dabei das Immunsystem unterdrückt wird und an Schlagkraft verliert, muss allerdings in Kauf genommen werden. Das bedeutet nicht nur, dass die Körperabwehr sinkt. Die Immunabwehr hat viele fundamentale Aufgaben, zu denen zum Beispiel auch die Entsorgung von Zellschutt und der Abbau von Immunkomplexen gehören.

Hinzu kommt: Unterdrückte Wut und Angst stressen, und sie machen sauer. Alles, was in uns gärt, ist eine Belastung für den Säure-Basen-Haushalt. Stresshormone unterdrücken und schwächen das Immunsystem, Dauerstress macht es krank. Die Stressantworten des Körpers können sogar die Art und Weise verändern, in der die Gene in den Immunzellen ihre Informationen umsetzen, bevor sie in die Blutbahn gelangen und so die Immunreaktionen stören. Die Veränderungen sorgen dafür, dass die Immunzellen darauf programmiert werden, eine Infektion zu bekämpfen, die gar nicht existiert. Als Folge treten gehäuft Entzündungen und allergische Reaktionen auf, die mit vielen Erkrankungen in Verbindung stehen.[20]

Dass ein stressintensives Leben die Gesundheit eines Menschen beeinträchtigen kann und auf welche Weise das nach heutigem Kenntnisstand geschieht, wiesen David A. Padgett und Ronald Glaser in einer 2003 veröffentlichten Untersuchung nach.[21] In stressigen Zeiten sind wir anfälliger für Erkältungen und generell für Erkrankungen. Leichter Stress kann die Immunabwehr dagegen sogar positiv beeinflussen. Das Gefühl, sich bemüht und etwas geleistet zu haben, löst eine Belohnungsreaktion im Gehirn aus, durch die vermehrt das Glückshormon Dopamin ausgeschüttet wird. Chronischer Stress beeinträchtigt dagegen die Bildung von Dopamin. Statt einer angeregten und positiven Stimmung, kommen Lustlosigkeit, Teilnahmslosigkeit und Rückzug bis hin zur Depression auf.[22] Nehmen Sie Dauerstress nicht auf die leichte Schulter. Im hektischen Alltagsgeschehen neigen viele Menschen dazu, Erschöpfung und Stresssymptome nach Möglichkeit zu ignorieren, »solange es noch geht«.

Die Langzeitfolgen sind häufig Nebennierenerschöpfung (Adrenal Fatigue) oder Chronisches Erschöpfungssyndrom (Chronic Fatigue Syndrom, CFS).

Seelische Belastungen und Stress wirken sich auf den Säure-Basen-Haushalt und das Immunsystem aus. Umgekehrt fördert eine innere Haltung, bei der die Dinge angenommen und mit Ruhe und Geduld angegangen werden, verbunden mit einer dankbaren und grundsätzlich positiven Einstellung, die Rückkehr zu einem körperlichen Gleichgewicht. Einfache Methoden wie ein Achtsamkeitstraining[23], meditativ-entspannende Techniken oder einfach ein Spaziergang in der Natur bewirken viel. Eine intensive körperliche Ausarbeitung wie beim Krafttraining kann die Folgen von Stress im Körper ebenfalls abbauen. Bewegung ist grundsätzlich gut. Spazierengehen, Walken, Joggen, Tanzen oder nur 10 bis 15 Minuten auf dem Trampolin machen bessere Laune und einen stressärmeren Körper. Schlechte Zeiten für »Couch-Potatoes« – auf dem Sofa klappt es nicht wirklich. Wer es am Abend trotzdem ruhiger braucht, kann ein basisches Fußbad machen, eine halbe Stunde bis Stunde sollte es schon dauern. Lauschen Sie sanfter Musik oder lesen Sie positiv motivierende, entspannende Texte.

Haarausfall durch Nebennieren-erschöpfung: Adrenal Fatigue

»Magengeschwüre bekommt man nicht von dem,
was man isst, man bekommt sie
von dem, wovon man aufgefressen wird.«
Lady Mary Wortley Montagu

Dauerstress, Leistungsdruck, psychische Belastungen, ungelöste, im Kopf kreisende Gedanken, zu wenig Schlaf und Erholungsphasen, chronische und akute Infekte, Schadstoffbelastungen und Allergien können die Nebennieren erschöpfen. Aufputschmittel, aufputschende Drogen oder ein Übermaß an koffeinhaltigen Getränken, die das Problem vorübergehend beheben, verschlimmern naturgemäß die Situation. Die unter Adrenal Fatigue bekannte Erkrankung ist von einer Reihe von Symptomen wie Leistungsabfall, Erschöpfung, Angst, Nervosität, Schuldgefühle, diffuse Schmerzen im Körper, Herzklopfen, Schlafstörungen, Konzentrationsschwierigkeiten, Gehirnnebel, Unterzuckerung und Verdauungsproblemen begleitet. Ausruhen bringt irgendwann keine wirkliche Linderung mehr. Die Erschöpfung umfasst den ganzen Menschen bis in die Zellen hinein. Die Stimmung schwankt. Gereiztheit kann in eine depressive Verstimmung übergehen. Man kommt nicht »in die Gänge«. Häufig nehmen die Betroffenen zu, unabhängig davon, wie viel sie essen. Die Libido lässt immer mehr nach. Ein Heißhunger auf Süßes kann sich einstellen. Irgendwann sind die Haare betroffen. Sie dünnen immer mehr aus, werden spröde und glanzlos. Ihren Namen haben die Nebennieren, weil sie wie kleine Hügel auf den Nieren sitzen. Mit den Nieren haben sie ansonsten nichts zu tun. Es sind Drüsen, die für die Produktion verschiedener Hormone zuständig sind.

Adrenal Fatigue ist eine Stresserkrankung. Sie entsteht, wenn der Körper langfristig auf Hochtouren läuft. Der Cortisolspiegel steigt ständig an, denn der Körper produziert immer mehr Cortisol, um mit dem

Stress umgehen zu können. Das Immunsystem wird dabei immer weiter gedämpft. Schließlich sind die Nebennieren von diesen Produktionsanforderungen so erschöpft, dass sie immer weniger Hormone herstellen, sogar weniger als unter normalen Bedingungen. Der zuvor hohe Cortisolspiegel ist schließlich so niedrig, dass es morgens schwierig wird, aufzustehen. Es geht nur langsam, man fühlt sich wie benebelt, hat Schwindelgefühle und kann sich nicht konzentrieren. Der Blutzucker wird nicht mehr richtig reguliert, der Blutdruck sinkt. Die Gefahren eines sinkenden Cortisolspiegels haben dem Hormon auch den Namen »Todeshormon« eingebracht. Denn Cortisol ist fundamental für wichtige Aufgaben im Körper zuständig. Zusammen mit Insulin reguliert es den Blutzuckerspiegel, unterdrückt entzündliche Reaktionen und überschießende Immunreaktionen in Form von Allergien und Autoimmunerkrankungen und hilft generell dabei, mit Stress umzugehen.

Eine aktuelle Studie aus dem Jahr 2016 ergab nun einen Zusammenhang, der Hoffnung auf Hilfe bietet. Die Forscher fanden bei den Testpersonen spezifische Entzündungsmarker im Blut, die auf Leaky Gut, einen krankhaft durchlässigen Darm, hinweisen. Dabei gelangen Bakterien durch die Darmwand in den Blutkreislauf und lösen eine Immunantwort aus – eben jene Entzündungsmarker. Noch sind sich die Wissenschaftler nicht sicher, ob die gestörte Darmflora und der damit verbundene Leaky Gut die Ursache für die Nebennierenerschöpfung ist oder eine Folge davon.[24] »Das Chronische Erschöpfungssyndrom kommt aus Ihrem Darm, nicht aus Ihrem Kopf« titelte daher das Wissenschaftsmagazin.

Wieder sind wir beim Darm angelangt. Der meist als unerklärlich eingestufte Haarausfall bei Nebennierenerschöpfung (Adrenal Fatigue) und CFS (Chronic Fatigue Syndrom) findet hier eine nachvollziehbare Erklärung. Ein weiteres Mal zeigt sich, dass es sehr viel sinnvoller sein kann, nicht direkt auf den Ort des Geschehens (die Nebennieren) zu schauen und ihn zu behandeln, sondern sich mit dem System Körper zu befassen. Heilt der Darm aus, können sich die Nebennieren erholen und die Haare wieder wachsen – natürlich braucht es trotzdem Stressreduktion. Weiterführende Informationen finden Sie in der Literaturliste im Anhang in der Rubrik Diverses, und im Internet, zum Beispiel auf der Seite *http://www.adrenal-fatigue.de/*.

Nebennierenerschöpfung behandeln

1. Reduzieren Sie Ihre Stressfaktoren. Wenn Sie hier schon sagen: »Das geht nicht!«, dann können Sie sicher sein: Auch eine Stärkung und Heilung Ihrer Nebennieren geht nicht.
2. Planen Sie bewusst Erholungspausen ein. Auch wenn Sie sich danach vielleicht nicht so erholt fühlen, wie Sie sich das vorstellen und wünschen: Mit Ausdauer und Geduld wird sich auch das Erholungsgefühl erneut einstellen.
3. Achten Sie auf eine vitalstoffreiche Ernährung. Mehr denn je brauchen Sie Vitamine, Mineralstoffe, hochwertige Eiweiße, Kohlenhydrate und Fettsäuren. Essen Sie viel Gemüse und verwenden Sie Öle mit einem besonders günstigen Omega-3-zu-Omega-6-Verhältnis wie Leinöl, Hanföl, Schwarzkümmelöl und Olivenöl. Wenn Ihre Energie besonders schwach ist und sie ein starkes Bedürfnis nach Zucker verspüren, essen Sie zum Beispiel Nüsse und Samen, die ausgezeichnete Fettsäuren und Eiweiße liefern. Vermeiden Sie schnelle Energielieferanten aus Weißmehl und Industriezucker.
4. Nehmen Sie Vitamin-B-Komplex als Nahrungsergänzungsmittel zu sich. Besonders wichtig ist Vitamin B5 (Pantothensäure). Davon wird besonders viel benötigt.
5. Nehmen Sie mehr Vitamin C zu sich. Neben natürlichen Quellen gibt es ausgezeichnete natürliche Nahrungsergänzungsmittel, zum Beispiel aus der Acerola Kirsche und aus Cranberry. Untersuchungen ergaben, dass der Körper in Stresssituationen die 10-fache Menge an Vitamin C, die 5-fache Menge an Vitamin E und die 5-fache Menge an Energie benötigt, um Stress wirksam ausgleichen zu können. Das bedeutet, dass wir deutlich mehr von diesen Vitaminen aufnehmen müssen, um trotz Stress so gesund wie irgend möglich zu bleiben.

6. Essen Sie antioxidantienreich. Die zellschützenden Substanzen sind in Obst, Gemüse, Keimlingen, Wildpflanzen, Ölsaaten und Nüssen sowie in naturbelassenen Ölen und Fetten enthalten.
7. Folgende Heilpflanzen haben sich bewährt:
   Rhodiola rosea (Rosenwurz): Dies ist eine effektive Antistresspflanze, die dem Körper hilft, sich auf Stress und wechselnde Bedingungen einzustellen. Möglich ist auch eine Kombination aus Rhodiola rosea, dem Cordyceps-Heilpilz und der Yams-Wurzel, die sich gegenseitig in ihrer Wirkung intensivieren.
   Ginseng: Panax-Ginseng stärkt die Nebennieren und bringt die Hormone ins Gleichgewicht.
   Schisandra: Ähnlich wie Rhodiola rosea hilft das chinesische Spaltkörbchen dem Körper, sich auf Stress und wechselnde Bedingungen einzustellen.
   Ashwagandha-Wurzel: Die Schlafbeere erhöht die Bildung der Schilddrüsenhormone T3 und T4, unterstützt Schilddrüse und Nebennieren und bringt die Hormone ins Gleichgewicht.
   Astragalus: Reduziert das Stressempfinden und seine Folgen, stärkt das Immunsystem und die Nebennierenfunktion.
8. Bauen Sie Stress durch Bewegung und kleine Trainingseinheiten ab. Das regt die Bildung körpereigener Glückshormone (Endorphine) an, stärkt die Immunabwehr und Blutzirkulation und normalisiert die Ausschüttung von Stresshormonen. Ins Gleichgewicht kommen auch die Blutzuckerwerte sowie die Produktion von Schilddrüsenhormonen.

Nebennierenschwäche als Auslöser für Haarausfall bringt uns zu einer weiteren Ursache: zu einer gestörten Schilddrüsenfunktion. Nebennierenschwäche und Schilddrüsenfunktion hängen eng zusammen. Viele Menschen, die an einer Nebennierenschwäche leiden, haben auch Symptome einer Schilddrüsenunterfunktion. Grund ist, dass die Bildung von Stresshormonen Vorrang vor den Schilddrüsenhormonen und Sexualhormonen hat. Denn die Stresshormone sichern unser Überleben direkt im Kampf um Leben oder Tod. Dieser Kampf liegt jeder Stressreaktion im Körper zugrunde, egal ob der Kampf körperlich real stattfindet oder nur empfunden wird.

Haarausfall durch eine Autoimmunerkrankung

»Geht die Sonne auf im Westen, musst du deinen Kompass testen.«
Kalenderspruch

Wir verdanken unserem Immunsystem unser Überleben. Permanent kommen wir mit Bakterien, Viren und Pilzen in Berührung. Eine große Zahl lebt in und auf uns. Auf der Haut und im Darm wimmelt es nur so von Bakterien, die sich größtenteils aktiv um unsere Gesundheit kümmern. Nicht alle sind »freundlich« und müssen, ebenso wie Parasiten, abgewehrt werden. Hinzu kommen all die vielen Schadstoffe, die wir täglich einatmen und durch Berührung aufnehmen, und die zum Beispiel über die Nahrung, durch Chemikalien oder Medikamente in unseren Körper gelangen. In diesem entstehen dann Substanzen, die das Immunsystem unschädlich machen und entsorgen muss, so wie Zellschutt und entartete Zellen, die ganz natürlich im Verlauf der Stoffwechselprozesse geschaffen werden.

Es sind zahllose, unterschiedliche Aufgaben, die dieses ausgeklügelte Schutzsystem unaufhörlich erfüllt. In einem »Vielfrontenkrieg« kann sich die Körperabwehr erschöpfen, die Immunleistung geht in dem einen oder anderen Bereich zurück. Die Basis einer funktionierenden Immunabwehr ist die Fähigkeit, zwischen fremden Substanzen und körpereigenem Material unterscheiden zu können. Bei einer Autoimmunerkrankung gelingt diese Unterscheidung nicht. Die Immunabwehr greift auch Zellen, Gewebe und Organe an, die es eigentlich schützen sollte. Die Ursache eines kreisrunden Haarausfalls wird meist in einer Überreaktion des Immunsystems gesehen, bei der die Abwehrzellen die Haarwurzeln angreifen und zerstören. Es gibt jedoch noch andere Ursachen, die nicht vernachlässigt werden dürfen wie Schwermetallbelastungen und Giftstoffe, Leaky Gut, Ängste und psychische Belastungen. Schaut man tiefer, finden sich diese Belastungen auch bei Autoimmunerkrankungen ohne Haarausfall. Es lohnt immer, sich im Bereich der Schadstoffbelastung Klarheit zu verschaffen.

Hunderte von Autoimmunerkrankungen sind bekannt, und es kommen immer mehr dazu. Besonders häufig sind rheumatoide Arthritis (Gelenkrheuma), chronisch-entzündliche Darmerkrankungen wie Morbus Crohn und Colitis ulcerosa, Diabetes Typ 1, Multiple Sklerose (MS) und Hashimoto-Thyreoiditis (chronische Schilddrüsenentzündung).

Zusammenfassend lässt sich sagen, dass Autoimmunerkrankungen mit einem psychischen Hintergrund korrespondieren, bei dem die innere Abwehr auf Hochtouren gebracht wird. Grund kann eine besonders hohe Sensibilität und Offenheit sein, sodass die Psyche überschnell Verteidigungsmauern hochfährt, die sich in der Körperabwehr ausdrücken. Umgekehrt kann der Kampfinstinkt zu stark ausgeprägt sein, wodurch auch jeder kleinere Anlass als Grund zur Verteidigung wahrgenommen wird. In beiden Fällen besteht eine extreme, immer präsente, innere Alarmbereitschaft. Aus einer geschädigten Darmwand kann sich ebenfalls eine Autoimmunerkrankung entwickeln. Dazu gehört die Typ-3-Allergie, die auf Seite 112 beschrieben wird. Testverfahren, die eine Autoimmunerkrankung diagnostizieren, werden von darauf spezialisierten Ärzten und Heilpraktikern durchgeführt. Die Behandlung sollte professionell überwacht werden.

Die schulmedizinische Therapie eines kreisrunden Haarausfalls wird mit cortisonhaltigen Präparaten äußerlich und/oder innerlich durchgeführt. Äußerlich handelt es sich dabei um sogenannte topische Steroide, die in Form von Sprays oder Cremes angewendet werden. Sie wirken entzündungshemmend, machen jedoch auch die Haut dünner und empfindlicher. Patienten, die langfristig Cortison einnehmen, kennen dieses Problem. Cortisonbehandlungen können das Bindegewebe dauerhaft schädigen. Eine weitere Therapie der Alopecia areata ist die topische Immuntherapie mit DCP *(Diphenylcyclopropenon)*. Dabei wird das Präparat direkt auf die Kopfhaut aufgetragen und löst dort allergische Reaktionen aus. Das Immunsystem richtet sich nun gegen das DCP statt gegen die Haarfollikel. Nebenwirkungen sind Jucken, Rötungen und Schuppenbildung. Die Therapie kann ein- bis eineinhalb Jahre dauern und soll in 50 bis 60 Prozent der Fälle helfen. Bei dieser Symptombehandlung wird eine mögliche tiefere Ursache der Autoimmunreaktion außer Acht gelassen. Es besteht deshalb das Risiko, dass der kreisrunde Haarausfall nach einiger Zeit wieder auftritt oder sich eine Autoimmunreaktion an einer anderen Stelle des Körpers zeigt. DCP ist noch kein offiziell zugelassenes Medikament, obwohl es in einigen Hautkliniken angewendet wird (Stand April 2017).

Haarausfall durch Schilddrüsenfehlfunktionen und Hashimoto

Die Schilddrüse ist eine der größten Hormondrüsen. Die von ihr produzierten Hormone nehmen auf fast jeden Teil des Körpers Einfluss. Der Stoffwechsel, das Wachstum von Kindern, die Entwicklung bestimmter Zellen, das Herz-Kreislauf-System, das Nervensystem, der Blutdruck, die Schweiß- und Talgdrüsen, die Körpertemperatur, die Darmbewegungen und selbst die seelische Verfassung werden von ihr beeinflusst. Sie wirkt auf die Fettverbrennung und reguliert so das Gewicht. Überall kurbeln die Schilddrüsenhormone den Energieverbrauch an.

Wenn man von Schilddrüsenhormonen spricht, sind die beiden lebenswichtigen Hormone T3 und T4 gemeint (Triiodthyronin und Thyroxin). Außerdem werden noch weitere Hormone produziert wie Calcitonin, das zusammen mit dem Parathormon den Calciumspiegel im Blut reguliert. Während das Parathormon die Calciummenge stabil hält, indem es Calcium aus den Knochen ins Blut holt, hat Calcitonin die gegenteilige Wirkung. Knochenabbau bis hin zu Osteoporose hängt daher oft damit zusammen, dass zu viel Parathormon gebildet wird. Sie sehen also, eine funktionierende Schilddrüse ist immens wichtig, umso mehr, als hier nur ein kleiner Ausschnitt ihrer Aufgaben genannt werden kann. Eine Unter- oder Überfunktion der Schilddrüse bringt eine lange Liste möglicher Beschwerden bis hin zu ernsthaften Erkrankungen mit sich. Medikamente, die die Schilddrüsenfunktion beeinträchtigen können, sind unter anderem Blutverdünner, Antidepressiva, Cholesterinsenker, Antibiotika und Antimykotika (gegen Pilze), Medikamente, die das Immunsystem unterdrücken wie Cortison und die Anti-Baby-Pille. Weitere Ursachen können ein niedriger Ferritinspiegel sein (Eisen), zu wenig Magensäure und ein Nährstoffmangel, vor allem Jod, Zink, Vitamin D, Vitamin B_{12} und Magnesium. Laut der American Association of Clinical Endocrinologists und The American Thyroid Association ist ein Jodmangel die häufigste Ursache für Schilddrüsenunterfunktion und Hashimoto-Thyreoiditis. Künstliche Süßstoffe wirken sich ebenfalls negativ aus. Vor allem Patienten mit Hashimoto-Thyreoiditis, der autoimmunen Schilddrüsenentzündung, sollten künstliche Süßstoffe wie Aspartam, Sucralose und Saccharin meiden.

Was hat das nun alles mit Haarausfall zu tun?

Auch die Haarfollikel brauchen die richtige Dosis an Schilddrüsenhormonen. Eine im Jahr 2008 im *Journal of Clinical Endocrinology and Metabolism* veröffentlichte Studie belegte erstmals, dass der Haarzyklus ebenso wie die Pigmentierung von den Hormonen T3 und T4 beeinflusst werden.[25] Bei einer Über- oder Unterfunktion der Schilddrüse fallen häufig deutlich mehr Haare aus. Der Haarverlust ist diffus und über den gesamten Kopf verteilt. Nur selten sind spezielle Stellen betroffen. Nach erfolgreicher Behandlung der Fehlfunktion wachsen die Haare in der Regel wieder, das ist die gute Nachricht. Bis der Haarwuchs wieder anspringt kann es einige Monate dauern und in manchen Fällen bleibt das Haar dünner als zuvor. Eine sinnvolle Behandlung wird auf einen Bluttest aufgebaut, der zeigt, welche Behandlung gebraucht wird.

Bei einer **Schilddrüsenüberfunktion** (Hyperthyreose) arbeitet der Körper auf Hochtouren. Die Hormonüberproduktion führt dazu, dass deutlich mehr Energie verbraucht wird als gewöhnlich. Häufig nimmt man ab, unabhängig davon, was gegessen wird. Weitere Begleiterscheinungen sind Nervosität, Gereiztheit, Schwitzen, oft bei gleichzeitiger Müdigkeit und Muskelschwäche bis hin zu Herzrasen. Bei schweren Formen bildet sich ein Kropf (»Basedow«).

Bei einer **Schilddrüsenunterfunktion** (Hypothyreose) werden zu wenig Hormone gebildet. Der Stoffwechsel läuft langsamer ab als normal. Man ist müde, möchte viel schlafen, ist weniger leistungsfähig. Der Kopf fühlt sich an wie Watte. Man kann nicht klar denken und sich nicht konzentrieren, ist kälteempfindlich. Die Augenlider und Hände sind häufig geschwollen.

Bei einer **Hashimoto-Thyreoiditis** wendet sich das Immunsystem gegen die Zellen der Schilddrüse und zerstört sie nach und nach. Das führt dazu, dass immer weniger Schilddrüsenhormone gebildet werden können. Der Prozess verläuft über Jahre oder Jahrzehnte. Die Betroffenen entwickeln immer mehr Symptome einer Unterfunktion. Hashimoto wird oft lange Zeit nicht erkannt, weil der Standardbluttest TSH normale Werte anzeigt. Grund dafür ist, dass die Zerstörung der Schilddrüse noch nicht so weit fortgeschritten ist, dass die TSH-Werte Auskunft geben. Um Hashimoto frühzeitig zu erkennen, müssen die folgenden Antikörper getestet werden: *Schilddrüsenperoxidase* (die Antikörper TPOAb) und *Thyreoglobulin* (Antikörper TgAb).

Die Rolle der Zellen

Wie bei allen Organfehlfunktionen sollte die Therapie nicht auf das Organ, hier die Schilddrüsen und ihre Hormone, beschränkt werden. Wenn Sie vermuten, dass Ihr Haarverlust mit der Schilddrüse zusammenhängt, machen Sie bitte die notwendigen Tests, einschließlich der Antikörpertests. Sollte die Schilddrüse als Auslöser infrage kommen, gehen Sie tiefer. Die Wurzel des Problems könnte in einer Fehlfunktion der Zellen, vor allem der Mitochondrien liegen. Außerdem muss der Darm kontrolliert werden, vor allem bei Hashimoto.

Haarausfall ist heilbar – das können Sie tun

Die Natur ist die beste Apotheke.
Sebastian Kneipp

Die wichtigsten Maßnahmen gegen Haarausfall im Überblick

- Behandeln Sie Haarausfall von innen (durch Einnahme) und von außen (durch das Auftragen geeigneter Mittel oder Anwendung bestimmter Methoden). Die inneren Maßnahmen sind langfristig die erfolgreichsten. Die äußeren helfen, den Haarverlust vorübergehend zu stoppen, bis die inneren Maßnahmen greifen. Äußerlich angewandte Mittel können nur dauerhaft helfen, wenn die Haarausfallursache auf die Kopfhaut beschränkt ist (zum Beispiel bei Kopfhautpilz) oder auf mechanische und chemische direkte Einwirkung (zum Beispiel Pflegeprodukte) zurückzuführen ist.
- Machen Sie eine Bestandsaufnahme Ihrer Ernährung.
- Prüfen Sie die Säurebelastung in Ihrem Körper.
- Reduzieren Sie säurebildende Nahrungsmittel, erhöhen sie die Menge an basenbildenden.
- Lassen Sie Ihren Vitamin- und Mineralstoffhaushalt prüfen – füllen Sie Defizite auf.
- Nehmen Sie regelmäßig Antioxidantien zu sich.
- Unterstützen Sie Ihre Leber bei der Arbeit.
- Führen Sie eine Detox- und Entschlackungskur durch.
- Prüfen Sie die Gesundheit Ihres Darms.

- Sanieren Sie Ihren Darm – bringen Sie Ihre Darmflora ins Gleichgewicht.
- Verwenden Sie natürliche Haarwuchsmittel.
- Aktivieren Sie die Durchblutung der Kopfhaut.
- Stellen Sie sich eine Auswahl an Nahrungsergänzungsmitteln (Superfoods) zusammen. Treffen Sie die Auswahl nach den Inhaltsstoffen so, dass Sie aus jedem Bereich etwas erhalten, von Vitaminen über Mineralstoffe bis zu Antioxidantien. Mittel, die sich farblich ergänzen, liefern meist auch sich ergänzende Inhaltsstoffe wie Kurkuma und Gerstengras. Wechseln Sie nach etwa 3 Monaten ab und nehmen Sie ein anderes Nahrungsergänzungsmittel aus Ihrer Liste.
- Meiden Sie Haarpflegeprodukte, die Haare und Haut strapazieren.

1. Ernähren Sie sich hochwertig und basisch

Basisch leben

Drei einfache Empfehlungen vorneweg: Ernähren Sie sich basenreicher, atmen Sie zwischendurch tief ein und aus und bewegen Sie sich. Wenn Sie außerdem auch mal schwitzen, haben Sie das optimale Gesundheitsquartett. Gesund leben ist nicht besonders kompliziert, sofern man bereit ist, ein paar ungesunde Gewohnheiten umzustellen oder zumindest zu reduzieren. Entdecken Sie die Freude, die es bereiten kann, Neues auszuprobieren: neue oder gewohnte Gerichte zum Basischen hin verändern, den eigenen Körper im Atmen und Bewegen spüren und neu erleben.

Mit welcher Einstellung Sie eine solche Veränderung am besten erreichen, dafür hat der römische Philosoph Seneca einen wunderbaren Rat: »Wer Gesundheit erwerben will, der muss sich von der Menge der Menschen trennen, denn die Masse geht immer den Weg gegen die Vernunft und versucht immer, ihre Leiden und Schwächen zu verbergen. Lasst uns nie fragen: ›Was ist das Übliche, sondern: Was ist das Beste?‹«

Ein ausgeglichener Säure-Basen-Haushalt ist ein Lebensstil – kein reines Kurverfahren

Basisch leben, das ist nicht nur Ernährung, es ist eine Lebensweise. Die alte indische Heilkunst des Ayurveda beschreibt die Grundkräfte des Lebens mit drei Energien, die Rajas, Tamas und Sattva heißen. Rajas steht für Energie und Bewegung, Tamas für Trägheit und Dunkelheit, und Sattva für Harmonie und Reinheit. Der Tanz dieser Energien hält den Kreislauf des Lebens in Bewegung und lässt ihn einmal zu dieser, dann zu einer anderen Seite neigen. Sattvische Kost ist rein, leicht und bekömmlich. Sich sattvisch zu ernähren und zu leben bedeutet, auf Reinheit und Klarheit zu achten. Wenn Rajas, die Aktivität, und Tamas, die Ruhe, vom Geist des Sattva durchdrungen sind, geht es uns gut. Wir sind ausgeglichener und fühlen uns wohl und glücklich.

Für uns bedeutet »basisch« ganz einfach: Säuren reduzieren, Basen aufnehmen, ob als Gemüse, Obst oder in Form von Nahrungsergänzungsmitteln und Basenpräparaten. Erweitern Sie sich selbst zuliebe »basisch« und machen Sie das Basische zu einer Lebenseinstellung. Dabei bevorzugen Sie beim Essen und Trinken, im Umgang mit sich und anderen, in Ihren Gedanken und Entscheidungen das, was klar, rein, sanft und weich ist. Das ist auch möglich, wenn Sie zu den Menschen zählen, die Intensivsport und hartes Training mögen, wenn Sie gern und viel arbeiten oder wenn Ihre Lebenssituation viel Einsatz von Ihnen verlangt. Es gibt immer eine Möglichkeit, sich bewusst, dem Basischen, dem Sattvischen zuzuwenden.

Einfach, aber wirkungsvoll: basenfördernde Anregungen für Ihren Speiseplan und Tagesablauf

- Machen Sie sich einen Ernährungsplan mit viel Gemüse. Grünes Blattgemüse aus der Familie der Kreuzblütler (Brassicaceae oder Cruciferae) wie Weißkohl, Grünkohl, Blumenkohl, Rosenkohl, Brokkoli und Kohlrabi sowie Kresse und Steckrüben haben besonders gesundheitsfördernde und reinigende Eigenschaften.
- Ein Richtwert für eine Ernährung, die den Säure-Basen-Haushalt im Gleichgewicht hält, ist: Essen Sie bis zu 80 Prozent basische Lebensmittel. Reduzieren Sie Säurebildner wie Fleisch, Kaffee, Kuchen und Gebäck auf etwa 20 Prozent der Ernährung. Meiden Sie sich selbst zuliebe nach Möglichkeit Fertiggerichte, Dosen und Fast Food.
- Essen Sie Gemüse auch roh. Knabbern Sie eine ungekochte Karotte, ein Stück Fenchel oder Stangensellerie. Achten Sie bei allem auf leichte Verdaulichkeit.
- Falls Ihnen Smoothies und Shakes schmecken: Es gibt viele leckere Rezepte im Internet und in Büchern. Grün sollte dabei sein. Alles, was Ihre Zellen schützt, zum Beispiel das grüne Chlorophyll, hilft Ihren Haaren. Wählen Sie beim Einkaufen sorgfältig aus: Gemüse und Früchte können wenig wertvolle Stoffe und viel Schadstoffe wie Pestizide enthalten! Smoothies liefern die geballte Ladung aus allen ihren Inhaltsstoffen, welche es auch immer sind. Das gilt übrigens auch für Tees. Wenn die getrockneten Blätter beim Übergießen aufgehen, werden sämtliche Inhaltsstoffe freigesetzt. Nehmen Sie mehr Gemüse als Obst wegen des Fruchtzuckers und ergänzen Sie eventuell mit Eiweißpulver, zum Beispiel Hanfprotein, oder mit Chiasamen.
- Nehmen Sie zusätzlich basische Mineralstoffe ein. Ich selbst ergänze meine Ernährung täglich mit basischen Mineralien, vor allem mit Magnesium und Calcium. Basische Mineralstoffe, die entsäuernd wirken, sind Kalium, Calcium, Magnesium und Eisen. Ein besonders reichhaltiges, basisch wirkendes Produkt ist Gerstengras, das zu meinen Favoriten gehört, außerdem Aloe-vera-Saft, *Wurzel-*

Kraft®, Spirulina, Chlorella und die Lithothamnium Calcareum Alge, die besonders viel hoch bioverfügbares Calcium enthält.

- Wenn Sie Getreide essen möchten, wählen Sie Vollkornprodukte. Weißmehl hat nicht nur keine Nähr- und Ballaststoffe mehr zu bieten, sondern es enthält auch meist viel Gluten. Vermeiden Sie Weizen, und seien Sie auch mit Vollkornweizen eher sparsam. Vor allem Weizenbrot und -brötchen enthalten viel Gluten, das die Darmwand verklebt und so die Nährstoffaufnahme behindert. Deshalb in der Ausleitungszeit besser weglassen, auch wenn Sie keine Glutenunverträglichkeit oder Zöliakie haben, und danach nur in geringerem Umfang essen. Eine tägliche kalte Brotzeit mit Wurst, Käse und Brot ist die beste Voraussetzung für Übersäuerung.
- Vollkornprodukte werden meist besser vertragen, wenn das Vollkornmehl fein ausgemahlen ist, da es sonst Verdauungsstörungen hervorrufen kann. Nach einer Gewöhnungszeit kann auch gröberes Mehl vertragen werden.
- Bevorzugen Sie Vollkornreis.
- Wählen Sie leicht verdauliches Fleisch. Eine Orientierung bietet die Farbe: Weißes Fleisch (Geflügel, Kalb) und Fisch sind leichter verdaulich als rotes Fleisch. Fische aus dem Meer sind oft quecksilberbelastet.
- Passen Sie die Menge an Gemüse an Ihren Fleischkonsum an: Mindestens 2:1 Gemüse/Fleisch sollte es sein. Grundsätzlich sollte in einer Zeit, in der Sie ausleiten wollen, besonders leicht verdauliches Eiweiß gewählt werden. Hülsenfrüchte und rotes Fleisch erfordern eine größere Verdauungsleistung und müssen immer besonders gut gekaut werden. Kauen, kauen, kauen ist ohnehin einer der besten Gesundheitstipps! So speicheln Sie die Nahrung richtig ein und Ihr Magen sowie Ihr Darm werden es Ihnen danken.
- Erhöhen Sie Ihre Eiweißzufuhr aus pflanzlichen Quellen. Hier ein paar Vorschläge: Ungewöhnlich und eiweißreich ist die leuchtend rote Drachenfrucht, die insgesamt eine Vitalstoffbombe ist. Artischocken (Ihre Leber liebt sie), Avocados, Ananas, Natto, Süßlupine, Nüsse und Kerne, Süßkartoffeln, Kartoffeln, Brokkoli, Kichererbsen, Brunnenkresse, Champignons, Kidneybohnen, Bohnen und Linsen. Ausgezeichnete, eiweißreiche Nahrungsergänzungsmittel sind zum Beispiel: Aloe-vera-Saft, Spirulina, Chlorella (entgiftet stark), AFA-

Algen, Gerstengras, Moringa oleifera und Bienenpollen. Krillöl und Hanföl enthalten neben wertvollen Omega-3-Fettsäuren auch Proteine. Mehr Informationen zu den Inhaltsstoffen dieser Superlebensmittel finden Sie zum Beispiel in meinem Buch *Die 50 besten Superfoods.*

- Trinken Sie viel gutes, kohlensäurefreies und mineralstoffarmes Wasser. Nur solches Wasser leitet aus.
- Trinken Sie mehr grünen als schwarzen Tee oder Kaffee. Mal 1 oder 2 Wochen ganz ohne diese Getränke auszukommen tut außerdem gut und muss kein Dauerzustand bleiben.
- Atmen Sie bewusst. Atmen ist Leben, das haben Sie bestimmt schon mehr als einmal gehört. Nutzen Sie die einfachste aller Übungen für Körper, Geist und Seele: Atmen Sie langsam und ruhig in den Bauch – und wieder aus. Das können Sie dort tun, wo Sie gerade sind. Wenn Sie viel Zeit in geschlossenen Räumen verbringen, wirkt es Wunder, zwischendurch ein Fenster zu öffnen und ein paar tiefe, ruhige Atemzüge zu nehmen. Auch im Liegen ist die Bauchatmung sehr wirksam. Beobachten Sie, wie sich Ihre Bauchdecke hebt und senkt. Wenn Ihnen Atemübungen (Pranayama) liegen, empfehlen sich Kalabhati und Kumbhaka.
- Sorgen Sie für mehr Bewegung. Gehen Sie spazieren, es muss kein Marathon sein. Stehen Sie ab und zu vom Bürostuhl auf und nehmen vielleicht gleich ein paar Atemzüge am Fenster. Kaufen Sie zu Fuß oder mit dem Fahrrad ein. Joggen ist nicht Ihre Sache? Schnelles Gehen hat ebenfalls einen guten Trainingseffekt. Trampolinspringen regt den Lymphfluss an, baut Stress ab und macht den Kopf frei. Das Beste: Bereits 10 Minuten ersetzen eine längere Joggingphase und schlichte 3 Minuten bauen Stress ab. Schwimmen, Nordic Walking, Training auf dem Laufband – wählen Sie eine zusätzliche Bewegungsart, die Ihnen Freude macht, oder machen Sie eine, die sie bereits ausüben, öfter und/oder länger.
- Schwitzen Sie: Sport, Sauna, schnelles Gehen, Tanzen … Schwitzen entsäuert und entschlackt.
- Gönnen Sie sich regelmäßig ein basisches Voll- oder Fußbad. Basenbäder reinigen den gesamten Organismus und entsäuern hocheffektiv. Wenn Sie nicht so gern schwitzen oder Ihnen keine der

Möglichkeiten, die Sie ins Schwitzen bringen würden, zusagen, sind Basenbäder eine ausgezeichnete Alternative. 30 Minuten sollten es mindestens sein und nicht zu heiß. Auch Basengels, die einmal wöchentlich aufgetragen werden, tun ihre Wirkung.

- Machen Sie eine Ölziehkur. Morgens vor dem Zähneputzen den Mund kurz ausspülen. Dann etwa 1 Esslöffel gutes Öl in den Mund nehmen und 10 bis 20 Minuten im Mund bewegen und durch die Zähne ziehen. Nicht schlucken! In ein Küchentuch spucken und in den Müll werfen. Nicht in den Ausguss oder die Toilette! Das Öl hat in dieser Zeit über die Mundschleimhaut viele Gifte aufgenommen. Die Zähne können wieder etwas heller werden. Besonders geeignete Öle sind: Kokosöl, Sesamöl, Sonnenblumenöl und Hanföl.
- Machen Sie eine Zitronensaftkur. Ein- bis dreimal täglich eine halbe Bio-Zitrone in einer Wassermenge nach Wahl, eventuell auch warm (nicht heiß), trinken. Im Körper wirkt Zitronensaft sehr basisch, Ihre Zähne allerdings bekommen die Zitronensäure ab. Daher ein Tipp: einen Strohhalm verwenden.
- Bürsten Sie die Haut vor dem Duschen oder unter der Dusche. Mit den Hautschuppen verlieren Sie auch Säuren und Giftstoffe.
- Seien Sie grundsätzlich kritisch mit allem, was Sie essen und trinken. Hilfreich ist es, sich ein Grundwissen über Inhaltsstoffe anzueignen. Denn vieles, was lecker verpackt verkauft wird, enthält Zusätze, die Sie nicht wählen würden, wenn Sie wüssten, dass sie sich darin befinden und was sie im Körper bewirken. Viele dieser Stoffe schädigen den Darm, belasten das Immunsystem und greifen die Zellen an. Auf Qualität zu achten und dafür etwas mehr auszugeben lohnt sich!
- Übernehmen Sie nur Tipps, wenn Sie sich gut damit fühlen, egal ob aus diesem Buch oder von anderer Seite. Ein bisschen Disziplin braucht es allerdings schon. Vor allem Produkte, die mit Zucker und Getreide hergestellt sind, haben ein Suchtpotenzial.

Was Sie sonst noch wissen sollten

Säurebildende Nahrungsmittel haben keinen sauren Geschmack, sie können im Gegenteil sogar süß schmecken. Fleisch, Geflügel, Wild und Wurst, Fisch und Meeresfrüchte, Quark und Käse, Samen, Nüsse (außer Mandeln), Getreide, Brot, alles Zuckerhaltige wie Limonaden, Kuchen und Eis setzen bei ihrer Umwandlung in Energie Säuren frei. Phosphorsäurereiche Nahrungsmittelzusätze, wie sie besonders in Softdrinks vorkommen, fördern ebenfalls eine Übersäuerung. Grüner Tee ist schwach sauer. Schwarzer Tee und Bohnenkaffee, der wegen seiner Röststoffe Magenprobleme bereiten kann, säuern etwas mehr, je nach Menge. Wegen des hohen Fruktosegehalts ist auch süßes Obst leicht säurebildend, obwohl Obst meistens zu den Basenbildnern gerechnet wird. Sauer schmeckende Nahrungsmittel wie Zitrone, Limette, Rhabarber, Apfelessig und Grapefruit werden dagegen nicht sauer verstoffwechselt. Zu den Basenbildnern zählen Gemüse, Blattsalate und Kräuter, Mineralwasser ohne Kohlensäure, Früchte- und Kräutertees.

Gemüse und Smoothies für Gesundheit und Vitalität

Grüne Smoothies

Essen Sie wirklich viel Gemüse. Das sollte zur Gewohnheit werden, auch über die Ausleitungszeit hinaus. Neben den gängigen Sorten bieten Schwarzwurzeln, Spitzkohl, Rote Bete, Brokkoli und Rosenkohl ein hohes Entgiftungs- und Entsäuerungspotenzial. Und vielleicht schaffen Sie es außerdem, sich regelmäßig ein chlorophyllreiches grünes Mixgetränk, einen Smoothie, zu gönnen. Mischen Sie Früchte und grünes Blattgemüse mit Wasser, Kokos- oder Mandelmilch und pürieren Sie alles in einem stabilen Mixer. Auch Löwenzahn, Spinat, Avocados und Kresse, besonders Wasserkresse und Kräuter eignen sich ausgezeichnet für eine Smoothie-Mischung. Dem Einfallsreichtum sind kaum Grenzen gesetzt, Hauptsache, es ist viel Grünes dabei. Wer mag, kann etwas Kurkuma- und/oder Ingwerpulver zugeben. Die Nährstoffbomben sind voller Enzyme und reich an sekundären Pflanzenstoffen, die viele wunderbare Wirkungen haben. Allen voran schützen sie die Zellen durch ihre antioxidative Wirkung, erhalten die Vitalität und Frische und verlangsamen den Alterungsprozess. Die vielseitigen Substanzen stärken das Immunsystem, bekämpfen Viren, Bakterien und selbst Tumore. Grüne Blattgemüse wie Kohlsorten, Stangensellerie und Brokkoli sind besonders reich an Ballaststoffen, die unverdaulich sind, den Darm regelrecht putzen und die Darmbewegungen anregen.

Die stark entgiftenden und blutreinigenden Brennnesseln können Sie als Tee nutzen. Hefe steht nicht auf Ihrem Speiseplan, auch nicht Hefeextrakt, der vielen Produkten als Geschmacksverstärker zugesetzt wird und Glutamat enthält. Zuckerarme Fruchtsorten wie Zitrone, Avocado und säuerliche Äpfel sind erlaubt, ja sogar erwünscht. Basisch ausgleichend und entgiftend wirken Gemüsesuppen mit wenig oder ohne Fleisch, grüne Smoothies mit Blattgrün, Spinat, Kräutern und grüne Nahrungsergänzungsmittel wie Gerstengras, Weizengras sowie die Algen Spirulina und Chlorella. Sehr basisch und ausleitend sind auch Aloe-vera-Saft, Kurkuma und Zeolithgesteine wie Bentonit und Klinoptilolith. Erhöhen Sie die Menge an Omega-3-Fettsäuren. Leinöl, Schwarzkümmelöl und Hanföl enthalten besonders viel von diesen wertvollen, das Immunsystem unterstützenden Fettsäuren. Diese Öle beziehungsweise Omega-3-Fettsäuren gibt es auch in Kapselform. Herausragend ist hier Krillöl. Es ist reich an Antioxidantien und enthält Astaxanthin, das zu den stärksten bekannten Radikalfängern zählt, außerdem Phospholipide – Fette, die Hauptbestandteil der Zellmembranen sind. Sie ermöglichen den Zellen, Giftstoffe herauszufiltern.

Weiße Smoothies

Haben Sie schon einmal von weißen Smoothies gehört? Die grünen, chlorophyllhaltigen kennt jeder. Weiße Smoothies setzen nicht auf Blattgrün, Kräuter und grüne Gemüse, sondern bestehen aus Früchten, Sahne, rohen Eiern, Kokosöl, Kokoswasser oder Kokosmus und Rohmilchbutter. Weitere Zutaten können Hanfsamen, Avocado, Nüsse und Mandeln oder Mandelmus sein. Kreieren Sie Ihren eigenen weißen Smoothie nach dem Prinzip: Gesunde, rohe Fettsäuren und eiweißreiche Produkte müssen die Grundlage bilden. Denn die weißen Kollegen der grünen Smoothies liefern vor allem essenzielle Aminosäuren und Fettsäuren. Die Zutaten werden wie bei den grünen im Hochleistungsmixer vermengt. Das Resultat ist ein wunderbar cremiger Mix, der fast schon eine Nachspeise ist. Buchtipps finden Sie im Quellenverzeichnis.

Weitere Tipps für Super-Smoothies

Mischen Sie Ihre Smoothies (für noch mehr Basen und Aminosäuren) mit Gerstengraspulver, Weizengraspulver, Dinkelgraspulver, Moringa oleifera Pulver, Löwenzahn- oder Brennnesselpulver, Hanfprotein, Chiaproteinpulver oder eingeweichten Chiasamen.

Ein Schuss Omega-3-haltiges Öl wertet Ihre Smoothies zusätzlich auf, falls Sie mit der Ölkomponente zurechtkommen. Zum Beispiel Hanföl, Leinöl, Omega-3-plus mit ALA oder Omega-3-DHA von Udo's Choice.

Eine kleine Säure-Basen-Tabelle der Lebensmittel

Stark basenbildende Lebensmittel: Gemüse und Gemüsesäfte, Kohlsorten, Kartoffeln, Süßkartoffeln, die meisten Früchte und Fruchtsäfte, Kräuter, Kräutertee, Salate, Sprossen und Keime, Kastanien, stilles Wasser.

Schwach basenbildende Lebensmittel: säurereiche Obstsorten wie Orangen, Zitronen, Ananas, saure Apfelsorten, Rhabarber, Sahne, Getreidekaffee, Hirse, Quinoa, Amaranth, Linsen, Erbsen, Bohnen, Trockenobst, Weizen- und Dinkelkeime, Aubergine, Kürbis, Zucchini, Pfifferlinge und Steinpilze, Mandeln.

Stark säurebildende Lebensmittel: Industriezucker und alle zuckerhaltigen Produkte, alle Produkte, die aus Weißmehl hergestellt sind, wie Nudeln, Pizza, Brot, Brötchen, Kuchen, Süßigkeiten, Fleisch, Wurst, geschälter Reis, kohlensäurehaltige Getränke und Wasser, Essig (außer Apfelessig), Softdrinks, Alkohol, Sekt, Kakao, Sojaprodukte, Fertigprodukte, Fast Food.

Schwach säurebildende Lebensmittel: Joghurt, Quark (außer Kefir), Vollkorngetreide und Vollkornprodukte (außer Hirse, Quinoa und Amaranth), Haselnüsse, erhitzte Tomaten.

Wir brauchen Säuren und Basen

Gehen Sie nun bitte nicht davon aus, dass Sie Ihren Haaren zuliebe von nun an keinerlei säurebildende Nahrungsmittel mehr essen dürfen. Der menschliche Organismus braucht sowohl Säuren (zum Beispiel Aminosäuren, Fettsäuren) als auch Basen (zum Beispiel Calcium, Natrium, Magnesium). Basen sind die natürlichen Gegenspieler der Säuren, für deren Neutralisation und Abtransport sie zuständig sind. Zahlreiche Experten raten, 80 Prozent basische Nahrungsmittel zu verwenden und 20 Prozent säurebildende. Auch ein Verhältnis von 2:1 zugunsten der Basen wird als günstig betrachtet. Wer sich täglich und über lange Zeit von Pommes frites, Pizza, Brötchen und Ähnlichem ernährt, wer viel Alkohol trinkt, viel Wurst und Fleisch verzehrt, setzt seinem Immunsystem, dem Magen-Darm-Trakt und seiner Gesundheit insgesamt heftig zu. Sich nur basisch zu ernähren, würde das Pendel nach der anderen Seite ausschlagen lassen. Die Azidosespezialistin Dr. Renate Collier unternahm einen Selbstversuch mit einer rein basischen Ernährung, an dem auch einige ihrer Studenten teilnahmen. Nach einigen Wochen stellten alle Teilnehmer fest, dass sie sich körperlich immer schwächer fühlten und sich schlechter konzentrieren konnten. Außerdem kann auch eine Alkalose eintreten, ein Zustand, bei dem der pH-Wert des Blutes über die gesunde Grenze von 7,45 steigt, also zu stark basisch wird. Diese Form kommt zwar nur sehr selten vor und reguliert sich meist von selbst, zeigt aber, dass es nicht um einen Ausschluss von Säuren, sondern um das richtige Verhältnis geht.

Clean Eating – »sauber« essen, Körper und Haare werden es Ihnen danken

Clean Eating ist in den USA der große Trend. Die Methode, die im Kern nichts anderes besagt, als »sauber« zu essen, wurde von der

Ernährungsberaterin Tosca Reno entwickelt. Genau genommen ist Clean Eating keine Methode, sondern eine Lebenseinstellung, die den bewussten Umgang mit dem Körper und der Ernährung zum Ziel hat. Es darf alles gegessen werden, solange es natürlich ist. Industriell verarbeitetes Essen, Lebensmittel mit künstlichen Zusätzen und Eingeschweißtes gehören nicht dazu. Beim Clean Eating wird weniger Kochsalz und Zucker gegessen. Gestrichen werden künstliche Süßstoffe und Produkte, in denen Zusatzstoffe wie Farb-, Konservierungs- und Aromastoffe enthalten sind. Ungesättigte Fettsäuren sind Pflicht, und Eiweiße werden mit Kohlenhydraten kombiniert. Viel stilles Wasser (2 bis 3 Liter täglich) reinigt den Körper und transportiert Nährstoffe. Alkohol betrachtet Tosca Reno als Gift. Sie legt Wert auf Frühstück, um die Energiereserven, die während der Nacht gesunken sind, wieder aufzufüllen. Beim Clean Eating werden außerdem über den Tag verteilt viele kleine Portionen gegessen.

Unabhängig davon, ob Sie all diesen Empfehlungen folgen wollen, regt der Gedanke des Clean Eatings an, gut mit sich umzugehen. Viele Menschen halten ihre Wohnung und ihr Auto sauber, aber im Inneren ihres Körpers befindet sich eine Müllhalde, die täglich aufgefüllt wird. Clean Eating ist die Überschrift dafür, nicht einfach zu kaufen, was lecker und vielleicht auch gesund aussieht. Lesen Sie die Liste der Inhaltsstoffe und stellen Sie sich ein Repertoire an Nahrungsmitteln zusammen, das für Sie aus dieser Sicht zumindest annehmbar ist. Es ist tatsächlich nicht so einfach, Zusatzstoffen, Transfetten und anderen »Wohltaten« der Lebensmittelindustrie zu entkommen, nicht zuletzt, weil sie sich hinter unterschiedlichen Namen und E-Nummern verstecken. Eine Messung Ihrer Transfettsäurenbelastung wird jedoch deutlich günstiger ausfallen, wenn Sie zum Beispiel weniger Pommes frites, Chips, Fertiggerichte und so weiter essen, wenn Sie beim Kochen zu Hause darauf achten, dass Ihr Bratfett nicht raucht und Sie auch keine gehärteten Fette verwenden und sich von Fast-Food-Lokalen und Billigküchen fernhalten.

Gesund mit der Gerson-Therapie

Dr. Max Gerson ist ein Pionier der Ernährungstherapie. Seine Erkenntnisse haben vielen Krebspatienten geholfen, und sie können auch Ihnen helfen, wenn Sie eine Übersäuerung in den Griff bekommen wollen. Wie alle naturheilkundlichen Methoden zielt die Gerson-Therapie darauf ab, dem Körper zu helfen, sich selbst zu heilen. Dazu wird auf eine vitalstoffreiche Ernährung mit viel Kalium und wenig Salz umgestellt: Frisch gepresste Säfte liefern wertvolle, regenerierende Stoffe; Kaffeeeinläufe reinigen Darm und Leber; Nahrungsergänzungsmittel füllen zusätzlich Defizite auf. Die Gerson-Ernährung ist ein wertvoller Leitfaden, um wieder zu Gesundheit sowie körperlicher und seelischer Ausgeglichenheit zu finden. Sie ist ebenso eine gute Basis für neuen Haarwuchs. In der Literaturliste finden Sie ein Buch und eine DVD zur Gerson-Therapie.

Basische Produkte von Peter Jentschura

Seit vielen Jahren sind die Produkte von Peter Jentschura meine Favoriten, wenn es um den Säure-Basen-Haushalt geht. Sie haben mir und vielen anderen bei ihren Haarproblemen geholfen.

WurzelKraft®

WurzelKraft® ist ein Granulat in Bio-Qualität, das aus Blütenpollen und einem Pflanzengemisch aus über hundert Zutaten wie Kräutern, Gemüsen, Früchten, Gewürzen, Samen und Salaten zusammengestellt ist. Vielleicht kennen Sie noch die Varianten *WurzelKraft® würzig* und *WurzelKraft® fruchtig*. Inzwischen wurde eine neue Mischung aus beiden geschaffen. Die Zutaten der neuen Rezeptur stammen alle aus kontrolliert ökologischem Anbau. Sie wurden schonend getrocknet, sind naturbelassen und haben eine hohe Bioverfügbarkeit. *WurzelKraft®* ist glutenfrei. Mein persönlicher Standard ist: 1 bis 3 Teelöffel am Tag, je nachdem was ich gegessen habe. Zur Behandlung von Haarausfall muss für eine bestimmte Zeit übermineralisiert werden: 3 bis 4 Esslöffel sind sinnvoll. Bei starker Übersäuerung kann auch erhöht werden. Größere Mengen nicht auf einmal nehmen, sondern auf zwei bis dreimal am Tag verteilen.

Morgenstund® – basisch in den Tag

Wie es der Name sagt, ist *Morgenstund®* etwas fürs Frühstück. Der glutenfreie Brei enthält Hirse, Buchweizen, Amaranth, Sonnenblumenkerne, Kürbiskerne und süße Mandeln sowie Apfel und Ananas. Er wird als Brei mit Wasser gekocht und ist schnell zubereitet. Sie können ihn auch einfach mit heißem Wasser übergießen und quellen lassen. Prima schmeckt es, wenn man den Brei mit Obst (sehr gut ist Banane), Trockenfrüchten, Nüssen, Sahne, Soja-, Reis- oder Mandelmilch verfeinert. Wer Brei mag, findet hier ein basisches Frühstück, das durch seine Vitalstoffe munter macht.

Basische Körperpflege mit *MeineBase*®

MeineBase® ist ein basisch-mineralisches Badesalz, das den pH-Wert des Badewassers auf etwa pH 8,5 hebt. Mit diesem Salz lässt sich vieles machen: Vollbad, Fußbad, Handbad, Sitzbad und basische Wickel. Basische Bäder bewirken eine »Auslaugung« über die Haut. Sie ziehen Säuren, Gifte und Schadstoffe, die über die Haut ausgeschieden werden, sozusagen aus ihr heraus, sodass der Organismus immer mehr davon nach außen schieben kann. Nach dem Bad wird nicht gecremt oder geölt, sondern wenn möglich ohne sich abzutrocknen und nur mit einem Bademantel bekleidet der Nacheffekt genutzt. Die Haut fettet durch die Base von selbst nach.

Vollbäder sollten ab 30 Minuten bis zu 1½ Stunden dauern, da der Effekt erst nach einer halben Stunde wirksam wird. Auch Fußbäder sind sehr effektiv und können zum Beispiel bequem am Schreibtisch und abends zur Entspannung gemacht werden. Der Zeitrahmen kann von Ihrer Lust und Ihren Möglichkeiten bestimmt werden. Je stärker die Übersäuerung und eventuell auch der Entschlackungsbedarf ist, desto länger beziehungsweise häufiger sollten solche Bäder angewendet werden. Gebadet wird in einer Wassertemperatur, die die Körpertemperatur nur wenig übersteigt. Zusätzlich können Sie beim Baden den Körper bürsten. Mit *MeineBase*® können Sie auch einen Einlauf machen und den Darm anregen und reinigen. Noch eine Besonderheit: *MeineBase*® enthält die acht Edelsteine Achat, Karneol, Citrin, Chrysopras, Chalcedon, Saphir, Bergkristall und Onyx in feinster Pulvermahlung.

2. Sorgen Sie für eine gute Verdauung und einen gesunden Darm

»Das Lachen ist der Lebenskraft zuträglich, denn es fördert die Verdauung«, davon war schon der Philosoph Immanuel Kant überzeugt. Denn »ein verlässliches Gedärm«, so meinte der US-amerikanische Humorist Josh Billings, sei »für jeden Menschen gelegentlich mehr wert als jede Menge Gehirn«.

Es gibt viele Gründe, warum die Verdauung klappt oder nicht. Verdauungsprobleme können durch ungesunde Ernährung mit viel Weißmehl, Süßem, fetter Wurst und Fleisch, Frittiertem und Fast Food sowie mit einem Mangel an Ballaststoffen und Enzymen entstehen. Unverdauliche Ballaststoffe haben eine wichtige Aufgabe: Sie binden Wasser im Darm, quellen dadurch auf und regen Darmbewegungen an, die den Speisebrei schneller transportieren und den Stuhl weich machen; sie sind reichlich in Gemüse, Obst und Vollkorngetreide enthalten. Verdauung beginnt jedoch bereits im Mund, wie Sie schon in früheren Kapiteln lesen konnten. Nur richtig gekaute Nahrung kann im Magen weiter zersetzt und in einer Form an den Darm weitergegeben werden, in der die Nährstoffe aufgenommen und Unbrauchbares sowie Schadstoffe sicher ausgeleitet werden. Jeder Teil des Verdauungsapparates, vom Mund bis zum After, hat eine wichtige Funktion, und jede Funktion baut darauf auf, dass die vorhergehende richtig ablaufen konnte. Bei all diesen Vorgängen spielen Enzyme eine zentrale Rolle.

Bewegung ist das A und O: Nicht nur der Darm, auch der Magen und der gesamte Körper einschließlich der Stoffwechselkreise, Muskeln, Knochen und sogar die Hirnfunktion brauchen Bewegung. Studien haben belegt, dass Bewegung und Sport intelligenter machen. Für eine gute Verdauung müssen Sie keine Sportskanone werden. Gehen Sie spazieren, auch mal einen Schritt schneller. Vielleicht haben Sie Lust zum Radeln, Wandern, Schwimmen oder Hüpfen auf dem Trampolin. Durch Bewegung werden die inneren Organe stärker durchblutet und die Verdauungskontraktionen des Darms angeregt. Neben der Bewegung braucht Verdauung auch innere Ruhe. Je ausgeglichener Sie schon beim Essen selbst sind, desto größer sind Ihre Chancen, dass Magen und Darm ihre Aufgaben richtig erfüllen.

Falls Sie unter Verstopfung leiden, kommt eine wichtige Frage auf: Trinken Sie genügend? Etwa 1,5 Liter Flüssigkeit täglich sollte ein Erwachsener mindestens zu sich nehmen, besser mehr, vor allem, wenn es heiß ist oder Sie Sport oder eine intensive körperliche Arbeit betreiben und stark schwitzen. Wie Sie wissen, befindet sich der größte Teil des Immunsystems im Darm, und auch im Gehirn werden wichtige, immunstimulierende Signale gesetzt. Wassermangel beeinträchtigt die Funktionstüchtigkeit von Hirn, Darm und gesamtem Körper – und damit das Immunsystem.

Verdauung braucht Zeit

Wenn die Nahrung im Magen angekommen ist, beginnt der für unsere Gesundheit wichtigste Teil des Essvorgangs. Hier wird die Nahrung vorverdaut, und dafür ist es wichtig, dass sie zuvor gut gekaut und eingespeichelt wurde. Langsam essen und gründlich kauen versorgt den Nahrungsbrei mit der ersten Portion ausgesprochen wichtiger Verdauungsenzyme. Im Magen verbringen die einzelnen Speisen unterschiedliche Zeiten. Als Richtwert kann man davon ausgehen, dass Kohlenhydrate wie Nudeln 2 bis 3 Stunden brauchen, Fleisch, vor allem wenn es sehr fettreich ist, dagegen bis zu 7 oder 8 Stunden im Magen bleibt. Grundsätzlich werden Kohlenhydrate schnell, Eiweißreiches dagegen langsam verdaut. Das ist der Grund, warum der Hunger nach einer kohlenhydratreichen Mahlzeit, zu der auch Müsli und Brei gehören, schneller wiederkehrt. Wasser läuft sozusagen »durch«. Etwa ¼ Liter in 10 Minuten, bei leerem Magen auch sofort. Gemüse wird, je nachdem, ob es roh oder gekocht ist und auch abhängig von der Sorte, von 50 Minuten bis zu 3 Stunden verdaut. Die Länge der Zeit ergibt sich daraus, wie wasserhaltig das Gemüse ist und wie viele Ballaststoffe es enthält – je mehr Wasser, desto schneller, je mehr Ballaststoffe, desto langsamer. Das Gleiche gilt für Obst, nur dass die Verdauungszeiten meist deutlich kürzer als bei Gemüse ausfallen. Wasserreiche Obstsorten wie Melonen, Pfirsiche oder Äpfel verlassen den Magen schon nach 20 bis 30 Minuten, Bananen lassen sich etwa 1 Stunde Zeit. Deshalb sollte frisches Obst vor einer großen Mahlzeit gegessen werden, nicht danach, weil dann das Obst mit dem restlichen Nahrungsbrei im Magen bleibt, was sich ungünstig auswirkt. Weichkäse und Joghurt verlassen den Magen nach 1 bis 2 Stunden, Hartkäse dagegen erst nach 4 bis 5 Stunden. Für das leichter verdauliche Fischeiweiß müssen nur 2 bis 3 Stunden angesetzt werden, für Hähnchen und Pute etwa 3 bis 4 Stunden. Fettreiches Fleisch kann dagegen bis zu 7 oder 8 Stunden im Magen verweilen, fettarmes nur 4 bis 5 Stunden. Grundsätzlich gilt: Je fettreicher und eiweißhaltiger, desto länger ist die Verdauungszeit. Entscheidend ist, ob der Magen ganz oder zumindest weitgehend leer war oder noch Unverdautes beinhaltet. Auch die Menge der einzelnen Speisen spielt eine Rolle. Je mehr unterschiedliche Eiweiße, Kohlenhydrate und Fette bei einer Mahlzeit zusammenkommen, desto länger ist die Verdauungszeit.

Entlasten Sie Ihre Verdauung durch die richtige Kombination von Nahrungsmitteln

Die Mischung macht's oder genauer gesagt: die Reihenfolge. Eine längere Verdauungszeit bedeutet mehr Arbeit für das Verdauungssystem. Aus diesem Grund empfehlen manche Diäten, nur ein Eiweiß pro Mahlzeit zu essen (zum Beispiel Hülsenfrüchte nicht mit Fleisch oder Vollei zu kombinieren). Auch die Kombination von Kohlenhydraten mit Eiweiß (Fleisch oder Fisch mit Nudeln, Reis oder Kartoffeln) stellt eine Doppelbelastung dar. Eiweiß braucht Eiweiß spaltende Enzyme, um verdaut zu werden, Kohlenhydrate brauchen Kohlenhydrat spaltende Enzyme. Die unterschiedlichen Enzymklassen können sich gegenseitig in der Arbeit behindern.

Ideal ist außerdem, schnell Verdauliches nicht mit langsam Verdaulichem zu mischen. Salat und Fleisch ist eine weniger günstige Kombination als Fleisch (beziehungsweise Eiweiß) mit Gemüse. Brot zum Grillfleisch, und das vielleicht noch am Abend, wenn die Verdauungskräfte ohnehin schwächer werden – nun ja, besser nicht. Man kann sich daran gewöhnen, es ist wie so vieles eine Frage der Motivation.

Was Sie zur optimalen Reihenfolge von Nahrungsmitteln wissen sollten

Wie Sie bereits beim Obst gesehen haben, lohnt es sich, eine bestimmte Reihenfolge der Speisenauswahl so zu verinnerlichen, dass sie selbstverständlich wird. »Käse schließt den Magen« –, vielleicht tut er das ja, aber nicht, wenn Sie zuvor einen Kalbs-, Rinder- oder Schweinebraten oder gar eine Ente oder Gans gegessen haben. Schon gar nicht, wenn es sich um Weichkäse wie Camembert handelt, der sich, wenn überhaupt, noch eher mit einem schneller verdaulichen Hühnchen oder mit Pute kombinieren lässt. Hartkäse kann es mit Fleisch aufnehmen, allerdings haben Sie dann immer noch zwei stark unterschiedliche Eiweiße in Ihrem Magen. Obst zum Nachtisch – besser nicht. Eine Wassermelone wäre in einem leeren Magen bereits nach 20 bis 30 Minuten verdaut gewesen. Zusammen mit Schinken – die edle, leckere Vorspeise! – wird sie schwer verdaulich. Und wenn Sie vor der Melone Fleisch oder Fisch, dazu vielleicht noch Bratkartoffeln oder Pommes frites gegessen haben, bleibt die Wassermelone (und jedes andere Obst ebenfalls) im Magen liegen und beginnt zu gären. Es bilden sich Gase und es rumpelt im Bauch.

Essen Sie leicht verdauliche Lebensmittel mit hohem Wassergehalt als Erstes, legen Sie dann nach Möglichkeit eine kleine Essenspause ein. Aber auch ohne Pause profitieren Sie, wie Sie weiter unten im Text noch sehen werden, bereits allein davon, dass Sie mit dem leicht Verdaulichen, zum Beispiel Obst, begonnen haben. Danach kommen die schwerer verdaulichen Speisen. Wenn Verdauungsenzyme konkurrieren müssen, weil Eiweiß und Kohlenhydrate zusammen gegessen wurden, passiert es leicht, dass die Nahrung sogar nur unvollständig verdaut wird. Die erste Hürde ist der Magen, wo der Nahrungsbrei erst weiterbefördert wird, wenn alles, schnell und langsam Verdauliches, verdaut ist. Wenn schließlich alles im Darm landet, bleiben die mangelhaft verdauten Bruchstücke zu lange dort, verwesen und bilden einen Nährboden für schädliche Bakterien. Fleisch, Käse, Eier, Getreide und Gemüse brauchen jeweils unterschiedliche Enzyme, um verdaut werden zu können. Je weniger Sie miteinander kombinieren, desto besser für Ihre Verdauung. Aus diesem Grund wird heute wieder so stark für die sogenannte »Steinzeiternährung« (auch »Steinzeitdiät« und »Paleo-Diät«) plädiert. Diese Ernährung orientiert sich daran, wie der Mensch vermutlich in der Altsteinzeit gegessen hat: Fleisch, Fisch, Meeresfrüchte, Eier, Obst, Gemüse, Kräuter, Pilze, Nüsse und Honig. Da zu dieser Zeit, anders als heute, nicht immer alles zur Verfügung stand, wurde auch nicht alles zusammen gegessen. Wenn es Fleisch gab, gab es Fleisch. In der heutigen Paleo-Diät werden Milch und Milchprodukte, Getreide und Zucker vollständig weggelassen.

Wer unter Blähungen, Verstopfung oder Durchfall leidet, sollte sich als Erstes seine Nahrungsmittelauswahl ansehen. Die falsche Kombination ist kein Kavaliersdelikt. Je häufiger sie vorkommt, desto mehr erhöht sich die Wahrscheinlichkeit, chronische Entzündungen zu entwickeln, die bis zum Leaky Gut, dem Sickerdarm, mit allen Folgen sowie weiteren Entzündungsherden im Körper führen können. Innere Entzündungen werden heute als die Hauptursache für Erkrankungen angesehen.

Die richtige Reihenfolge nach Dr. Stanley Bass

Wer im Magen Ordnung hält, der wird mit Ordnung im Darm und im gesamten Körper belohnt. Aufgrund jahrzehntelanger Forschungen ist der amerikanische Arzt Dr. Stanley Bass der Ansicht, dass die meisten Krankheiten mit Fasten und einer geeigneten Ernährung geheilt werden können. Ein wichtiger Teil seiner Ernährungslehre besteht in der richtigen Reihenfolge von Nahrungsmitteln. Schon früher hatten Untersuchungen gezeigt, dass Nahrungsmittel im Magen sogenannte Lagen in der Reihenfolge bildeten, in der sie gegessen wurden. Sie hatten sich nicht vermischt. Was zuletzt gegessen wurde, liegt also obenauf und muss warten, bis die unteren Lagen verdaut sind. Leicht verdauliche Lebensmittel bleiben in der »Warteschleife«, wenn sie zum Schluss gegessen werden.

In seinem Buch *Ideal Health through Sequential Eating* (Optimale Ernährung durch richtige Reihenfolge der Nahrungsmittel) erklärt Dr. Bass[26], welches die optimale Reihenfolge ist: Zuerst kommen Früchte, dann Salat, dann Reis (oder andere kohlenhydrathaltige Nahrungsmittel wie Nudeln), dann Käse und zum Schluss Fisch oder Fleisch. Bei einem Menü aus all diesen Nahrungsmitteln würde jedes Einzelne eine eigene Lage bilden und den Magen auch in dieser Reihenfolge und innerhalb der dazugehörigen Verdauungszeit verlassen. Es bilden sich keine Gase und es tritt auch keine Müdigkeit auf. Würde man alle diese Nahrungsmittel – oder auch nur einen Teil davon – zusammen essen, also mal einen Bissen davon, dann davon, wie wir es gewohnt sind, würde die Verdauung so lange dauern, wie das am langsamsten verdaute Nahrungsmittel braucht. Gleichzeitig würden sich Verdauungsenzyme gegenseitig in ihrer Arbeit behindern.[27] Stellen Sie sich einfach vor, Sie stünden in der Küche und müssten gleichzeitig kochen, backen und putzen, aber wirklich gleichzeitig. Selbst in Zeiten des Multitasking dürfte das nicht wirklich möglich sein. Jeder Versuch würde ziemlich viel Stress erzeugen.

Warum die richtige Reihenfolge beim Essen so wichtig ist, begründet Dr. Bass mit den Worten: »Der wichtigste Grund dafür, die richtige Reihenfolge beim Essen einzuhalten ist, dass die Nahrung so leicht und so schnell wie möglich verdaut wird. Der größte Energieverlust entsteht, wenn die Verdauung aufgrund von schwierigen Kombinationen unnötig lange dauert und wenn man mehr isst als der Körper zum Überleben braucht. Es macht einen großen Unterschied, wenn man die gewaltige Menge an Energie, die auf diese Weise verschwendet wird, bewahrt. Das Ergebnis können eine schnellere Genesung, glücklichere und fröhlichere Gemütszustände sowie mehr Lebenslust und Energie im Alltag sein. Außerdem werden die Nährstoffe leichter und gründlicher in den Körperzellen aufgenommen und Abfallstoffe gründlicher entsorgt.

Energie ist der wichtigste Faktor, um wieder gesund zu werden, und sie muss unter allen Umständen konserviert werden und darf nicht durch unnötige Verdauungsprozesse verschwendet werden. Essen in der richtigen Reihenfolge wird die Energie unfehlbar bewahren. Versuchen Sie es – spüren Sie den Unterschied, und Sie werden niemals mehr zu Ihren alten Essensgewohnheiten zurückkehren – das verspreche ich Ihnen!«[28]

Säuberlich getrennt: wie der Magen Ordnung hält

Der berühmte arabische Arzt und Gelehrte Moses Maimonides ist die älteste bekannte Quelle zur Reihenfolge von Nahrungsmitteln. Maimonides, der im 12. Jahrhundert lebte, schrieb, dass Nahrung am besten verdaut wird, wenn man mit dem wasserhaltigsten Nahrungsmittel beginnt, dann das etwas weniger wasserhaltige isst und so fort bis zum wasserärmsten und konzentriertesten. Spektakulär ist der Fall eines Soldaten, der während des Amerikanischen Bürgerkrieges (1861–1865) eine Schussverletzung erlitt, die in seinem Magen eine große Öffnung hinterließ. Mehrere Ärzte nutzten die ungewöhnliche Möglichkeit, direkt in einen Magen zu sehen und die Verdauung zu beobachten. Was sie sahen, veranlasste Dr. Bass zu einer Reihe von Selbstversuchen, bei denen er unterschiedliche Nahrungsmittel aß, jedoch immer nur eines auf einmal. Später untersuchte er seinen Stuhl – und stellte fest, dass sich verschiedene Farben fanden. Zuerst kam die rötliche Wassermelone, dann ein sehr dunkelbrauner gemischter Salat. Der sehr helle Käse bildete den Abschluss. Alle hatten den Körper in der Reihenfolge verlassen, in der er sie gegessen hatte! Stellen Sie sich einfach vor, dass Ihr Magen die Ordnung liebt und sich für jedes Nahrungsmittel extra Zeit nimmt. Schicht für Schicht werden die passenden Verdauungsenzyme gebildet und manche Nahrungsmittel bringen schon welche mit.

Ich bin mir bewusst, dass der Gedanke höchst unbeliebt ist, ein Menü aus Fleisch, Nudeln, Gemüse und vielleicht noch Salat, oder die beliebten Linsen mit Spätzle und Würstchen in einer bestimmten Reihenfolge zu essen, statt eine Gabel davon und eine davon, denn alles zusammen schmeckt so lecker. Sie müssen die Reihenfolge ja nicht bis zur letzten Perfektion durchführen, aber ein wenig mehr Beachtung hat Ihr Magen schon verdient. Schließlich hängen Ihr Darm, sein Immunsystem und Ihre gesamte Gesundheit mit daran. Das gilt vor allem, wenn Sie die 40 überschritten haben und, wie bei vielen Menschen, die Magensäureproduktion nachlässt. Genau genommen ist der Vorteil, eine Verdauung zu haben, die »rostige Nägel« verdaut, jedoch kein Anlass, ihr auch laufend eben diese vorzusetzen. Kombinieren Sie beispielsweise ballaststoffreiches Gemüse wie Rosenkohl mit Hähnchen und essen Sie beides zusammen, lassen Sie aber Kohlenhydrate wie Kartoffeln, Nudeln oder Reis weg. Das tut auch Ihrer schlanken Linie gut.

Beispiele für Verdauungszeiten im Magen (Richtwerte)
Besonders wasserhaltiges Obst wie Wassermelone: 15–20 Minuten
Sonstiges Obst (je nach Wasseranteil): 30–40 Minuten
Avocado: 1¾ Stunden
Trauben: 1¾ Stunden
Mango: 1¾ Stunden
Himbeeren: 1¾ Stunden
Heidelbeeren: 2 Stunden
Zitrone: 1½ Stunden
Kokosnuss, getrocknet: 3–4 Stunden
Grüner Salat: 30–40 Minuten
Gemüsesäfte: 15–20 Minuten
Gedünstetes oder gekochtes Gemüse: 40–50 Minuten
Stärkehaltiges Gemüse, gedünstet oder gekocht: 60 Minuten
Besonders ballaststoffhaltige Gemüse wie Rosenkohl, Süßkartoffeln, Brokkoli: 3–4 Stunden
Weizen, Gerste, Roggen: 3½–4 Stunden
Hülsenfrüchte und Linsen: 90 Minuten
Brötchen: 2 Stunden
Samen: 2 Stunden
Nüsse: 2½–3 Stunden
Entrahmte Milch: 90 Minuten
Vollmilch, ungekocht: 2½ Stunden
Vollmilch, gekocht: 2 Stunden

Hüttenkäse aus Vollmilch: 2 Stunden
Hartkäse aus Vollmilch 4–5 Stunden
Eigelb: 30 Minuten
Vollei, roh: 2 Stunden
Vollei, gekocht: 45 Minuten
Fisch, mager (Dorsch, Kabeljau, Flunder, Seezunge): 30 Minuten
Fetter Fisch: 45–60 Minuten
Ölsardinen: 7–8 Stunden
Hühnchen ohne Haut: 1½–2 Stunden
Truthahn ohne Haut: 2–2½ Stunden
Rind oder Lamm: 3–4 Stunden
Schwein: 4½–5 Stunden
Speck: 6 Stunden
Kalbsbraten: 4 Stunden
Entenbraten: 5 Stunden
Pilze: 7 Stunden

Probiotika – »Bakterien für das Leben«

»Essen ist die Lösung, nicht das Problem.«
Dr. Alan Christianson

Probiotika sind nützliche Bakterien, die »pro bios«, »für das Leben« sind. Sie stellen das Gleichgewicht der Darmflora wieder her und unterstützen die Regeneration der Darmschleimhaut. Eine Stuhluntersuchung kann zeigen, welche Bakterienstämme die wichtigsten für Sie sind. Bei den Probiotika handelt es sich meist um Milchsäurebakterien verschiedener Stämme, die weiter unten aufgeführt werden.

Zahlreiche Studien haben die vielfältigen Wirkungen von Probiotika untersucht. Die probiotischen Bakterien fördern die Adsorption lebenswichtiger Nährstoffe im Darm, helfen, schädliche Keime zurückzudrängen und unterstützen das Immunsystem, unter anderem indem sie Grippeviren und Erreger, die Erkältungen auslösen, erkennen. Von Probiotika können alle profitieren, die zu Infektionen neigen, eine Autoimmunerkrankung wie Diabetes mellitus haben oder

Medikamente nehmen, die die Immunabwehr unterdrücken wie Cortison. Abnehmen wird mit probiotischen Mitteln häufig leichter und auch das metabolische Syndrom, das mit starker Fettleibigkeit, Bluthochdruck, veränderten Blutfettwerten und Insulinresistenz einhergeht, wird positiv beeinflusst. Weitere wünschenswerte Wirkungen sind die Besserung des Reizdarmsyndroms und schwerer Darmerkrankungen wie Morbus Crohn, ein geringeres Darmkrebsrisiko, die Bildung der Vitamine A, B1, B2, B3, B5, B6, B12, D und K und generell die Unterstützung gesunder Cholesterin-, Triglycerid- und Blutdruckwerte. Probiotika gibt es in Kapseln oder als Pulver zum Anrühren in unterschiedlicher Zusammensetzung.

Mit fermentierten Lebensmitteln und Getränken wie Sauerkraut, Natto, Kefir, Tamari, Kombucha, Brottrunk, *Trank des Lebens* oder selbst fermentierten Gemüsen kann sich jeder im Alltag probiotisch ernähren. Ein Vorzug fermentierter Milchprodukte ist, dass das Kasein, das Milcheiweiß, das viele Menschen nicht gut vertragen, so umgebaut wird, dass es leichter verdaulich ist. Wertvolle Enzyme, die während der Pasteurisierung zerstört werden, können durch Fermentation wiederhergestellt werden, einschließlich der Laktase, die gebraucht wird, um Milchzucker (Laktose) zu verdauen.

Praktisch jedes Gemüse kann milchsauer eingelegt werden. Ob Karotten, Rüben, Gurken, Zwiebeln, Paprika oder eine Mischung aus mehreren Gemüsen: Essen Sie täglich davon, Ihr Immunsystem, Ihre Gesundheit und Ihr Darm werden es Ihnen danken. Diese sehr enzymreichen Nahrungsmittel dürfen nicht erhitzt werden, da Enzyme bei Temperaturen von über 47 °C in Flüssigkeiten und über 64 °C in trockener Hitze absterben. Sauerkraut aus der Dose ist kein lebendiges Kraut mehr, die Enzyme haben schon längst den Geist aufgegeben. Auch tiefgefrorenes Gemüse ist aus dem gleichen Grund ungeeignet. Mehr zu den Leben spendenden Enzymen finden Sie im Kapitel »Enzyme – die fleißigen Verdauungshelfer«.

Das Bakterium *Bacillus coagulans* zählt zu den probiotischen Bakterien, die die Gesundheit des Darms und des Darmimmunsystems unterstützen. Eine Reihe von Studien weist darauf hin, dass *Bacillus coagulans* bei Bauchkrämpfen, Gasbildung und Durchfällen helfen kann, die mit einem Reizdarm verbunden sind. Eine kleine, an Menschen durchgeführte Studie mit zehn gesunden Frauen und Männern zeigte, dass das Bakterium das Immunsystem stärken und Infektionen der Atemwege wie eine Erkältung und Grippe abwehren kann. Die Studienteilnehmer wurden 30 Tage lang mit *Bacillus coagulans* behandelt und dann in Kontakt mit dem Adenovirus, der Erkrankungen der Atemwege auslöst, und Influenza A, einem Grippevirus, gebracht. Die Ergebnisse zeigten, dass Bacillus coagulans die Produktion von Zellen deutlich steigerte, die eine zentrale Rolle bei der Immunantwort spielen.[29]

Leaky Gut kann durch einen Mangel an Magensäure ausgelöst werden. Denn der Verdauungstrakt reicht vom Mund bis zum Anus, und jedes Problem an einer Stelle führt im Laufe der Zeit systemisch zu Beschwerden und Erkrankungen an anderer Stelle.

Bakterienkulturen, die für den Darm besonders wichtig sind:
- Bifidobacterium bifidum
- Bifidobacterium longum
- Lactobacillus acidophilus
- Lactobacillus casei
- Bifidobacterium breve
- Bifidobacterium infantis
- Lactobacillus bulgaricus
- Lactobacillus brevis
- Lactobacillus rhamnosus
- Bacillus subtilis
- Bacillus coagulans
- Saccharomyces boulardii

Darmflora und Antibiotika

Wenn Sie Antibiotika eingenommen haben, ist Ihre Darmflora in jedem Fall gestört. Antibiotika sind gegen das Leben. Sie zerstören alle Bakterien – nicht nur die, gegen die sie eingesetzt werden. Je länger oder häufiger die Einnahme erfolgt, desto mehr gerät die Darmflora aus dem Gleichgewicht. Meist genügt es nicht, probiotische Bakterien zuzuführen, denn sie haben keine Lust zu bleiben und wandern mit dem Stuhl gleich wieder hinaus. Es braucht längere oder sogar lange Zeit, bis sich das Darmmilieu stabilisiert. Dazu gehört ein darmfreundliches Essen mit viel Gemüse, Obst und Vollkorn. In all dem sind Präbiotika enthalten – darmaktivierende Stoffe, von denen sich die Bakterien ernähren können. Außerdem sorgen Präbiotika für eine gesunde Darmtätigkeit.

Präbiotika – gesunde Ballaststoffe für Ihren Darm

Probiotika und Präbiotika (auch: Prebiotika) wirken in einem gesunden Darm zusammen und helfen, ihn zu heilen. Während es die Aufgabe der Probiotika ist, nützliche Bakterien zuzuführen und so das Gleichgewicht der Mikroorganismen im Darm zu verbessern, bieten präbiotische Lebensmittel oder Nahrungsergänzungen den Darmbakterien Nahrung, sodass sie sich vermehren und im Darm ansiedeln können. Mit guter und reichlicher Nahrung versehen, gedeihen die nützlichen Darmbakterien, verdrängen unerwünschte Keime und erfüllen ihre Aufgaben. Es macht also wenig Sinn, Probiotika einzunehmen, wenn nicht gleichzeitig ausreichend Präbiotika aufgenommen werden.

Präbiotika sind Bestandteile pflanzlicher Nahrungsmittel, die von den Verdauungsenzymen im Dünndarm nicht abgebaut werden können. Sie wandern daher weiter in den Dickdarm, wo sie wichtige Aufgaben erfüllen. Präbiotika bestehen aus nicht verdaulichen Kohlenhydraten, den sogenannten Ballaststoffen, die ihren Namen erhielten, als man sie noch als nutzlosen Ballast einstufte. Ballaststoffe binden Wasser. Sie quellen in Magen und Darm auf, wodurch sie schneller sättigen. Durch die Volumenzunahme werden außerdem die Darmbewegungen angeregt und der Darminhalt schneller weitertransportiert. Ballaststoffe bieten Abhilfe bei Verstopfungen und Darmträgheit. Ballaststoffreiche Nahrungsmittel müssen stärker gekaut werden, was den Speichelfluss anregt. Das bietet eine bessere Vorverdauung und neutralisiert Säuren, die den Zahnschmelz zersetzen. Die Kohlenhydrate aus Ballaststoffen werden langsamer im Darm aufgenommen und bewirken nur einen geringen Anstieg des Blutzuckerspiegels (glykämischer Index). Eine ballaststoffreiche Ernährung eignet sich daher auch für Diabetiker. Die Wirkung der Ballaststoffe hängt davon ab, ob sie wasserlöslich oder unlöslich sind. Wasserlösliche sind Quellmittel, das heißt, sie quellen im Darm, dehnen ihn und regen so die Darmtätigkeit an. Im Handel sind wasserlösliche und unlösliche Ballaststoffe erhältlich.

Wasserlösliche Ballaststoffe

- Pektine (in Obst und Gemüse),
- resistente Stärke (Stärke, die nicht abgebaut wird, wie Kartoffelstärke oder die Stärke in Hülsenfrüchten),
- Schleimstoffe (aus Samen wie Leinsamen, Chiasamen),
- Gelstoffe aus Meeresalgen,
- Flohsamenschalen (enthalten größere Mengen an Schleimstoffen, die unter anderem aus den »gesunden« Zuckern Galactose und Rhamnose aufgebaut sind, sowie gesundes Öl; sie wirken abführend und darmreinigend. Es kann 2 bis 3 Tage dauern, bis sich die Wirkung bemerkbar macht. Viel trinken!).

Unlösliche Ballaststoffe

- Zellulose (in Obst, Gemüse und Kleie; Beta-Glukane aus Hafer und Gerste – nicht zu verwechseln mit der mikrokristallinen Zellulose als Zusatzstoff in Medikamenten, zahlreichen Nahrungsergänzungsmitteln und Lebensmitteln),
- Hemizellulose (in Getreide wie Weizen und Roggen),
- Lignin (in Weizenkleie),
- Inulin und Oligofructose (enthalten in mehr als 150 Lebensmitteln wie Chicorée, Zwiebeln, Lauch, Schwarzwurzeln, Artischocken, Getreide, Bananen, Topinambur, Pastinaken, Schwarzwurzeln).

Vor dem Darm kommt der Magen: Sorgen Sie für die richtige Menge an Magensäure

Verdauung beginnt bereits mit dem ersten Bissen im Mund. Je nachdem, wie gut und wie lange wir kauen, wird die Nahrung besser zerlegt und vor allem eingespeichelt. Speichel ist nicht nur dazu da, die Mundhöhle feucht zu halten und das Schlucken zu erleichtern. Im Speichel sind wichtige Stoffe enthalten wie die Verdauungsenzyme Lysozym und Lactoferrin sowie Immunglobulin A und Histadin, die bereits im Mund Keime abtöten. Wird die Nahrung, wie heute üblich, nur angekaut und geschluckt – der Magen wird's schon richten – wird der Rest des Verdauungstraktes mit mehr Bakterien konfrontiert, und es fehlt an wichtigen Vorverdauungsenzymen. Kauen ist also ein Gesundheitsargument, auch wenn Bequemlichkeit oder gesellschaftliche Vorstellungen dagegen sprechen sollten. Dreißig- bis fünfzigmal sollen wir jeden Bissen kauen, egal, was es ist. Diese Empfehlung von Experten ist für viele Menschen recht ungewohnt. Wer so kaut, dass Magen und Darm einen optimalen Nahrungsbrei geschickt bekommen, mag in unserer Zivilisation ein wenig an eine widerkäuende Kuh erinnern.

Damit die Verdauung im gesamten Verdauungstrakt gut funktionieren kann, ist ein optimales Zusammenspiel von Enzymen, Hormonen sowie sauren und basischen Verdauungssäften nötig. Speichel, Magensäure, das Verdauungsenzym Pepsin, das Kohlensäuresalz Bikarbonat, die Galle und die Bauchspeicheldrüse arbeiten zusammen, um die Verdauung und Verwertung der Nahrung möglich zu machen. Wenn eine dieser Substanzen fehlt, gerät das System aus dem Gleichgewicht. Die Magensäure spielt dabei eine grundlegende Rolle.

Ist nicht ausreichend davon vorhanden, kann der Magen weder seine Schutzfunktion gegen Keime und Fremdstoffe erfüllen, die mit der Nahrung aufgenommen werden, noch richtig verdauen. Der Darm, in dem sich 80 Prozent des Immunsystems befinden, wird mit Keimen überlastet. Außerdem kann er aus der ungenügend vorverdauten Nahrung auch nicht ausreichend Vitalstoffe wie Vitamine, Mineralstoffe und Aminosäuren ziehen, die vom Immunsystem gebraucht würden. Eiweiße, die im Magen für die Verwertung im Dünndarm aufgeschlüsselt werden müssten, bleiben ganz oder in Teilen erhalten. Dann liegt eine Mahlzeit oft mehr als die doppelte Zeit im Magen. Was nach 2 bis 3 Stunden in den Darm weitergeleitet würde, braucht nun 6 oder sogar 9 Stunden. Vom langen Liegen gärt und fault die Nahrung, es bilden sich Gase, die zu Magenbeschwerden und Aufstoßen führen.

Der Magen versucht mit allen Mitteln, die wenige Magensäure auf den gesamten Speisebrei zu verteilen und beginnt, sich heftig zu bewegen. Meist genügt das allerdings trotzdem nicht für eine ordentliche Verdauung. Mit den Fäulnisgasen wird Magensäure in die Speiseröhre gedrückt. Das kann höllisch brennen, denn die Schleimhaut der Speiseröhre hat keine Schutzschicht gegen die Säuren. Um das zu verhindern, schützt normalerweise ein Ventil, der Sphinkter, die Speiseröhre.

Wenn wir den Speisebrei hinunterschlucken, öffnet sich das Ventil und schließt sich danach wieder. Dieses Ventil kann einfach offen sein. Es kann sich auch durch den größeren Druck öffnen, der durch die unverhältnismäßig starken Magenbewegungen entsteht, und es kann sich durch den Druck der Gase öffnen. In allen Fällen kommt Magensäure in Kontakt mit der Speiseröhre – das Sodbrennen hat hier also nichts mit zu viel Magensäure zu tun. »Gutes und langes Kauen und damit verbunden das gute Einspeicheln sowie die optimale Magensäure können dem Immunsystem im Darm sehr viel Arbeit abnehmen«, erklärt Uwe Karstädt. »Aber nicht nur das! Wie ich bereits vorhin sagte, ist das Immunsystem auch auf die Bereitstellung von Spurenelementen, Aminosäuren, Vitaminen und Mineralien angewiesen, die ohne eine vollständige Aufschlüsselung nicht komplett verwertet werden. Die Zerkleinerung aber beginnt im Magen.«[30] Der Gäreffekt ist der gleiche, der auftritt, wenn wir etwas schnell Verdauliches wie Obst als Letztes essen. Dann muss das Obst warten, bis die vorherigen Speiselagen verdaut sind, und in der Wartezeit fängt es schon mal an zu gären.

Was im Magen nicht vorbereitet wurde, kann im Darm nicht nachgeholt werden. Der Magen hat keine Zähne und der Darm hat keine Säuren, um die Nahrung zu desinfizieren und zu zersetzen. Die Aufgabe des Dünndarms ist es, die bereits im Magen zersetzte Nahrung aufzuspalten, das Brauchbare vom Unbrauchbaren zu trennen und nur das Brauchbare aufzunehmen. Der Dickdarm zieht das restliche Wasser aus dem Nahrungsbrei und dickt ihn ein. Dabei holt er noch die letzten Reste an Nährstoffen aus dem Wasser heraus. Jede Stufe der Verdauung baut auf der vorherigen auf. Es ist wie in der Arbeitswelt: Wenn Sie kein brauchbares Material auf den Schreibtisch gelegt bekommen, können Sie auch keine optimale Leistung erbringen.

Junge Menschen produzieren noch viel Magensäure. Sie können sich den Luxus geringen Kauens noch eher leisten, auch wenn er ihnen langfristig ebenfalls schadet. Im Laufe des Lebens sinkt die Magensäureproduktion. Bei einem 60-Jährigen sind es im Vergleich zum Jugendlichen nur noch 20 bis 25 Prozent. Es ist also wichtig, diese natürliche Verringerung in die Ernährung einzubeziehen. Denn nicht nur das Immunsystem braucht die Magensäure, um an Nährstoffe zu kommen. Wenn Eiweiße und Vitalstoffe im Darm nicht ausreichend aufgenommen werden können, zehrt der Mensch aus. Neben der altersabhängigen Veränderung spielen auch Ernährungs- und Lebensfaktoren eine Rolle. Eine unausgewogene Ernährung, ein Mangel an Ballaststoffen und Nahrungsenzymen, hastiges Essen, Rauchen, Alkohol, Stress, Hektik und Erkrankungen beeinflussen die Magensaftproduktion und können zu Sodbrennen führen. Zuckerreiche Nahrungsmittel, industriell verarbeitete Produkte, chronische Übersäuerung und falsch zusammengestellte Mahlzeiten, auch was die Reihenfolge angeht, verstärken das Problem. Außerdem kann eine Infektion mit dem Bakterium *Helicobacter pylori* die Ursache sein. Allerdings führt *Helicobacter pylori* nicht immer zu Problemen. Bei vielen Menschen nistet das Bakterium in der Magenschleimhaut, ohne sich in Magenschleimhautentzündungen (Gastritis), Magengeschwüren oder Zwölffingerdarmgeschwüren zu äußern. Dafür braucht es einen geschwächten Magen und ein geschwächtes Immunsystem. Die Magensäureproduktion wird außerdem von der Zusammensetzung der Bakterien im Darm beeinflusst. Ist das Mikrobiom gestört, wird oft auch zu wenig Magensäure produziert. Wer Probleme mit dem Magen hat, sollte deshalb auch den Zustand der Darmflora kontrollieren lassen.

Sodbrennen ist ein kulturelles Phänomen

Unter den Verdauungsbeschwerden, die heute so viele Menschen plagen, ist Sodbrennen eine der häufigsten. Dann folgt meist der Griff zum Säureblocker, denn Sodbrennen, so denken noch immer selbst viele Mediziner, kommt natürlich von einem Überschuss an Magensäure. Die Herstellung und der Verkauf von Säureblockern ist ein Milliardengeschäft. Doch bei vielen Menschen ist das Gegenteil der Fall – das Sodbrennen kommt von einem Mangel. Behandelt man diese Art von Sodbrennen mit den gängigen Säureblockern (Protonenpumpenhemmer, PPI), entsteht ein Teufelskreis. Kurzfristig helfen die Medikamente, aber langfristig verstärken sie den Mangel und alle Folgen.

Wenn Leber, Galle und Bauchspeicheldrüse zu wenig Magensaft produzieren, muss auf gute Verdaulichkeit der Nahrung geachtet werden. Auch jüngere Menschen können davon betroffen sein. Es gibt natürliche Mittel, um die Herstellung von Magensäure anzuregen. Außerdem sollten diese Organe gestärkt werden.

Ein einfaches, aber sehr wirkungsvolles Mittel sind Artischocken. Essen Sie das Gemüse frisch gekocht oder nehmen Sie ein gutes Artischockenpräparat, am besten mit Cholin. Die vitaminähnliche Substanz unterstützt die Leber- und Gallenblasenfunktion, die Fettverwertung, reguliert den Cholesterinspiegel und hat eine positive Wirkung auf Gehirn- und Nervenzellen. Artischocken regen Leber und Galle an, fördern die Verdauung, unterstützen die Ausscheidung von Cholesterin und hemmen dessen Neubildung. Ein wahres Wundermittel ist auch Kurkuma, die Gelbwurz. Die Liste ihrer heilkräftigen und nährenden Eigenschaften ist lang. Im indischen Ayurveda und in der indischen Küche hat sie einen festen Platz in Currys und Churnas. Das darin enthaltene Kurkumin stimuliert unter anderem die Produktion von Gallensaft. Das Medical Center der University of Maryland empfiehlt 300 Milligramm dreimal täglich, um die Leber- und Gallenfunktion zu unterstützen. Aloe-vera-Saft ist ausgesprochen basisch und beruhigt Reizungen in Speiseröhre, Magen und Darm. Auch Ingwer, ob als Tee, in Pulverform oder eingelegt, kann die Menge der Magensäure nach beiden Richtungen ausgleichen. Zu den erprobten Hausmitteln zählen außerdem Apfelessig und der Saft von rohen pürierten Kartoffeln.

Ein etwas ungewöhnlicher Tipp gegen Sodbrennen ist so einfach, dass man es kaum glauben kann: Kauen Sie Kaugummi. Zuckerfrei und am besten mit Xylitol gesüßt sollte er sein. Meiden Sie Kaugummis mit Zuckeraustauschstoffen wie Aspartam. Kaugummi kauen stimuliert die Sekretion von Speichel, der wie ein Säurepuffer wirkt. Ein weiterer

Vorteil ist, dass mit dem zusätzlichen Speichel auch mehr Verdauungsenzyme in den Magen gelangen. Wer zu wenig Magensäure hat, kann auf diese Weise die Verdauung noch im Nachhinein unterstützen. Untersuchungen belegen übrigens, dass Kaugummi kauen auch die Nerven beruhigen kann und so hilft, Stress und Anspannung abzubauen. Die Konzentration wird gefördert, weil das Kauen die Blut- und Sauerstoffzufuhr im Gehirn erhöht. Kiefer und Nacken werden gelockert, Spannungskopfschmerzen können verschwinden. Der Zuckerersatz Xylitol hat eine antibakterielle Wirkung. Verschiedene Studien haben nachgewiesen, dass er vor Karies schützt und bereits bestehenden zum Stillstand bringen kann.

Achten Sie generell darauf, dass genügend Verdauungsenzyme vorhanden sind. Ananas, Papaya und Zitrone sind ausgezeichnete Lieferanten. Eine Zitronensaftkur, siehe dazu auch das Kapitel »Entsäuern und Entgiften mit der Zitronensaftkur« (S. 205), kurbelt den Stoffwechsel und die Verdauung an. Bewährt hat sich bei Verdauungsproblemen auch *Caricol®*, eine Papaya-Zubereitung des Lotus Buddhist Monastery auf Hawaii. Früchte, die Berberin enthalten, können die Magensäureproduktion ebenfalls anregen. Dazu gehören unter anderem die Berberitze, deren Früchte und Wurzelrinde die Galle und generell die Verdauungsorgane stärkt, die Kanadische Gelbwurz, die bei Magen-, Darm- und Leberproblemen Abhilfe schaffen kann sowie die Mahonie, deren Früchte und Wurzeln schon seit Jahrhunderten von den Indianern Nordamerikas als Heilpflanze eingesetzt werden. Wichtig ist auch Bewegung. Sie stimuliert den Lymphfluss, die Darmbewegungen und hält den Körper insgesamt in Schuss. Eine gute Alternative für zu Hause ist das Mini-Trampolin, auf dem Sie innerhalb kurzer Zeit Stress abbauen und den Körper fit machen können. Schon ab 3 Minuten medizinischem Trampolinhüpfen, das mehr ein Wippen als ein Springen ist, sorgt für Ausgleich. 20 Minuten sind wie 30 Minuten Joggen oder mehr.

Enzyme – die fleißigen Verdauungshelfer

»Enzyme sind Substanzen, die das Leben möglich machen. Sie werden für alle chemischen Reaktionen, die im menschlichen Körper stattfinden, benötigt. Ohne Enzyme würde überhaupt nichts passieren. Weder Vitamine, Minerale noch Hormone können ohne Enzyme irgendeine Arbeit verrichten.« Mit diesen Worten fasst Dr. Edward Howell, Pionier der Enzymtherapie, das Ergebnis seiner Forschungen zusammen. Enzyme finden wir jedoch nur in lebendiger Nahrung. Große Hitze und Kälte, lange Lagerung und Transportwege zerstören sie. Und nicht immer stellt der Körper genügend von den Enzymen her, um die er sich selbst kümmern muss.

Verdauungsenzyme spielen eine wichtige Rolle in Mund, Magen und Darm. Aus unterschiedlichen Gründen werden oft nicht ausreichend Enzyme produziert. Auf zwei Arten lässt sich Abhilfe schaffen: Regen Sie die Bildung durch entsprechende Lebensmittel an oder führen Sie Enzyme als Nahrungsergänzungsmittel zu. Wichtige Enzyme sind:

- Protease – verdaut Eiweiße (Proteine) und Gluten,
- Amylase – verdaut Kohlenhydrate,
- Lipase – verdaut Fette,
- Lactase – verdaut Laktose in Milchprodukten,
- Phytase – spaltet Phytinsäure in Getreiden, Fructose und Glukose,
- Papain und Bromelain – spalten Eiweiße.

Bitterstoffe – Verdauungshelfer aus der Natur

Unterstützen Sie Ihre Verdauung mit der Geschmacksrichtung »bitter« – zum Beispiel mit Artischocken und Chicorée. Beide enthalten reichlich Bitterstoffe und Ihre Leber liebt sie. Sie fördern die Produktion von Magensaft und regen die Bauchspeicheldrüse an, Enzyme zu bilden. Vor allem Artischocken bringen Ihre Verdauungssäfte auf Vordermann, sowohl frisch gekocht als auch in Kapselform.

Vor einer Mahlzeit eingenommen, regen Bitterstoffe an und unterstützen die Fettverdauung. Forscher der Rutgers Universität in New Jersey fanden heraus, dass Bitterstoffe außerdem das Körpergewicht regulieren, indem sie ein rechtzeitiges Sättigungsgefühl fördern. Kurkuma, Bockshornklee, Ingwer, Knoblauch, Wermutblätter, Enzianwurzel und Löwenzahnkraut haben eine bittere Note. Viele Gewürze enthalten Bitterstoffe: Salbei, Rosmarin, Basilikum, Koriander, Thymian, Wacholder, Oregano, Majoran, Kardamom und Nelken, und natürlich die bekannten, verdauungsfördernden Kräuter Kümmel, Fenchel und Anis, die Blähungen besonders gut beruhigen können. Hilfreich sind Tees aus Bitterklee, Angelikawurzel, Wermut, Schafgarbe und Salbei. Ein kleiner Verdauungsschnaps wie Schwedenbitter oder Enzian kann ebenfalls helfen. Ein Insidertipp ist Grapefruitkernextrakt. Er enthält spezielle, besonders bittere Flavonoide (sekundäre Pflanzenstoffe), die außerdem helfen, die Blutgefäße elastisch und kräftig zu erhalten. Grapefruitkernextrakt und Granatapfelextrakt sind außerdem hocheffektiv darin, unerwünschte Pilze im Darm zu beseitigen.

Probieren Sie es doch auch einmal mit einer Kombination aus Bitterstoffen in flüssiger Form (zum Beispiel mit dem Hildegard-Produkt *Bitterkraft!*®) oder als Kapseln (zum Beispiel Artischockenextrakt, eventuell in Kombination mit Cholin) vor dem Essen. Anregend wirkt auch ein Verdauungstee. Bereiten Sie ihn nach Geschmack mit Artischockenblättern, Mariendistelsamen, Schafgarbenkraut, Fenchel, Anis und Kümmel, Pfefferminzblättern oder Löwenzahn zu oder mischen Sie mehrere Zutaten. Bitterstoffe können übrigens noch mehr. Sie machen munter, hellen die Stimmung auf und stärken das Immunsystem.

Vitamin D für den Darm

Vitamin D für den Darm – das klingt vielleicht etwas ungewöhnlich. Doch das Sonnenvitamin bietet neben seinen zahlreichen beeindruckenden Wirkungen auch Unterstützung für den Darm. Der Vitamin-D-Spiegel beeinflusst die Entwicklung von Krebs, Herz-Kreislauf-Erkrankungen, Infektionen, Autoimmunerkrankungen, die Regeneration der Erbsubstanz und vieles mehr. Eine aktuelle Studie zeigte, dass Vitamin-D-Mangel und eine Störung der Darmflora (Dysbiose) zusammenhängen.[31] Grund genug, mehr ins Freie zu gehen und Sonne zu tanken. Zusätzliche Nahrungsergänzungen mit Vitamin D3 helfen nicht nur in der sonnenarmen Winterzeit, denn viele Menschen haben nicht die Möglichkeit, genügend Zeit draußen, in der freien Natur zu verbringen. Testen Sie Ihren Vitamin-D-Spiegel mithilfe eines Tests, den Sie entweder selbst oder von Ihrem Arzt oder Heilpraktiker durchführen lassen. Im Internet werden Tests zur Vitamin-D-Analyse angeboten. Dabei entnehmen Sie Blut aus dem Finger und senden es an das Labor, das den Test anbietet.

Kurkuma – Gewürz und Heilmittel

Kurkuma ist eine der wunderbarsten Pflanzen, die die Natur zu bieten hat. Ihre Wurzel ähnelt der des Ingwers, sie hat jedoch eine leuchtend gelbe Farbe, weshalb sie auch Gelbwurz genannt wird. Vielleicht haben Sie auch schon den englischen Namen Turmeric gelesen. Auf Gewürzen und den Verpackungen von Nahrungsergänzungsmitteln steht meist Kurkuma, Curcuma oder Turmeric. Sie kennen Kurkuma auch als Bestandteil von Curry-Mischungen. Genau genommen ist es das Curcumin, der wichtigste bioaktive Stoff in Kurkuma, der dem Gewürz die leuchtende Farbe und das Aroma verleiht. Curcumin ist ein einzigartiger Stoff mit zahlreichen gesundheitsfördernden und heilenden Wirkungen. Im Rahmen dieses Buches kann ich Ihnen nur einen kleinen Einblick in die Möglichkeiten geben, die Kurkuma bietet. In der alten Heilkunst des indischen Ayurveda nimmt die Pflanze einen wichtigen Platz ein. Kurkuma ist inzwischen gut untersucht. Eine große Zahl an Studien belegt die zahlreichen medizinischen Wirkungen, von denen hier nur einige, besonders wichtige genannt werden können: Kurkuma bietet Schutz vor freien Radikalen und wirkt entzündungshemmend. Es wird deshalb bei vielen chronisch-entzündlichen Erkrankungen wie rheumatoider Arthritis, Osteoarthritis und bei Darmerkrankungen angewandt. Hilfreich ist Kurkuma auch bei Verdauungsbeschwerden, vor allem, wenn die Fettverdauung zu wünschen übrig lässt, und es unterstützt und heilt die Leber. Diabetiker können ebenso von der Gelbwurz profitieren wie Patienten mit Krebs und Alzheimer. Selbst bei einer heute häufigen und großen gesundheitlichen Bedrohung, der Ansammlung von Quecksilber im Körper, ist Kurkuma effektiv. Quecksilber kann nur von wenigen Mitteln, zu denen Chlorella zählt, ausgeleitet werden. Quecksilberbelastung beziehungsweise undichte Amalgamfüllungen sind ein häufiger Grund für Haarausfall.

Kurkuma für Ihren Darm: Curcumin regeneriert die Darmwand und unterstützt so die Heilung bei Leaky Gut. Es fördert den Aufbau einer gesunden Darmflora und reguliert die Wechselwirkung zwischen Darmflora und der Immunantwort im Darmimmunsystem. Auch für eine vorbeugende Wirkung gegen Darmentzündungen wurden Belege gefunden.

Katzenkralle – heilt den Darm, stärkt das Immunsystem

In den Regenwäldern des Amazonas wächst eine Pflanze mit beeindruckenden, immunstimulierenden Wirkungen. Heilkundige verwenden Rinde und Wurzel seit mehr als 2000 Jahren für ein breites Spektrum an Symptomen und Erkrankungen, von chronischen Entzündungen, Durchfall, Verdauungsstörungen und Magengeschwüren bis zu Infektionen durch Bakterien und Pilze. Ihre entzündungshemmenden Eigenschaften unterstützen unter anderem bei rheumatoider Arthritis und Osteoarthritis. Bei schweren Darmerkrankungen, die auf andere Medikamente nicht ansprechen, konnte die Katzenkralle Heilerfolge erzielen. Die Pflanze besitzt die Fähigkeit, den gesamten Verdauungstrakt zu reinigen und Darmerkrankungen wie Leaky Gut (der durchlässige Darm), Divertikulitis, entzündliche Magen- und Darmerkrankungen wie Gastritis und Morbus Crohn zu heilen. Viele der wertvollen Substanzen der Katzenkralle wurden für die Behandlung von Krebs, Aids, Arthritis und anderen Krankheiten patentiert. Doch für die Katzenkralle gilt, was auch für alle anderen, vollständigen Naturprodukte zutrifft: Die ganze Pflanze ist mit höchster Wahrscheinlichkeit deutlich wirkungsvoller als irgendein isolierter Inhaltsstoff.[32]

L-Glutamin – eine Aminosäure für den Darm

L-Glutamin ist eine semi-essenzielle Aminosäure, die zum Aufbau von Eiweißen benötigt wird. Untersuchungen haben gezeigt, dass L-Glutamin heilend auf die Darmschleimhaut wirkt. Es reduziert Entzündungen und stabilisiert die Darmwand, sodass weniger Keime in das Blut übertreten können. Für die Darmschleimhautzellen ist L-Glutamin Nahrung, aus der Energie gezogen werden kann. Sie verbrauchen bis zu 70 Prozent des mit der Nahrung aufgenommenen L-Glutamins. Unter Dauerstress ist der Bedarf stark erhöht. L-Glutamin wird übrigens auch im Gehirn gebraucht: als Brennstoff und als Baustein verschiedener Neurotransmitter. Außerdem unterstützt die Aminosäure den Muskelaufbau und die Fettverbrennung. Käse, Quark und Molke enthalten das meiste Glutamin, es findet sich aber auch in Weizen, Kartoffeln, Truthahn, Vollmilch und Ei, Mais und Soja. L-Glutamin kann als Nahrungsergänzung eingenommen werden. Die empfohlene Mindesteinnahme liegt bei 10 Gramm täglich, kann aber bei Leistungssportlern, Patienten mit Leber-, Nieren- und Darmerkrankungen und während einer Chemotherapie auf bis zu 40 Gramm pro Tag steigen.

Aloe vera – ein Multitalent auch für Ihren Darm

Die wunderbare Aloe vera ist im Kapitel »Glykonährstoffe, die ›gesunden Zucker‹: Aloe vera, Heilpilze & Co.« (S.226) ausführlicher beschrieben. Eigentlich können Sie dem Saft aus der Pflanze an vielen Stellen begegnen: ob es um Ihre Zellen, die Sauerstoffversorgung des Blutes, Pilzinfektionen, den Cholesterinspiegel, den Blutzucker oder Ihren Darm geht. Voraussetzung ist, dass der Saft der Aloe vera, den Sie konsumieren, möglichst wenig Anthrachinon enthält. Dieser Stoff, der vor allem in der Rinde zu finden ist, wirkt abführend und kann auf

Dauer den Darm belasten. Rhabarber enthält zum Beispiel ebenfalls Anthrachinon. Es lohnt sich, regelmäßig eine Kur mit Aloe vera zu machen, zum Beispiel zweimal im Jahr für 2 bis 3 Monate.

3. Vitamine und Mineralstoffe – füllen Sie Defizite natürlich auf

Haarausfall und ein Mangel an Vitaminen, Mineralstoffen und Spurenelementen sind eng miteinander verbunden. Wenn Ihr Körper nicht gut genährt und mit den lebensnotwendigen Bausteinen versorgt ist, sind es auch Ihre Haarwurzeln nicht. Dass es schwierig ist, genügend Vitamine und Mineralstoffe aus der Ernährung zu bekommen, hat sich herumgesprochen. Nicht umsonst boomt der Markt mit Nahrungsergänzungsmitteln. Worin liegt der Unterschied? Wie kann man Qualität erkennen?

Die Antwort ist einfach: Ein Teil ist nicht das Ganze. Natürliche Vitamine bestehen aus vielen unterschiedlichen Komponenten, zu denen Enzyme, Co-Enzyme und mehr gehören. Wie sie zusammenwirken, ist bis heute nicht vollständig geklärt, nicht zuletzt, weil meist noch nicht einmal alle Bestandteile wirklich bekannt sind. Synthetisch hergestellte Vitamine sind niemals das Original. Pharmazeutisch gesehen werden sie als »identisch« mit der Originalsubstanz betrachtet. Tatsächlich wird zwar deren Aufbau imitiert, aber das Mindeste, was sich festhalten lässt, ist, dass der natürliche Verbund, in dem zum Beispiel ein bestimmtes Vitamin eingebunden ist, fehlt. So braucht Vitamin C Magnesium und Kupfer, um seine volle Aktivität entfalten zu können. Die überall als Vitamin C verkaufte Ascorbinsäure ist nur eine Teilsubstanz und nicht der vollständige Vitamin-C-Komplex. Die fehlenden Bausteine muss der Körper aus dem eigenen Bestand ziehen, um sie nutzbar zu machen. Wenn Sie Ascorbinsäure einnehmen oder sie in einem Produkt, das Sie insgesamt schätzen, enthalten ist, nehmen Sie zusätzlich Mineralstoffe aus natürlichen Quellen ein. Falls Sie eine sehr hohe Dosis an Vitamin C (ab 1000 Milligramm) erreichen wollen, zum Beispiel bei Grippe und Erkältung, können Sie Ascorbinsäure

(»Vitamin C«) mit einem Produkt aus natürlichem Vitamin C ergänzen. Dazu eignen sich Acerola, Cranberry und Camu-Camu oder eine Mischung daraus. Alternativ können Sie verschiedene Produkte mit natürlichem Vitamin C zusammen einnehmen. Zitrusfrüchte wie Zitronen sind ausgezeichnete Vitamin-C-Lieferanten mit weiteren wertvollen Inhaltsstoffen.

Die Unterschiede zwischen natürlichen und synthetischen Vitaminen und Mineralstoffen sind so groß, dass man nicht genug darauf hinweisen kann. Anders als ihre künstlichen Nachahmungen bestehen sie nicht aus einem oder einer Anzahl im Labor zusammengestellter Stoffe, sondern aus einer Mischung, in der jeder Bestandteil seinen natürlichen Platz und seine spezifische Aufgabe hat. Die besondere Mixtur macht aus (biologisch wertvollem) Obst und Gemüse, aus Superfoods und naturbelassenem Getreide, aus Weidevieh und Bio-Hühnchen eine Quelle der Gesundheit. Ein ausgeklügeltes System sorgt im Körper dafür, dass die tatsächlich benötigten Vitamine und Mineralstoffe aufgenommen werden. Der Überschuss sowie Unverdauliches und Schadstoffe werden ausgeschieden. Die meisten Nahrungsmittel tragen durch ihre Stoffvielfalt, zum Beispiel durch Enzyme, dazu bei, dass dieser Prozess reibungslos vonstattengehen kann. Vitamine, Mineralstoffe und Spurenelemente in natürlichen Nahrungsergänzungsmitteln sind ganzheitlich aufeinander bezogen. Von Goji über Moringa bis zu Gerstengras bietet jedes natürliche Nahrungsergänzungsmittel die Kraft der Natur, so wie es auch natürlich wachsende Nahrungsmittel tun.

Big Pharma und die schädlichen Wirkungen künstlicher Zusatzstoffe

Im Labor hergestellte Vitamin- und Mineralstoffpräparate, die wir in Apotheken, Supermärkten und Drogerien kaufen können, enthalten außerdem häufig schädliche Zusatzstoffe und Chemikalien. Wer die Liste der Inhaltsstoffe liest, wird mit einer Reihe von Bezeichnungen und E-Nummern konfrontiert, deren Bedeutung kaum jemand kennt.

Viele Präparate wie zum Beispiel Calciumbrausetabletten sind mit Aspartam (E 951) oder Cyclamat (E 952) gesüßt, die nachweislich schädlich sind. Dazu kommen Farbstoffe, Verdickungsmittel und synthetische Antioxidantien wie Butylhydroxytoluol (E 321), das sich als krebserregend erwies. Vermeiden Sie Magnesiumstearat, das oft als Einfüllhilfe auch in Bio-Produkten zu finden ist, und mikrokristalline Cellulose als Füllstoff. Eine Kapselhülle besteht häufig aus mikrokristalliner Cellulose, da die Alternative, die Rindergelatine, von Vegetariern und Veganern abgelehnt wird.

Studien zur Korrektheit von Studien zeigen, dass der größte Teil der medizinischen Forschung fehlerhaft oder schlichtweg falsch ist. Es kommt sehr darauf an, wer die Studien finanziert und welche Methoden angewandt werden. Oft wird auch nicht angegeben, ob es sich bei Untersuchungen zu Vitaminen um synthetische oder natürliche handelt. Künstliche Zusätze sind weitaus billiger herzustellen, im Vergleich zu Kombinationen aus natürlichen Vitaminen jedoch nachweislich als kritisch einzustufen. Wissenschaftliche Studien, die nicht den gewünschten Ergebnissen entsprechen, werden ignoriert. Ein Beispiel sind die *Dosierungsangaben der Deutschen Gesellschaft für Ernährung* (DGE) für Vitamine und Mineralstoffe. Während die DGE zum Beispiel 12 IE Vitamin E empfiehlt, rät die renommierte Berkeley University schon längst zu 200 bis 800 IE Vitamin E täglich. Woran die Pharmaindustrie wirklich interessiert ist, zeigt sich schnell, wenn man weiß, dass 90 Prozent der Pharma-Riesen im Jahr 2013 mehr Geld für Werbung als für Forschung ausgaben.

Der Verbraucher bekommt gefilterte Informationen. Die Ideen, wie die Interessen der Großindustrie gewahrt werden können, boomen. Ein Supercoup waren die sogenannten Health Claims, die festlegen, welche Wirkungen von Naturheilmitteln und Nahrungsergänzungsmitteln zusammen mit dem Naturprodukt genannt werden dürfen und welche nicht. Obwohl sich die entsprechenden Heilwirkungen seit Jahrhunderten oder Jahrtausenden bewährt haben, dürfen sie nur noch genannt werden, wenn es einen Health Claim dafür gibt. Ein solcher Health Claim wird jedoch nur vergeben, wenn die Studien die offiziellen (teuren) Kriterien erfüllen. Der Verbraucher auf der

Suche nach Information muss sich Produkt und ausführliche Beschreibung zusammensuchen.

Noch ist die Situation in der EU uneinheitlich, weil die Bestimmungen von den einzelnen Ländern festgelegt werden. Deutschland als politisch korrektes Vorzeigeland bemüht sich um eine EU-freundliche Profilierung. Heilmittel, deren Wirkungen mehr als erstaunlich sind, wie MMS, werden unter das Arzneimittelgesetz gestellt und damit »unschädlich« gemacht. Einen Wasserreiniger – denn das ist MMS im Kern – kann jeder selbst billig herstellen. Warum sollte also ein Pharmakonzern sich dafür interessieren? Für den Verbraucher ist die Situation mehr als verwirrend. Einige Anbieter, die aus nicht konformen Ländern verschicken oder in Ländern wie der Schweiz ansässig sind, dürfen alle Wirkungen nennen und zu einem Produkt verlinken. In Deutschland fragen dagegen immer mehr Verbraucher, wo sie denn das zum Beispiel in einem Artikel oder Prospekt beschriebene Produkt kaufen können. Wer sich wirklich um seine Gesundheit kümmern möchte, dem bleibt nichts anderes übrig, als sich selbst zu informieren – und zusammenzustellen, was er als gut erachtet. Und es bei einem Anbieter seines Vertrauens zu kaufen.

Vitamine, die Sie für den Haarwuchs brauchen

B-Vitamine

Die B-Vitamine aktivieren wichtige Stoffwechselvorgänge in den Haarwurzeln. Sie regulieren die Talgdrüsen, fördern die Sauerstoffversorgung und das Haarwachstum. Mithilfe der B-Vitamine werden aus Aminosäuren Haarproteine gebildet und schließlich das Haar wie wir es kennen. Vitamin B3 (Niacin), B5 (Pantothensäure) und B6 (Pyridoxin) spielen eine besondere Rolle, ebenso Biotin, das sich in vielen Haarpflegeprodukten befindet. Biotin fördert das Haarwachstum und verleiht dem Haar Festigkeit, Glanz und Struktur. Da die 8 Vitamine des B-Komplexes bei vielen Aufgaben zusammenwirken, sollten sie am besten zusammen eingenommen werden, um ein Ungleichgewicht zu vermeiden. Wählen Sie natürliche Quellen, um mehr B-Vitamine aufzunehmen, auch bei Nahrungsergänzungsmitteln. Nüsse, Hefe, Vollkornbrot, Vollkornnudeln, ungeschälter Reis, Haferflocken, Weizenkeime, Eigelb, Hülsenfrüchte, Muskelfleisch und Innereien wie Leber enthalten größere Mengen.

Vitamin A

Über die Talgdrüsen werden die Haarwurzeln mit Nährstoffen versorgt. Wenn die Talgdrüsen verstopfen, werden die Wurzeln nicht mehr genährt und die Haare beginnen auszufallen. Vitamin A beugt der Verstopfung vor und sorgt auch dafür, dass verstopfte Talgdrüsen in den Haarwurzeln wieder frei werden. Vitamin A sollte jedoch nicht überdosiert werden, da sich die Wirkung dann umkehrt und der Überschuss Haarausfall auslösen kann.

Vitamin C

Vitamin C ist ein Multitalent, nicht nur für den Haarwuchs, sondern für den ganzen Körper. Als kraftvoller Radikalfänger schützt es die Zellen, auch die der Kopfhaut und der Haarwurzeln. Es fördert die Durchblutung der Kopfhaut und ist an der Bildung von Kollagen beteiligt, das zum Aufbau der Haarwurzeln gebraucht wird. Außerdem sorgt das Supervitamin dafür, dass die Haarfollikel besser mit Eisen versorgt werden. Der Zusammenhang zwischen Eisenmangel und Haarausfall wurde in einer Studie aus dem Jahr 2006 belegt.[33] Gönnen Sie sich reichlich Vitamin C – möglichst aus natürlichen Quellen, denn das auch als Ascorbinsäure verkaufte Vitamin C ist nur ein Baustein aus dem gesamten Vitamin und damit unvollständig. Früchte und Gemüse liefern viel Vitamin C, wenn sie ungekocht und nicht zu lange gelagert sind. Nahrungsergänzungsmittel aus Acerola und Cranberry, die oft in Kombination angeboten werden, Gerstengras, Camu-Camu, AFA-Algen, Grapefruitkernextrakt (Grapefruitkernöl), Moringa oleifera und viele mehr punkten mit höherem oder hohem Vitamin-C-Gehalt. Die Auswahl ist groß. In meinem Buch *Die 50 besten Superfoods* habe ich einige beschrieben. Wichtig zu wissen: Vitamin C braucht Magnesium, um aktiv werden zu können – ein weiterer Grund unter vielen, für gut gefüllte Magnesiumspeicher zu sorgen.[34]

Vitamin D

Zu den zahlreichen negativen Folgen eines Vitamin-D-Mangels gehören dünnes oder ergrauendes Haar und Haarausfall. Fehlt es an Vitamin D, verlieren die Haarwurzeln ihre Leistungsfähigkeit. Betroffen ist davon auch die Pigmentierung der Haare. Wenn Sie neben den Haarproblemen häufig müde sind, sich unwohl, lustlos oder niedergeschlagen fühlen, wenn Sie schlecht schlafen, sich nicht gut konzentrieren können und schnell nervös und gereizt reagieren, wenn Sie Heißhunger auf Süßes verspüren, dann sollten Sie an einen Mangel denken und Ihren Vitamin-D-Spiegel bestimmen lassen. Auch Ihre Knochen und Zähne brauchen Vitamin D. Damit Vitamin D und Calcium Ihren Knochen und Zähnen zugutekommen, brauchen Sie zudem Magnesium, das als Schlüsselmineral betrachtet werden kann. Denn ebenso wie Vitamin C benötigt Vitamin D Magnesium, um wirken zu können.

Vitamin E

Vitamin E ist ein wichtiger Radikalfänger, der die Zellen der Haarwurzeln schützt. Es fördert den Haarwuchs und lässt die Haare kräftiger werden. Das fettlösliche Vitamin kann auch als Packung auf die Kopfhaut aufgetragen werden. Dafür eignen sich Öle wie Arganöl, Weizenkeimöl, Leinöl, Sonnenblumenöl, Olivenöl und Avocadoöl.

Mineralstoffe und Spurenelemente, die Sie für Haarwuchs brauchen

Eisen

Eisen ist für den Körper ein essenzielles (lebenswichtiges) Spurenelement, das sich zu 71 Prozent im roten Blutfarbstoff (Hämoglobin) befindet. Wir müssen es mit der Nahrung aufnehmen, weil der Körper es nicht selbst herstellen kann. Es ist ein wichtiger Bestandteil des

Immunsystems und wird unter anderem für den Sauerstofftransport im Blut, die Atmung, die Zellteilung und die Energiegewinnung gebraucht. Über das Hämoglobin ist das Spurenelement wesentlich an der Bildung neuer roter Blutkörperchen beteiligt, die als Transportmittel für den Sauerstoff im Blut von der Lunge zu den Zellen dienen. In den Zellen werden dann Kohlenhydrate und Fette abgebaut, wodurch Energie bereitgestellt wird. Als roter Muskelfarbstoff (Myoglobin) befindet sich Eisen auch in den Zellen des Herzens und der Skelettmuskeln, und auch hier sorgt es für den Sauerstofftransport. Es ist Bestandteil von Enzymen, die für den Energiestoffwechsel benötigt werden.

An den genannten Beispielen lässt sich leicht erkennen, wie unverzichtbar Eisen für uns ist. Frauen verlieren Eisen während der Periode und davon durchaus viel, wenn sie stark ist. Verletzungen, Operationen, regelmäßiges Blutspenden, Aufnahmestörungen im Darm, zum Beispiel aufgrund von chronischen Erkrankungen oder Infektionen, führen zu Eisenmangel. Der gesunde Organismus kann ein Defizit problemlos wieder ausgleichen, vorausgesetzt, er bekommt genügend Eisen zugeführt.

Von dem in Lebensmitteln enthaltenen Eisen wird nur ein relativ geringer Prozentsatz aufgenommen. Aus Fleisch sind es etwa 20 Prozent und aus pflanzlichen Quellen nur etwa 5 Prozent. Im Durchschnitt liegt die Rate bei einer Mischkost bei 10 bis 15 Prozent. Nimmt man zusätzlich Vitamin C zu sich, wird mehr Eisen aufgenommen. Da Eisen leicht überdosiert werden kann, was zu Nebenwirkungen führt, sind Eisenpräparate nur bei starkem Mangel angeraten.

Sie erkennen einen Eisenmangel nicht immer sofort. Die Eisenspeicher leeren sich meist langsam. Wenn sie erschöpft sind, wird die Bildung der roten Blutkörperchen behindert. Im Volksmund nennt man einen Mangel an roten Blutkörperchen Blutarmut (Anämie). Müdigkeit, stellt sich ein, die Leistungsfähigkeit lässt nach, die Nägel werden brüchig, die Haut trocken, die Infektionsanfälligkeit steigt. Auch eingerissene Mundwinkel und blasse Haut sowie Konzentrationsschwierigkeiten können ein Hinweis sein. Ein einfacher Test ist, das Unterlid des Auges herabzuziehen und nachzusehen, ob das Gewebe gut durchblutet oder blässlich ist. Eisenmangel zählt zu den häufigsten Mangelerscheinungen. Da die Haarwurzeln und das Haarwachstum von der Versorgung mit Mineralstoffen und Spurenelementen über das Blut abhängen, ist die Bedeutung von gut gefüllten Eisenspeichern leicht erkennbar.

Kupfer

Die Geschichte des Kupfers als Heilmittel geht weit zurück. Schon vor 4000 Jahren nutzten die alten Ägypter die desinfizierende Wirkung von Kupfer für die Wundheilung. Hippokrates, der Urvater der Medizin, behandelte Krampfadern und Geschwüre mit Kupfer. Auch im alten China gab es eine Zeit, in der man die Verwendung von Papiergeld verbot und mit Kupfer bezahlte, weil man davon ausging, dass die antibakterielle Wirkung die Ausbreitung von Krankheiten verhindern würde.

Heute ist nachgewiesen, dass Kupfer zu den essenziellen Spurenelementen gehört, ohne die der Organismus nicht auskommen kann. Kupfer hat eine grundlegende Funktion für das Wachstum, die Knochenbildung, das Immunsystem und das Zentralnervensystem, das eine wichtige Rolle bei der Bildung der lebenswichtigen roten Blutkörperchen spielt. Ebenso wie Eisen ist es im menschlichen Körper für die Farbe zuständig, denn für die Bildung des Pigments Melanin, das unserer Haut und unseren Haaren Farbe verleiht, wird Kupfer benötigt. Das Spurenelement ist auch Bestandteil vieler Enzyme, wodurch es Stoffwechselprozesse im Körper und in den Haaren reguliert. Durch einen Mangel an Kupfer können der Aufbau des roten Blutfarbstoffes Hämoglobin und in der Folge die Pigmentierung der Haut gestört sein, wodurch Flecken entstehen. Kupfer verbessert die Haarstruktur. Dünnes brüchiges Haar kann somit auch auf einen Kupfermangel zurückzuführen sein.

Eine gemischte Kost deckt in der Regel den Kupferbedarf. Vollkornprodukte, Hülsenfrüchte, Nüsse, Trockenobst und Hefe enthalten Kupfer, Milch dagegen nur sehr wenig. Eine einseitige Milchkost, zum Beispiel aus Diätgründen, kann daher zu einem Mangel führen. Bewahren Sie säurehaltige Speisen nicht in Kupfergeschirr auf, da giftige Kupferverbindungen entstehen können.

Calcium und Magnesium

Unabhängig davon, welche anderen Gründe für den Haarausfall oder mangelndes Wachstum bestehen, ist fast immer auch ein Mangel an diesen beiden basenbildenden Mineralstoffen vorhanden. Vor allem Magnesiummangel wird oft nicht erkannt, weil er in Bluttests nicht zu erkennen ist. Nur 1 Prozent des gesamten Magnesiums im Körper befindet sich im Blut, und diese Menge wird unter allen Umständen aufrechterhalten, denn Blut ist der »Lebenssaft«. Aus diesem Grund setzt der Organismus alles daran, die Blutwerte stabil zu halten. Sinkt der Calcium- oder Magnesiumspiegel oder droht eine Übersäuerung des Blutes, werden die fehlenden Mineralstoffe aus den Körperdepots geholt. Das sind vor allem Knochen und Zähne, die Muskulatur, aber auch der Haarboden, wodurch Haarausfall entsteht. Die Speicher werden in der Regel langsam über einen längeren Zeitraum entleert, im Blut ist jedoch noch kein Mangel erkennbar. Erst wenn die Depots erschöpft sind, sinkt die Magnesiumkonzentration im Blut ab. Ein niedriger Magnesiumspiegel im Blut ist daher ein sehr ernstes Zeichen. Allerdings treten Mangelsymptome häufig bereits auf, bevor es so weit kommt.

Grundsätzlich stehen wir bei allem, was wir über die Nahrung oder als Nahrungsergänzungsmittel zuführen wollen, vor Fragen wie: Reichen die Mengen aus? Besteht ein erhöhter Bedarf? Wie gut werden Calcium und Magnesium aufgenommen? Gibt es Verwertungs- oder Aufnahmestörungen im Darm? Da diese letzte Frage heute bei so vielen Menschen mit »Ja« beantwortet werden muss, ist es sinnvoll, Quellen zu suchen, die besonders leicht verwertbare Mineralstoffe aufweisen wie Algen oder, wie es bei Magnesiumöl möglich ist, es auf die Haut aufzutragen und so den Verdauungstrakt zu umgehen. Über die Haut ist eine Aufnahme von bis zu 100 Prozent möglich. Zu Magnesiumöl habe ich ein Buch geschrieben, in dem Sie sich kurz und kompakt informieren können – nicht nur über Haarausfall, sondern auch über die umfangreichen Aufgaben und Wirkungen von Magnesium im Körper.[35] Calcium kann nicht auf diese Weise aufgenommen werden. Aber mit gut gefüllten Magnesiumspeichern in Ihrem Körper wird auch Calcium besser verwertet und vor allem dorthin gelenkt, wo es gebraucht wird.

Wählen Sie natürliche Quellen

Bei den natürlichen Quellen gibt es Unterschiede. So kommt Calcium in der Natur am häufigsten in anorganischen Verbindungen vor. Damit ist es eigentlich eine natürliche Quelle. Diese Form von Calcium wird zum Beispiel unter der Bezeichnung »Calciumcarbonat« angeboten, das ist »Kalkstein«. In dieser Form kann der Körper Calcium aber nicht verarbeiten. Studien haben gezeigt, dass solches Calcium schädliche Auswirkungen auf den Körper hat.[36] Die Alternative ist sogenanntes organisches Calcium. Das ist Calcium in einer organischen Verbindung, das ebenfalls in der Natur vorkommt, zum Beispiel in Algen, Steckrüben, Kohlsorten, Brokkoli, Bok Choy, Spinat, Feigen, Melasse. Mandeln, Sesam und Käsesorten wie Mozzarella, Schweizer Käse und Gruyère.

Zink

Ein echtes Multitalent unter den Spurenelementen ist Zink. Es zählt zu den essenziellen, also lebenswichtigen Spurenelementen und hat viele Funktionen im Körper. Zink ist wichtig für Haut, Haare, Nägel und Augen. Neue Haarzellen bilden sich schneller, wodurch das Haarwachstum gefördert wird. Der Mikronährstoff schützt die Haarwurzel vor Entzündungen und sorgt für eine gesunde Kopfhaut. Wir brauchen Zink für wichtige Stoffwechselprozesse wie die Herstellung und den Abbau von Kohlenhydraten, Lipiden (Fetten) und Proteinen (Eiweißen). Ganz wichtig für Ihre Gesundheit und Ihre Haare: Zink beeinflusst den Säure-Basen-Haushalt des Blutes, außerdem die Wirkung verschiedener Hormone wie Insulin, Schilddrüsenhormone, Sexualhormone und Wachstumshormone. Bei einem Ungleichgewicht dieser Hormone können die Haare ausfallen. Wichtig ist auch die Bedeutung von Zink für das Immunsystem. Wenn Sie häufig an Erkältungen oder Entzündungen der Haut leiden, wenn Wunden schlecht verheilen oder wenn Sie Haarausfall haben, sollten Sie an einen möglichen Zinkmangel denken. Starkes Schwitzen, zum Beispiel beim Sport oder in der Sauna, führt zu einem Verlust an Mikronährstoffen, der je nach Häufigkeit durch eine Nahrungsergänzung ausgeglichen werden muss. Auch Verdauungsstörungen wie Durchfall, größere Alkoholmengen (mehr als ein Glas 0,25 Liter pro Tag), Rauchen oder eine Zahnbehandlung, bei der viel Amalgam entfernt wurde, können zu einem Zinkmangel führen.

Essenzielle Spurenelemente kann der Körper nicht selbst herstellen, sie müssen zugeführt werden. Einen leichten Zinkmangel kann man ausgleichen, indem man darauf achtet, zinkhaltige Lebensmittel zu essen. Vor allem tierische Produkte wie Austern, Fleisch, Leber, Eier und Käse enthalten viel Zink. Unter den pflanzlichen Produkten weisen vor allem Getreide, Roggen- und Weizenkeimlinge, Weizenkleie und Sonnenblumenkerne viel Zink auf.

Nehmen Sie Zink nicht wahllos über einen längeren Zeitraum ein. Eine Überdosierung (mehr als 50 Milligramm pro Tag) über einen längeren Zeitraum führt zu einer chronischen Zinkvergiftung, weil die großen Zinkmengen mit anderen Spurenelementen und Mineralstoffen wie Kupfer, Eisen und Calcium wechselwirken. Durch die hohe Dosis kann auch ein Kupfermangel entstehen, der eine Form der Blutarmut nach sich zieht. Je nach Ernährung werden bereits täglich etwa 7 bis 10 Milligramm Zink aufgenommen. Aktuell gelten 25 Milligramm Zink pro Tag als unbedenklich, sodass etwa 15 bis 20 Milligramm durch die Einnahme zusätzlicher Präparate abgedeckt werden können.

Selen

Vom Spurenelement Selen brauchen wir zwar nur sehr wenig, aber diese Menge müssen wir bekommen, damit die zahlreichen Aufgaben, an denen Selen beteiligt ist, erfüllt werden können. Dazu gehören auch nachwachsende Haare, Nägel und eine schöne Haut. Von den 20 bis 25 verschiedenen Proteinen, die ausreichend Selen brauchen, um arbeiten zu können, sind einige besonders wichtig für Haare und Nägel. Selenproteine tragen zum Schutz der Zellen vor freien Radikalen bei, die auch die Haarwurzeln schädigen.

Jod

Die Schilddrüse ist eine häufige Ursache für Haarausfall. Wir brauchen das Spurenelement Jod, um die Schilddrüsenhormone Thyroxin und Triiodthyronin zu bilden. Ein Jodmangel wirkt sich auf den gesamten Körper aus. Er ist die häufigste Ursache für Schilddrüsenkrankheiten und er kann Haarausfall mit sich bringen. Meeresfische, Krustentiere und Muscheln enthalten viel Jod, ebenso Algen. Während bei Algen die Wahl auf ein schadstoffgeprüftes Produkt fallen sollte, ist das bei Fischen und Meeresfrüchten nicht so einfach. Meist bekommen Sie mit dem Jod auch gleich ein Paket an Schwermetallen mitgeliefert, die das, was das Jod für Sie tun kann, unmöglich machen und zahlreiche dramatische Folgen im Körper bis hinein in die Zellen haben. Weitere Jodquellen sind Feldsalat, Spinat und Brokkoli, Kartoffeln, Vollkornbrot, Fleisch, Hartkäse und Kristallsalz.

Silizium (Silicea)

Schöne Haare, feste Nägel, straffe Haut und kräftiges Bindegewebe – Kieselsäure, die in Wasser gelöste Form von Silizium, gilt seit Langem als wichtiger Bestandteil einer Schönheitspflege. Die eigentlichen Aufgaben des essenziellen Spurenelements liegen jedoch in seiner Fähigkeit, ein Vielfaches seines Eigengewichts an Wasser binden zu können. Damit ist Silizium aus einem funktionierenden Wasserhaushalt nicht wegzudenken. Knorpel, Sehnen und Bänder brauchen Silizium, es stärkt das Immunsystem und die Knochen und ist an der Einlagerung von Calcium in den Knochen beteiligt. Bindegewebe und Blutgefäße bleiben elastisch.

Dickeres Haar mit Kieselsäure-Gel: Eine 2006 am Universitäts-Klinikum Hamburg-Eppendorf durchgeführte Pilotstudie mit 55 Frauen belegte, dass die Haardicke nach täglicher Einnahme von Kieselsäure-Gel innerhalb von 6 Monaten um 13 Prozent zunahm. Das Haar sah gesünder aus und hatte mehr Volumen. Ursprünglich war der Studienleiter Prof. Dr. Matthias Augustin davon ausgegangen, dass Silizium keinen Einfluss auf die Haare hätte.

Silizium kommt häufig in der Natur und in Gesteinen vor, deshalb ist es in vielen Lebensmitteln enthalten. Besonders reich an Silizium sind Vollkorngetreide, vor allem Hafer.

Flüssiges Silizium (Kieselsäure-Gel) wird jedoch deutlich besser verwertet als die essbare, feste Konsistenz. Interessant sind vor allem zwei Arten: die kolloidale und die organische Form. Bei der kolloidalen ist Silizium als kleines Partikel in einer Wasserlösung enthalten.

Diese Form ist deutlich besser verwertbar als Siliziumpulver. Noch besser verwertbar ist organisches Silizium. Hier ist es mit Aminosäuren verbunden und kann bis zu 80 Prozent aufgenommen werden.[37] Ein Vollbluttest zeigt, ob Sie zusätzliches Silizium brauchen.

Eine gute Rundum-Lösung: *WurzelKraft®* – das Vitalstoffpacket

Ausgesprochen effektiv ist die Vitalstoffbombe *WurzelKraft®* von Peter Jentschura. Sie pflegt und verschönert nicht nur Ihre Haare, sondern auch Haut und Fingernägel und lässt diese wachsen. *WurzelKraft®* ist ein pflanzliches, omnimolekulares 100-Pflanzen Granulat in Bio-Qualität. Die Bezeichnung »omnimolekular« kommt von dem lateinischen Wort »omnes«, das »alles« oder »allumfassend« bedeutet. Damit soll ausgedrückt werden, dass *WurzelKraft®* alle Vitalstoffe der Natur enthält – die bekannten und auch die uns noch unbekannten, da sie auf natürliche Weise in den Zutaten vorkommen. Die Bezeichnung »omnimolekular« verdient *WurzelKraft®*, da es eine Vielzahl an Zutaten enthält, die Sie auf dem Verschluss des Glases nachlesen können. Es befinden sich Blütenpollen, Früchte, Gemüse, Salate, Kräuter, Keime, Samen, Nüsse sowie Gewürze darin. Sie wurden aufgrund von jahrzehntelangen Forschungen der Heilpraktikerfamilie Leisen, Peter Jentschura und Josef Lohkämper zusammengestellt und bieten eine hohe Bio-Verfügbarkeit, da sie schonend getrocknet werden und naturbelassen sind. *WurzelKraft®* ist glutenfrei.

Ich habe mit *WurzelKraft®* ausgezeichnete Erfolge beim Nachwachsen der Haare erzielt. Die vielen Mineralstoffe wirken auch einem übersäuerten Magen entgegen und drehen den Säure-Basen-Haushalt insgesamt ins Basische. Zunächst fand ich es schwierig, *WurzelKraft®* einzunehmen, da der Geschmack für mich gewöhnungsbedürftig war. Als ich mich mehr und mehr in die Stoffwechselvorgänge des Körpers vertiefte und auch die Reaktionen meines Körpers auf bestimmte Nahrungsmittel und Getränke aufmerksam beobachtete, wuchs mein Entschluss, *WurzelKraft®* zu probieren. Motivation ist ein wichtiger Faktor und so entdeckte ich, dass es mir leichter fiel als gedacht, 1 bis 3 Teelöffel am Tag davon zu nehmen. Nicht lange nach der Einnahme breitete sich ein wohliges Gefühl im Magen aus. Das machte Lust auf mehr.

4. Nehmen Sie regelmäßig Antioxidantien zu sich

Warum Sie Antioxidantien unter allen Umständen brauchen, konnten Sie bereits im Kapitel »Haarausfall durch Mangel an Antioxidantien« nachlesen. Wie kommen Sie nun zu den Radikalfängern, die Sie täglich brauchen? Mit viel Gemüse, Obst und gesunden Ölen haben Sie schon viel gewonnen. Aber es gibt noch viel mehr Quellen. Einige sind hier aufgeführt.

Beeren und Granatäpfel liefern besonders viele dieser wertvollen Stoffe: je dunkler, desto mehr. Heidelbeeren, Brombeeren, Hagebutten, Berberitzen, schwarze Johannisbeeren, wilde Erdbeeren, Sanddorn, rote Trauben, Pflaumen und Zwetschgen, Himbeeren, Zitronen, die Acerola-Kirsche, Cranberrys, Gojibeeren, die Acai-Beere und Amla, die indische Stachelbeere. Pfirsiche, Mangos, Melonen, Äpfel, Bananen, Kartoffeln, (vor allem Süßkartoffeln), Kohl, Brokkoli, Tomaten, rote Paprika, rote Kidneybohnen, Sprossen und Wildpflanzen wie Löwenzahn sind aber ebenfalls gute Quellen. Das wasserlösliche Vitamin C ist ein besonders kraftvoller Radikalfänger. Es findet sich in Zitrusfrüchten, Kiwi, Erdbeeren, grünen und roten Paprika, rohem Kohl, Kartoffeln und in Blattgemüse. Nahrungsergänzungsmittel mit einem hohen Gehalt an natürlichem Vitamin C enthalten meist Acerola-Kirschen in Kombination mit Cranberrys oder einzeln. Der Radikalfänger Beta-Carotin ist in gelben, orangefarbenen sowie dunkelgrünen Gemüsen und Früchten wie Karotten und Aprikosen enthalten. Das fettlösliche Vitamin E findet sich in Weizenkeimen, Nüssen, Saaten, Vollkorngetreide, grünen Blattgemüsen und in Pflanzenölen wie Hanföl, Leinöl oder Olivenöl sowie in Lebertran. Kalt gepresste Öle und Ölsaaten sind generell eine ausgezeichnete Quelle für wertvolle Antioxidantien. Sie sind auch in Kaffee und grünem Tee enthalten.

Weitere wichtige Antioxidantien sind: Coenzym Q10 (Ubiquinol), Kupfer, Zink, Selen und Eisen, MSM (organischer Schwefel), Glutathion, Glutathion-Peroxidase, Superoxid-Dismutase (SOD), die schwefelhaltige Aminosäure L-Cystein, die Omega-3-Fettsäure ALA

(Alpha-Linolensäure) und Astaxanthin, der Farbstoff, mit dem sich Pflanzen, Algen, Lachse und Schalentiere wie Hummer schützen. Einige Nahrungsergänzungsmittel mit kraftvollen Antioxidantien sind: Krillöl (enthält Astaxanthin), Astaxanthin pur, Traubenkernextrakt OPC, Acerola/Cranberry, Acai-Beere und Coenzym Q10 (Ubiquinol).

Zu Krillöl (und Astaxanthin) finden Sie eine Beschreibung im Kapitel »6. Führen Sie täglich Fette zu – aber verwenden Sie nur beste Qualität« (S. 193). Das Coenzym Q10 ist in »11. Laden Sie die Kraftwerke in Ihren Zellen auf« (S. 219) beschrieben.

Traubenkernextrakt OPC

OPC ist ein starkes Antioxidans, das die Blutzufuhr der Kopfhaut erhöht. Die Haarwurzeln werden mit deutlich mehr Nährstoffen und Sauerstoff versorgt und gekräftigt. Das hilft, Haarausfall zu stoppen und neuen Haarwuchs anzuregen. Mit OPC können sich die Gewebe im Körper, vor allem das Bindegewebe, die Haut und die Blutgefäße regenerieren. Die intensivere Durchblutung sorgt dafür, dass sich Zellen schneller erneuern. OPC wirkt antibakteriell und entzündungshemmend.

Alpha-Liponsäure

Alpha-Liponsäure ist ein herausragendes Antioxidans, denn die Fettsäure ist sowohl fett- als auch wasserlöslich. Dadurch kann sie ebenso im Blut und innerhalb der Zellen im wässrigen Bereich vor freien Radikalen schützen, wie in den fetthaltigen Zellmembranen und in der fetthaltigen Myelinschicht, die die Nerven umgibt und schützt. Für Patienten mit Multipler Sklerose (MS) bietet Alpha-Liponsäure eine wichtige Unterstützung. Sie stärkt die Leber, reguliert den Blutzucker und schützt Herz, Blutgefäße sowie das Gehirn. Liponsäure steigert die Gehirn- und Gedächtnisleistung, verlangsamt Altersprozesse, schützt vor Diabetes und unterstützt deren Behandlung, entgiftet und reguliert Blutzuckerstörungen. Sie besitzt außerdem die besondere Fähigkeit, sich selbst und die Antioxidantien Vitamin C und E, Glutathion und Coenzym Q10 regenerieren zu können. Damit stellt Alpha-Liponsäure die antioxidative Kraft dieser Stoffe wieder her, nachdem sie bei der Abwehr freier Radikale verbraucht wurde. Alpha-Liponsäure unterstützt speziell auch die Ausleitung von Quecksilber.

5. Achten Sie auf Ihren Eiweißhaushalt

Eiweiß ist das große Thema in der Ernährung. Pflanzliches, tierisches – welche Quellen sind besser? Und wie viel brauchen wir? Lieber Öl-Eiweiß oder lieber etwas mit Kohlenhydraten? Es gibt kaum einen Vorgang in unserem Körper, für den wir nicht auch Eiweiße, die in der Fachsprache Proteine heißen, benötigen. Damit diese lebensnotwendigen Eiweiße aufgebaut werden können, brauchen wir Aminosäuren.

Eiweiße bauen Ihr Haar auf. Sie bestehen zu 80 bis 90 Prozent aus Keratin. Schöne, kräftige Haare können nur gebildet werden, wenn genügend Eiweiß vorhanden ist. Bei einem Mangel werden die Haare spröde, sie wachsen schlecht und brechen. Das Gleiche gilt für Ihre Nägel, die ebenfalls aus sogenanntem Horn bestehen. Eine eiweißarme Kost kann einen solchen Mangel auslösen, vor allem, wenn es an den essenziellen Aminosäuren, die wir in jedem Fall zuführen müssen, fehlt. Allerdings kann es auch sein, dass Sie ausreichend Eiweiß essen und trotzdem nicht genügend »ankommt«. Ein häufiger Grund ist eine Verwertungsstörung im Darm, meist, weil die Darmflora gestört ist.

Welche Aminosäuren brauchen Sie besonders, um schönes Haar aufbauen zu können?

Wie jedes Eiweiß besteht auch Keratin aus Aminosäuren. Wenn sich viele Aminosäuren miteinander verbinden, entsteht ein Eiweiß-Molekül, wie hier ein Keratin-Molekül. Die wichtigste Aminosäure im Keratin ist das Cystein, das in Mikroalgen wie Spirulina und Chlorella besonders reichlich enthalten ist. Cystein bildet eine sehr feste Struktur, weshalb Haare und Nägel widerstandsfähiger sind als die Haut. Jedes Cystein-Molekül in Keratin sucht sich ein anderes Cystein-Molekül und geht mit diesem eine Bindung ein. Dieses Gebilde aus 2 Cystein-Molekülen nennt man dann L-Cystin, das man auch als Nahrungsergänzungsmittel zu sich nehmen kann, um die Qualität von Haaren, Haut und Nägeln zu verbessern.

Haare bestehen aus etwa 45 Prozent Kohlenstoff, 28 Prozent Sauerstoff, 15 Prozent Stickstoff, 7 Prozent Wasserstoff und 5 Prozent Schwefel. Deshalb sind schwefelhaltige Aminosäuren wie Cystein wichtig für kräftige, gesunde und schöne Haare. Die zweite schwefelhaltige Aminosäure, die Ihr Haar braucht, ist Methionin. Es gibt aber eine einfache Möglichkeit, Schwefel aufzunehmen: In Form von MSM, dem organischen Schwefel, der so heißt, weil er sich in einer organischen Verbindung befindet und hoch bioverwertbar ist. MSM erfüllt viele unverzichtbare Aufgaben im Körper, auch für die Gesundheit der Zellen. Lesen Sie mehr über MSM im Kapitel »9. Prüfen Sie Ihre Schwermetallbelastung und leiten Sie aus« (S. 207).

Neben tierischen Quellen aus Fleisch, Fisch, Eiern und Milchprodukten gibt es pflanzliche Quellen für Eiweiße. Einige enthalten sämtliche essenzielle Aminosäuren, also ein vollständiges Profil: Chiasamen, Hanfsamen, Spirulina, Chlorella, Quinoa und Buchweizen sowie Sojaprodukte wie Tempeh (fermentierte Sojabohnen). Von diesen wenigen Ausnahmen abgesehen sind pflanzliche Eiweißquellen unvollständig. Will man sich nur von pflanzlichen Quellen ernähren, müssen die Aminosäuren so kombiniert werden, dass eine vollständige Versorgung garantiert ist. Ein nicht vollständiges Aminosäuren-Profil enthalten zum Beispiel: Nüsse, Samen, Linsen, Kichererbsen, Bohnen, Erbsen, Spinat, Pfifferlinge, Seitan, Lupinen, Sojabohnen, Getreide, Vollkornreis und Gemüse.

Es gibt Nahrungsergänzungsprodukte mit essenziellen Aminosäuren, auch Produkte mit einer einzelnen Aminosäure. Wenn Sie nur eine bestimmte Aminosäure einnehmen wollen, sollten Sie aber zunächst ein Aminosäuren-Profil Ihres Blutes erstellen lassen.

Räumen Sie Aminosäuren Priorität auf Ihrem Speiseplan ein, nicht nur, wenn Sie sich vegetarisch oder vegan ernähren, vor allem denjenigen, die Ihr Körper nicht selbst herstellen kann. Das sind die acht essenziellen Aminosäuren: Valin, Methionin, Leucin, Isoleucin, Phenylalanin, Tryptophan, Threonin und Lysin. Für Kinder sind zusätzlich Tyrosin und Cystein essenziell, da ihr Körper diese noch nicht selbst aufbauen kann. Lesen Sie mehr über Aminosäuren, die Sie für Haarwuchs brauchen, im Kapitel »12. Wählen Sie natürliche Haarwuchsmittel« (S. 231).

6. Führen Sie täglich Fette zu – aber verwenden Sie nur beste Qualität

Welche Art von Fett Sie zu sich nehmen, hat einen entscheidenden Einfluss auf Ihre Verdauung, Ihren Stoffwechsel und Ihr Gehirn. Light-Produkte schaden Ihrer Gesundheit in mehrfacher Hinsicht, nicht zuletzt, weil die Eiweißbausteine denaturiert sind, wie in fettarmer Milch. Verwenden Sie keinerlei ganz oder teilweise gehärtete Fette, ranzige Fette, raffinierte Öle und Margarine, die nicht umsonst als »Plastikbrotaufstrich« bezeichnet wird. Meiden Sie Transfettsäuren wie der Teufel das Weihwasser. Sie kommen in vielen Nahrungsmitteln vor, vor allem in Fast Food, Fertiggerichten und frittierten Produkten wie Pommes frites, Kartoffelchips, Chicken Wings, Fertigsuppen, Bratensaucen, Wurst und Backwaren wie Berlinern. Selbst Müsliriegel oder Frühstücksflocken können Transfette enthalten. Sie entstehen übrigens auch, wenn ungesättigte Fettsäuren (zum Beispiel in Olivenöl, Leinöl, aber auch Kokosöl) zu stark erhitzt werden und in der Pfanne zu rauchen beginnen. Auswirkungen von Transfettsäuren können unter anderem Herz-Kreislauf-Erkrankungen, Bluthochdruck, Insulinresistenz, Allergien und Erhöhung des Krebsrisikos sein.

Gesunde Fette mit ihren wertvollen gesättigten sowie einfach und mehrfach ungesättigten Fettsäuren werden in einem sehr schonenden Herstellungsprozess gewonnen. Die Öle werden kalt gepresst und nicht erwärmt, um die Nährstoffe zu erhalten. Sie haben einen mehr oder weniger starken Duft, während falsch behandelte Fette oft geruchlos sind. Leinöl, natives Kokosöl, natives Olivenöl, Schwarzkümmelöl, Hanföl und rotes Palmöl sind eine ausgezeichnete Wahl. Zum Braten eignen sich davon nur Olivenöl und Kokosöl – und beide sollten nicht zu stark erhitzt werden. Sobald Fett raucht, sind die wertvollen Bestandteile zerstört und es bilden sich gesundheitsschädliche Transfette. Hoch erhitzbar und gut für die Gesundheit ist Ghee. Das ayurvedische Butterschmalz wird in einem aufwendigen Verfahren hergestellt. Ghee (geklärte Butter) besteht zu fast 100 Prozent aus Fett, während Butter noch Wasser und andere Bestandteile enthält und ihr

Fettanteil nur etwa 80 Prozent beträgt. Falls Sie eine Laktoseintoleranz haben: Ghee enthält keine Laktose.

Seien Sie vorsichtig mit Rapsöl, das als eines der gesündesten Öle und ideal zum Braten gilt. Grund dafür ist, dass Rapsöl zwischen 55 und 65 Prozent einfach ungesättigte Fettsäuren und zwischen 28 und 35 Prozent mehrfach ungesättigte Fettsäuren enthält und nur eine geringe Menge gesättigter Fette. Doch Rapsöl, Maisöl und Sojabohnenöl sind stark verarbeitete und raffinierte Pflanzenöle – mit allen Folgen für die mehrfach ungesättigten Bestandteile des Öls, die Hitze, Licht und Druck gegenüber äußerst instabil sind. Sie oxidieren stark und erhöhen die Menge der freien Radikalen. Die Folgen dieser Oxidation sind Entzündungsreaktionen im Körper und ein gesteigertes Risiko für degenerative Erkrankungen. Besonders fragwürdig ist Rapsöl, das mit großer Hitze, Druck und Hexan extrahiert wird, einem Lösungsmittel für die Gewinnung von Erdöl. Außer Hexan werden noch andere Chemikalien und hohe Temperaturen eingesetzt, um Rapsöl zu raffinieren, zu bleichen und möglichst geruchlos zu machen. Zudem bewirken die hohen Temperaturen, dass die Omega-3-Fette in Transfette umgewandelt werden. Von gesund also keine Spur. Lüge und Wahrheit über Rapsöl sind ein Beispiel für die verkaufsförderlichen Falschinformationen, die wir täglich bekommen. Ebenso wie bei Soja und anderen Produkten wird einfach nur über die guten Seiten berichtet – was sonst noch enthalten ist oder durch Verarbeitung geschieht, fällt elegant unter den Tisch.

Krillöl – Gesundheit aus der Antarktis

Besonderes Augenmerk sollten Sie auf Krillöl richten. Das Öl wird aus dem in der Antarktis lebenden Krill gewonnen. Die winzigen, garnelenartigen Tierchen dienen den dort lebenden Fischen als Nahrung. Es ist reich an den Omega-3-Fetten EPA und DHA, Phospholipiden, Omega-6- und Omega-9-Fettsäuren, Cholin sowie den Vitaminen A und E. Darüber hinaus hat es mit einer Besonderheit aufzuwarten: Es enthält größere Mengen des stärksten bekannten Antioxidans Astaxanthin mit seinen kraftvollen, zellschützenden Eigenschaften. Astaxanthin schützt und stärkt die Augen, unterstützt die Hirntätigkeit und mildert Konzentrationsstörungen und ADHS. Mikronährstoffe aus der Nahrung werden besser aufgenommen. Untersuchungen haben außerdem gezeigt, dass Krillöl Menstruationsbeschwerden (PMS), chronische Entzündungen und Gelenkschmerzen (rheumatoide Arthritis) deutlich verringern kann[38]. Es schützt Herz und Blutgefäße, kann den Cholesterinspiegel senken[39] und den Zustand von Müdigkeit, Niedergeschlagenheit und Reizbarkeit verbessern sowie das generelle Wohlbefinden stärken.

Die wertvolle essenzielle Alpha-Linolensäure (ALA), über die Sie mehr im Kapitel über Hanföl erfahren, wird aus den beiden im Krillöl enthaltenen Fettsäuren Eicosapentaensäure (EPA) und Docosahexaensäure (DHA) gebildet.

Kokosöl – ein Superfood der ersten Klasse

Kokosöl besteht zu etwa 90 Prozent aus gesättigten Fettsäuren und zu 2 Prozent aus ungesättigten Fettsäuren. Es enthält unter anderem Laurinsäure, eine gesättigte Fettsäure, die Viren und Bakterien bekämpft. Neuere Studien belegen, dass die lang propagierte These, gesättigte Fettsäuren sollten weitestgehend gemieden werden, falsch ist[40]. Wissenschaftler haben herausgefunden, dass zwischen kurz- und mittelkettigen gesättigten Fettsäuren, wie sie im Kokosfett enthalten sind, und langkettigen gesättigten Fettsäuren ein großer Unterschied besteht. Man weiß heute, dass mittelkettige Fettsäuren anders – und leichter – verstoffwechselt werden als langkettige gesättigte Fettsäuren, die in tierischem Fett enthalten sind. Kokosöl hat einen positiven Einfluss auf den Cholesterin- und Triglyceridspiegel, ist leicht verdaulich, hat weniger Kalorien als andere Fette und kurbelt den Stoffwechsel an[41]. Es baut das Hautgewebe wieder auf und durchfeuchtet die Haut[42], wodurch Falten gemildert werden. Innerlich und äußerlich verschönert es Haut und Haare und schützt sie vor Schäden[43] und Erkrankungen wie Dermatitis[44]. Als Energielieferant für die Gehirnzellen kann es die Gehirnfunktion verbessern. Das ist noch nicht alles: Das Fett verstärkt die entzündungs- und tumorhemmende Reaktion des Immunsystems[45], regt den Stoffwechsel an und schützt die Leber[46], fördert den Sauerstoffaustausch und den Fettstoffwechsel und verringert die Bildung von freien Radikalen in den Zellen. Schlagzeilen machte die Ärztin Mary Newport, die ihren Ehemann mit Kokosfett von der Alzheimerkrankheit heilte, nachdem er die Medikamente nur sehr schlecht vertragen hatte.[47] Auch ein 74-jähriger Parkinson-Patient, der trotz Pharmazeutika immer schlechter denken und laufen konnte, berichtet nach einer täglichen Einnahme: »Ich habe noch immer Parkinson-Symptome, aber meine Lebensqualität ist deutlich erhöht. Jetzt sind ungefähr 3 Monate vorüber und die positive Wirkung hält an. Mit mir ist etwas Reales geschehen«.[48]

Hanföl – Omega-3-Fettsäuren in Fülle

Kalt gepresstes Hanföl ist das hochwertigste Pflanzenöl, das Sie wählen können. Wie andere gute Pflanzenöle auch, enthält es bis zu 80 Prozent mehrfach ungesättigte Fettsäuren. Was Hanföl so besonders macht, ist die Zusammensetzung seiner Fettsäuren. Das Öl hat nicht nur das beste Verhältnis zwischen den mehrfach ungesättigten Fettsäuren Omega-3 und Omega-6, es ist auch das einzige Speiseöl, das zwei essenzielle Omega-3-Fettsäuren enthält, die der Körper nicht selbst herstellen kann: Neben Alpha-Linolensäure (ALA, Omega-3-Fettsäure) enthält Hanföl als einziges Speiseöl Gamma-Linolensäure (GLA, Omega-6-Fettsäure). Beides sind dreifach ungesättigte Fettsäuren. Alpha-Linolensäure wirkt sich günstig auf den Cholesterinstoffwechsel aus und beugt Herz-Kreislauf-Erkrankungen vor. ALA hemmt Entzündungen, indem sie die Entzündungsparameter TNF und CRP reduziert. Neuere Untersuchungen zeigen einen positiven Einfluss auf den Knochenstoffwechsel, wodurch der »Knochenschwund« im Alter verlangsamt oder verhindert wird. Aus den beiden Fettsäuren EPA und DHA, die zum Beispiel in Krillöl enthalten sind, kann der Körper Alpha-Linolensäure herstellen. Wenn Sie ALA direkt zuführen, erhalten Sie mehr, denn die Menge an umgewandelter EPA und DHA entspricht etwa 10 Prozent der Menge an direkt zugeführter Alpha-Linolensäure.

Auch Gamma-Linolensäure (GLA) wirkt den gefährlichen, häufig unentdeckten Entzündungen im Körper entgegen. Sie ist an Immunreaktionen beteiligt und unterstützt das Nervensystem. Beide Öle sorgen für die Elastizität der Zellmembran, wodurch Nährstoffe optimal in die Zelle gelangen können und Abfallstoffe entsorgt werden.

Kalt gepresstes Hanföl hat noch mehr aufzuweisen: die Vitamine A, B1, B2, B6, C und Tocopherol (Vitamin E), Phytinsäure sowie das starke Antioxidans Chlorophyll und Lecithin, das ein Bestandteil der Zellmembran ist. Chlorophyll hat viele wunderbare Eigenschaften. Eine davon ist, dass es die Leber beim Ausleiten von Schadstoffen unterstützt. Hanföl übertrifft selbst das ausgezeichnete Leinöl deutlich in der Menge der mehrfach ungesättigten Fettsäuren, die wir dringend brauchen, um den Überhang an gesättigten Fettsäuren in unserer Ernährung auszugleichen.

Hanföl hat einen speziellen Geschmack, der oft als »nussig« beschrieben wird. Vielleicht müssen Sie sich erst daran gewöhnen, aber es lohnt sich. Das einzigartige Hanföl trägt dazu bei, dass Sie von innen heraus gesund werden und es auch bleiben.

7. Machen Sie eine Darmreinigung

Seien Sie liebevoll mit Ihrem Darm. Lange als Gesprächsthema verpönt, leistet er einen fundamentalen Beitrag zu Ihrer Gesundheit. Abwehrstärke und Nährstoffversorgung hängen von ihm ab. Ihr Darm beeinflusst, was Sie fühlen und denken. Darmbakterien machen Sie froh, lustlos oder sogar depressiv. Zwischen Kopf und Bauch – sprechen Sie mit Ihrem Darm – findet eine rege Kommunikation statt. Wenn der Darm nicht »liefert« oder das Falsche weitergibt, leiden Ihre Zellen und Sie sind an der tiefsten Ursache aller körperlichen Probleme angekommen. Sie wissen ja, »Der Tod sitzt im Darm« (Hippokrates), und dort sitzt auch die Wurzel Ihrer Gesundheit.

Füttern, säubern und pflegen Sie Ihren Darm. In diesem Buch finden Sie viele Anregungen dazu. Weitere, ausführliche Buchtipps gibt es in der Literaturliste. Darmpflege ist eine tägliche Angelegenheit. Ernähren Sie sich vitalstoffreich, bevorzugen Sie basische, möglichst frisch zubereitete Lebensmittel und setzen Sie auf bio. Bio Produkte enthalten nachweislich mehr Vitalstoffe. Vermeiden Sie lange Lagerzeiten. Trinken Sie täglich 2 bis 3 Liter stilles Wasser. Kohlensäurehaltiges Wasser tut, was der Name besagt: Es säuert.

Neben dem Motiv, sich gesund zu erhalten, gibt es eine ganze Reihe weiterer Gründe, die für eine Darmreinigung und -sanierung sprechen: Verdauungsbeschwerden wie Durchfall, Verstopfung und Blähungen verschwinden; ebenso Pilzinfektionen im Darm, aber auch in der Scheide und auf Haut und Nägeln; die Darmflora wird nach der Einnahme von Antibiotika wieder aufgebaut; Nahrungsmittelunverträglichkeiten und oft auch Nahrungsmittelallergien bessern sich; Müdigkeit, Erschöpfung und Lustlosigkeit verschwinden, Sie haben wieder gute Laune, fühlen sich vital und sind positiv motiviert; Sie sind weniger anfällig für Infekte; Bindegewebe und Haut straffen sich; Ihre Haare können schöner und wieder dichter werden.

Machen Sie ein- bis zweimal im Jahr eine Darmsanierung (im Frühjahr und Herbst). Sie umfasst

- die Reinigung des Darms,
- den Aufbau einer gesunden Darmflora und
- die Heilung der Darmschleimhaut, falls sie geschädigt ist.

Bei einer Darmreinigung leiten Einläufe und spezielle Produkte Darmschlacken, Kotreste und Schleimschichten aus. Die Darmzotten werden gereinigt. Die Darmschleimhaut regeneriert sich, nützliche Bakterien beginnen wieder darauf zu siedeln. Die Nahrung wird wieder besser verwertet und Nährstoffe können in größerer Menge aufgenommen werden. Ein Mangel an Vitaminen, Mineralstoffen und Eiweißen wird ausgeglichen. Die Darmbewegungen werden angeregt, die Stuhlbeschaffenheit reguliert, Verstopfung und Durchfall normalisiert. Gift- und Schadstoffe werden ausgeleitet. Schädlichen Bakterien und Pilzen wird die Lebensgrundlage entzogen, die Darmflora regeneriert sich. Während der Darm heilt, werden die Abwehrkräfte gesteigert.

Es gibt viele unterschiedliche Produkte zur Darmreinigung und -sanierung. Im Überblick finden sich die folgenden Inhaltsstoffe, manchmal einzeln oder in Kombination, in flüssiger Form, als Pulver, in Kapseln oder als Tabs. Die Zusammensetzung variiert je nach Präparat:

- unlösliche Ballaststoffe (Quell- und Bindemittel wie Flohsamenschalen (Psyllium), gibt es in Pulver- oder Kapselform), Leinsamen,

- lösliche Ballaststoffe zur Ernährung der nützlichen Darmbakterien (Inulin und Oligofructose),
- Darmbakterien zum Aufbau der Darmflora,
- Extrakte aus Kräutern, Früchten und Wurzeln, die Vitamine, Mineralstoffe, Spurenelemente und Enzyme liefern; Granatapfel- und/oder Grapefruitkernextrakt; Pflanzenstoffe, die vor freien Radikalen schützen (Antioxidantien),
- verdauungsfördernde Bitterstoffe,
- Mikroalgen wie Spirulina und Chlorella,
- Heilpilze wie Ling Zhi und Shiitake.

Darmsanierung – die Vorgehensweise

- Nehmen Sie morgens ein Flüssigpräparat mit den oben genannten Extrakten –möglichst auf leeren Magen. Warten Sie eine Viertelstunde, bis Sie frühstücken. Ein ausgezeichnetes Produkt, das ich selbst ausprobiert habe, ist *Flora-Balance.*
- Reinigen Sie den Darm im Laufe des Tages oder abends mit einem ballaststoffreichen Produkt. Häufig sind Flohsamenschalen, Inulin und Oligofructose enthalten. Ausgezeichnete Produkte, die ich selbst ausprobiert habe, sind *Amazonas Darmreinigung* und *Flora stabil.* Solche Produkte unterstützen die Reinigung des Verdauungsenzyms und regulieren das Darmmilieu, sodass sich wieder eine ausgewogene Darmflora entwickeln kann. Sie verbessern die Verdauung und Vitalstoffversorgung des Körpers.
- Eine Darmsanierung sollte von mindestens 1 Monat bis zu 3 Monaten durchgeführt werden. Beginnen Sie mit der halben Dosis, die auf dem Produkt empfohlen wird, um Ihre Reaktion darauf zu testen und sich daran zu gewöhnen. Vor allem Ballaststoffe können anfangs Beschwerden wie Völlegefühl oder Blähungen auslösen.
- Eine umfangreiche Darmsanierung sollte von einem Arzt, Heilpraktiker oder einem professionellen Institut durchgeführt werden. Das gilt auch, wenn Beschwerden vorliegen, die zuvor geklärt werden müssen.

8. Entsäuern, entschlacken, entgiften – machen Sie regelmäßig Hausputz

> Der Haarboden mit seinen Mineralstoffen und Spurenelementen ist die Neutralisierungsfeuerwehr des menschlichen Stoffwechsels. Säuren und Gifte verzehren entweder kontinuierlich oder abrupt, zum Beispiel während der Chemotherapie, diesen Mineralstoffspeicher. Die Folge ist Haarverlust. Dieser kann durch Entgiftung, Entschlackung und Remineralisierung gestoppt oder verhindert werden. Verlorenes Haar kann erneut nachwachsen.
> *Peter Jentschura in: Gesundheit durch Entschlackung*

Die Maßnahmen für Ihre Reinigungskur

- Das wichtigste Prinzip, mit dem jede Entsäuerung, Entschlackung und Entgiftung beginnt: Lassen Sie alle Nahrungsmittel weg, die Ihre Säurebelastung weiter erhöhen würden. Es macht ja wenig Sinn, »Müll« aus dem Körper herauszuschaufeln und gleichzeitig wieder hineinzuwerfen. Ebenso jene, die Ihre Schadstoffbelastung weiter erhöhen würden. Auch hier gilt: Wenn Sie Giftstoffe ausleiten und gleichzeitig wieder aufnehmen, kann kein zufriedenstellender Erfolg eintreten.
- Stellen Sie Ihre Ernährung auf frische, vitalstoffreiche und basenbildende Ernährung um.
- Trinken Sie täglich Basentee. Ihr Körper muss die Übersäuerung abbauen und die Schlacken lösen. Das muss langsam und vorsichtig geschehen, damit der Körper Zeit hat sie auszuscheiden. Zu Beginn der Ausleitungskur ist es daher sinnvoll, mit 2 Tassen zu beginnen und die Menge auf 1 bis 1½ Liter zu erhöhen.
- Machen Sie eine Basenfastenkur (nach Sabine Wacker). Sie sollte mindestens 1 Woche, besser 2 dauern. In dieser Zeit lassen Sie sämtliche Säurebildner weg. Danach können Sie wieder säurebildende

Lebensmittel aufnehmen, jedoch immer unter der Maßgabe von 80 Prozent Basenbildnern und nur 20 Prozent Säurebildnern.

- Trinken Sie viel Wasser – möglichst 2 Liter am Tag. Verzichten Sie auf kohlensäurehaltiges oder mineralstoffreiches Wasser. Obst- und Gemüsesäfte sind kein Ersatz für reines Wasser.
- Lassen Sie in der Entgiftungszeit Kaffee, Bier und Softdrinks weg.
- Lassen Sie für einige Wochen Zucker, vor allem weißen Zucker und zuckerhaltige Produkte weg, ebenso Milch- und Getreideprodukte. Bereits mit 2 Wochen, in denen Sie keine Produkte aus dieser Kategorie essen, entlasten Sie Ihren Stoffwechsel merklich. Falls Sie doch Käse, Eier und Müsli essen möchten, sollten Sie Ihre tägliche Menge an Gemüse und Gemüsesäften erhöhen. Gemüsesäfte enthalten keine Ballaststoffe, die Ihr Darm braucht, bitte berücksichtigen! Smoothies enthalten Ballaststoffe, weil in der Regel die ganze Frucht oder das ganze Gemüse verarbeitet wird. Sollten Ihnen Getreideprodukte sehr fehlen, dann wählen Sie volles Korn.
- Hühnerbrühe ist während einer Entsäuerungsphase besonders gut geeignet und kann wegen ihren stärkenden und reinigenden Eigenschaften auch später regelmäßig auf dem Speiseplan stehen. Essen Sie nur die Brühe oder entfernen Sie die Haut, wenn Sie auch Fleisch essen möchten. Die Haut enthält mehr Harnsäure erzeugende Purine als das Fleisch selbst, kann aber gegessen werden, wenn Sie keine Probleme mit Harnsäure haben. Im Anhang finden Sie Bücher zur »magischen Knochenbrühe«, zur Vielfalt an Brühen und zu ihren gesundheitlichen Wirkungen.
- Gönnen Sie Ihrer Leber eine extra Portion Mariendistel, zum Beispiel: das *Alepa® Mariendistel Bio-Leber-Tonikum* von Salus oder ebenfalls von Salus das *Detox Bio Kräuter-Elixier zum Verdünnen.*
- Nehmen Sie zusätzlich basische Mineralstoffe zu sich, zum Beispiel in Form von Gerstengras, Aloe-vera-Saft, *WurzelKraft®*, Spirulina, Chlorella oder der Alge *Lithothamnium calcareum* (zum Beispiel in *Knochenkraft* von Kopp Vital).
- Machen Sie entsäuernde Voll-, Sitz- oder Fußbäder (zum Beispiel mit *MeineBase®* von Peter Jentschura, zwei- bis dreimal wöchentlich ein Vollbad oder regelmäßige Fußbäder, für einige Zeit am besten täglich).

- Verwenden Sie einmal pro Woche ein Basengel, zum Beispiel das *Vitabalis Original BasenGel.* Es wird am besten morgens nach der Dusche auf Hautstellen aufgetragen, die Sie selbst wählen können.
- Schwitzen Sie: in der Sauna, beim Walken, Joggen, Sport oder Tanzen.
- Machen Sie eine Darmsanierung, siehe Kapitel »7. Machen Sie eine Darmreinigung« (S. 197).
- Lesen Sie die Tipps unter »Einfach, aber wirkungsvoll: basenfördernde Anregungen für Ihren Speiseplan und Tagesablauf« (S. 142).
- Wenn ein umfassendes Entsäuern, Entgiften und Ausleiten nötig ist und Ihr Darm vielleicht wirklich intensive Unterstützung braucht, suchen Sie einen darauf spezialisierten Arzt, Heilpraktiker oder eine spezielle Klinik auf. Hilfreich ist auch der Aufenthalt in einem Institut oder Hotel, das Fasten, eine Schroth-Kur, die Mayr-Kur oder ein spezielles Darmsanierungsprogramm anbietet.

Basische Mittel zum Entgiften und Entschlacken

7×7® KräuterTee (Bio)

Ein ausgezeichneter Klassiker ist der *7×7® KräuterTee* von Peter Jentschura. Bestehend aus 49 Zutaten wie Kräutern, Samen, Gewürzen, Wurzeln und Blüten zählt er zu den wohlschmeckenden Ausleitungstees, die täglich genossen werden können, auch nach der Ausleitungsphase (1 bis 2 Tassen täglich).

Löwenzahntee

Löwenzahntee regt den Stoffwechsel von Magen, Darm, Leber, Galle, Blase und Nieren an. Er belebt, macht munter und kräftigt. Ebenso wie Brennnesseltee und andere basische Tees regt Löwenzahntee (oder Pflanzensaft) die Ausscheidung von Urin an, liefert aber gleichzeitig so viele wichtige Mineralstoffe, dass kein Mangel entstehen kann.

Grüner Hafertee

Sehr basisch wirkt grüner Hafertee, von dem Sie vermutlich noch nie etwas gehört haben – ein Tee, der zu Unrecht in Vergessenheit geraten ist. Grüner Hafertee entschlackt, lindert Magen-Darm-Beschwerden, regt die Verdauung an und stärkt die Immunabwehr. Ähnlich wie Brennnesseltee wirkt grüner Hafertee stark entwässernd. Das hilft, die Nieren durchzuspülen und Giftstoffe auszuleiten. Er sollte jedoch nur kurweise angewendet werden.

Schachtelhalmtee

Schachtelhalmtee (Zinnkrauttee) fördert die Harnausscheidung und unterstützt die Ausleitung. Wegen seines Kieselsäuregehalts festigt er das Bindegewebe. Er stärkt die Abwehrkräfte und hat sich unter anderem bei Nieren- und Blasenentzündungen bewährt.

Brennnesseltee

Brennnesseltee wirkt sehr basisch, entwässert aber auch stark. Er sollte daher nur als Kur getrunken werden. Das gilt für alle Detox-Tees. Zur Ausleitung von Harnsäure, Reinigung des Blutes und zum Entsäuern können Sie eine Kur mit Brennnesseltee machen: 2 Wochen lang 1 Liter Tee über den Tag verteilt, dann 1 Woche Pause, dann nochmals 2 Wochen. Übrigens wurden schon mit der Hälfte – 500 Milliliter täglich – gute Erfolge erzielt. Brennnesseltee enthält viele Mineralien. In der Kurzeit können Sie erleben, wie Nägel und Haare sprießen und gesünder aussehen.

Salus Detox Tee

Der basenreiche Bio-Kräutertee von Salus enthält Löwenzahnblätter, Schafgarbenkraut, Birkenblätter, Zitronenverbenenblätter, Brennnesselblätter, Fenchelfrüchte süß, Anisfrüchte, Salbeiblätter, Pfefferminzblätter und Süßholzwurzel.

Entsäuern mit Natron

Natron können Sie in jedem Supermarkt kaufen. Allerdings sollten Sie darauf achten, dass es sich um reines Natron (Natriumhydrogencarbonat) handelt und nicht um Backpulver, das noch andere Stoffe enthält.

Natron ist ein Wundermittel, mit dem es sich ausführlicher zu befassen lohnt. Die natürlich vorkommende Substanz reinigt den Körper, entsäuert, dreht das Körpermilieu ins Basische und hat sich zum Beispiel bei Erkältungen und Grippe bewährt. Krebspatienten berichten von einer positiven Wirkung. Bereits eine Messerspitze Natron in Wasser aufgelöst kann das Völlegefühl nach schwer verdaulichen Speisen beseitigen. Allerdings sollte mit Natron direkt zum Essen oder gegen Sodbrennen vorsichtig umgegangen werden, da es die Magensäure neutralisiert. Warten Sie nach der Einnahme etwa 1 Stunde. Nach dem Essen genommen, kann sich die Magensaftproduktion erhöhen, wenn die Wirkung des Pulvers aufgebraucht wurde. Natron enthält relativ viel Natrium (Kochsalz) und sollte deshalb bei Bluthochdruck oder Herzbeschwerden nur in geringen Mengen oder gar nicht eingenommen werden.

Die Natron-Zitronensaft-Kur

Eine Kur mit Natron-Zitronensaft, morgens auf nüchternen Magen eingenommen, fördert die Verdauung, reinigt die Leber und entgiftet, reguliert Cholesterinwerte und vieles mehr.

Geben Sie ½ bis 1 Teelöffel Natron in eine Tasse und übergießen Sie das Pulver mit 250 Milliliter heißem Wasser. Etwas abkühlen lassen und noch heiß trinken. Etwa 10 Minuten später mischen Sie einige Tropfen oder 1 Teelöffel Zitronensaft in ein Glas mit kaltem Wasser und trinken es. Warten Sie 1 Stunde bis zum Frühstück. Machen Sie die Kur entweder in Intervallen, indem Sie den Natron-Zitronensaft 5 Tage lang einnehmen und dann wieder 5 Tage eine Pause einlegen (2 bis 3 Runden), oder wenden Sie sie 30 Tage durchgängig an. Übrigens wirkt nicht nur Natron basisch im Körper. Auch Zitronensaft, so sauer er schmeckt, wird basisch verstoffwechselt.

Wie wirkt Natron im Magen?

Natron wirkt neutralisierend auf die Magensäure, wodurch der pH-Wert im Magen steigt. Da der Magen auf ein saures Milieu ausgelegt ist, werden saure Stoffwechselprodukte aus anderen Körperbereichen geholt und verbraucht, um die Ausgangssituation wiederherzustellen. Natron hilft so, die Säurelast im Körper abzubauen. Eine regelmäßige und längerfristige Einnahme von Natron kann jedoch den gegenteiligen Effekt erzeugen. Es wird nun zu viel Magensäure produziert. Nachdem anfänglich das Sodbrennen nachließ, wird es nun deutlich schlimmer. Außerdem muss bei Sodbrennen geklärt werden, ob es sich wirklich um zu viel Magensäure handelt oder um zu wenig, was ebenfalls zu Sodbrennen führt. Mehr dazu im Kapitel »Vor dem Darm kommt der Magen: Sorgen Sie für die richtige Menge an Magensäure« (S. 165).

Entgiften mit der Ölziehkur

Von der ayurvedischen Ölziehkur hat fast jeder schon einmal gehört. Morgens vor dem Zähneputzen nimmt man 1 Esslöffel (oder etwas mehr, je nach Geschmack) Sonnenblumen-, Kokos-, Hanf- oder Sesamöl in den Mund und bewegt es hin und her. Sie können das Öl auch kauen und durch die Zahnzwischenräume ziehen. Die Wirkungen sind beeindruckend: Ölziehen entgiftet, wirkt antibakteriell, sorgt für gesunde Zähne und Zahnfleisch, beseitigt Zahnfleischbluten und Mundgeruch und hilft gegen Zahnbelag und Karies. Oft werden die Zähne wieder heller, weil sich die Ablagerungen lösen. Im Ayurveda wird Ölziehen bei vielen Erkrankungen eingesetzt. Es unterstützt nicht nur Heilungsprozesse im Mund- und Rachenraum, sondern soll sich auch positiv auf den Magen-Darm-Trakt, das Blut, das Herz, bei Hautleiden und Kopfschmerzen auswirken.

Allerdings schreckt es viele ab, dass man das Öl etwa 10 Minuten im Mund bewegen soll. Auch ist es gewöhnungsbedürftig, Öl einfach so in den Mund zu nehmen. 10 Minuten sind optimal, aber Sie profitieren auch, wenn Sie nur 4 bis 5 Minuten durchhalten. Sie werden sehen, dass das Öl dann bereits weißlich geworden ist, ein Zeichen, dass die Wirkung einsetzt. Ihr Zahnfleisch wird es Ihnen als Erstes danken und die Mundhöhle, die ein Hort an Bakterien ist, wird gereinigt.

Entsäuern und Entgiften mit der Zitronensaftkur

Es ist so einfach, dass man es kaum glauben kann: Morgens ein warmes Glas Wasser auf nüchternen Magen getrunken, regt den Stoffwechsel an, das weiß man aus dem indischen Ayurveda. Wenn Sie dem lauwarmen Wasser den Saft einer halben Zitrone oder etwas mehr zusetzen, maximieren Sie den Effekt. Beginnen Sie eventuell mit weniger Saft und steigern Sie die Menge – schließlich schmeckt der Saft ziemlich sauer. Zitrone wirkt im Körper außerordentlich basisch. Wenn Sie morgens Probleme haben, »in die Gänge« zu kommen, sich ruhelos, depressiv oder schnell müde fühlen, wenn Sie zu Erkältungen und Grippe neigen, selbst bei Haarausfall, Ekzemen und Gelenkbeschwerden kann die Zitronensaftkur Wunder wirken. Zitronen unterstützen die Verdauung, regen die Nieren an, enthalten viel Vitamin C und stärken nicht zuletzt deswegen das Immunsystem. Sie regulieren den pH-Wert, verbessern das Hautbild und wirken sich positiv auf den Flüssigkeitshaushalt des Körpers und alle Heilungsprozesse aus.

Bärlauch – das Detox-Kraut saniert auch den Darm

Der Verwandte des Knoblauchs ist ein wirkliches Multitalent. Ähnlich wie Knoblauch reinigt Bärlauch das Blut, entgiftet, stärkt die Abwehr und löst Ablagerungen aus den Blutgefäßen (Arteriosklerose). Die Senfglykoside des Bärlauchs regen die Verdauungssäfte an, wodurch mehr Enzyme produziert werden und die Nahrung besser aufgespalten wird. Gärungs- und Fäulnisprozesse werden seltener und damit auch Blähungen. Bärlauch reguliert die Keime der Darmflora, indem er nützliche Bakterien stärkt und unerwünschte reduziert. Nach einer Antibiotikatherapie kann Bärlauch helfen, den Darm wieder aufzuforsten. Sein hoher Schwefelgehalt hilft, Schadstoffe und Schwermetalle wie das zellzerstörende Quecksilber auszuleiten. Wenn Amalgamfüllungen entfernt wurden, kann eine Bärlauchkur helfen. Bärlauch und Knoblauch ähneln sich in ihren herausragenden Eigenschaften, von denen hier nur einige wenige genannt werden können. Bärlauch hat aber einen weniger intensiven Geruch. Der in beiden enthaltene Wirkstoff Allicin wird beim Kochen fast vollständig zerstört. Deshalb ist eine Kur mit Bärlauch-Frischpflanzensaft sinnvoll. Bärlauch und Knoblauch gibt es auch in Kapselform, wobei vor allem beim Knoblauch darauf geachtet werden sollte, dass die Kapsel erst im Dünndarm verwertet wird, da sonst Aufstoßen und Mundgeruch entstehen können. Bärlauch selbst im Frühjahr zu sammeln, sollte mit großer Vorsicht geschehen, da die Pflanze mit anderen, stark giftigen Pflanzen wie Herbstzeitlosen oder Maiglöckchen verwechselt werden kann. Eine Bärlauchkur sollte 6 bis 8 Wochen lang durchgeführt werden.

Der basische Einlauf

Einläufe helfen, den Darm zu reinigen. Schleim und Schlacken werden gelöst und abgetragen, die Darmbewegungen angeregt. Probieren Sie einen Einlauf mit *7×7® KräuterTee* von Peter Jentschura, zu dem Sie mehr Informationen im Abschnitt »Basische Mittel zum Entgiften und Entschlacken« (S. 202) finden. Für die Anwendung bereitet man *7×7® KräuterTee* zu, siebt die Kräuter ab und lässt den Tee abkühlen, bis er eine Temperatur hat, die etwas unterhalb der Körpertemperatur liegt. Man gibt eine Messerspitze *MeineBase®* zu und rührt um. Der fertige Tee wird in das Einlaufgerät gefüllt. Dann kann der Einlauf beginnen.

Bittertrunk – die Darmreinigung nach Renate Collier

Die Ärztin Dr. Renate Collier zählt zu den Pionieren der Azidose-Forschung. Sie widmete sich ihr ganzes Leben der Übersäuerung des Körpers, insbesondere des Bindegewebes, in dem Säuren, Gifte und Abfallstoffe eingelagert werden. Renate Collier entwickelte eine einfache und gründliche Methode mit einem Bittersalz-Trunk, um den Darm in allen seinen Abschnitten zu reinigen: Man nimmt morgens auf nüchternen Magen einen flachen Teelöffel Bittersalz oder Magnesiumsulfat (in der Apotheke erhältlich) gut verrührt in ¼ Liter Wasser zu sich, und frühstückt erst eine halbe Stunde später. Diese Lösung, die etwa genauso viel Salz wie das Blut enthält, umspült die Darmzotten und sorgt dafür, dass Ablagerungen ausgeschieden werden. Der Trunk hat keine Nebenwirkungen. Man kann ihn kurmäßig beim Fasten, zwischendurch für 4 Wochen oder auch für unbegrenzte Zeit einnehmen.

9. Prüfen Sie Ihre Schwermetallbelastung und leiten Sie aus

Lassen Sie Ihre Schwermetallbelastung überprüfen. Inzwischen gibt es moderne Testverfahren, die ein genaues Bild der Schwermetalle im Körper anzeigen. Mit den üblichen Bluttests kann eine Schwermetallbelastung nicht diagnostiziert werden. Spezialisierte Labors bieten eine

Vollblut-Spektralanalyse auf Mineralstoffe, Spurenelemente und toxische Metalle an. Zur ersten Orientierung können Sie auch selbst einen Urintest zu Hause durchführen. Ärzte und Heilpraktiker bieten einen DMSA-Urintest an. Im Urin können Schwermetalle nur nachgewiesen werden, wenn sie vor der Probe aufgenommen und bereits verstoffwechselt wurden. Eine Speichelanalyse kann Auskunft über eine Quecksilberbelastung geben. Weitere Verfahren wie der *Oligoscan®*, der Mineralstoffe und toxische Metalle misst, werden von Praxen angeboten.

Eine weitere Möglichkeit für eine erste Orientierung ist die Haarmineralanalyse. Im Haar können Mineralstoffe und Schwermetalle getestet werden. Im Internet gibt es Praxen und Labors, die eine solche Analyse anbieten. Dazu entnehmen Sie zu Hause Haare wie dort beschrieben und senden sie an diese.

Meist wird sich nicht nur Quecksilber finden, sondern auch Blei, Cadmium, Arsen, Nickel, Palladium, Aluminium und mehr. Wichtig ist eine ausreichende Versorgung mit Schwefel (MSM), da die Ausleitung sonst blockiert wird. Auch eine Versorgung mit genügend Silizium (Silicea) ist wichtig.

Wenn Sie selbst eine Ausleitung machen wollen, sollten Sie wissen, dass ein großer Teil der giftigen Stoffe über die Leber und den Darm sowie ein kleiner Teil über die Nieren ausgeschieden werden. Im Darm werden jedoch viele Giftstoffe, vor allem fettlösliche wie Quecksilber, Dioxin, PCB und so weiter, wieder aufgenommen und gelangen zurück in den Blutkreislauf. Besonders stark ist dieser Effekt naturgemäß bei einem Leaky Gut, dem »lecken Darm«. Deshalb müssen im Darm gleichzeitig Stoffe vorhanden sein, die die gelösten Gifte binden. Darmeinläufe verkürzen die Zeit, in der die Giftstoffe im Darm sind, und unterstützen die Ausleitung.[49]

Eine erfolgreiche und nachhaltige Schwermetallausleitung erfordert drei Maßnahmen:

- die Ausleitung, der im Körper eingelagerten Schadstoffe;
- vor, während und nach der Ausleitungsphase: Eine erhöhte Gabe von Mineralstoffen, Spurenelementen, Vitaminen und Antioxidantien, die für die Ausleitung verbraucht werden;

- eine Ernährungsumstellung, bei der Lebensmittel mit Schwermetallbelastung und weiteren Schadstoffen weggelassen werden. Dazu zählen auch viele belastende Farb- und Zusatzstoffe in Nahrungsmitteln.

Eine Ausleitung kann mit natürlichen Substanzen oder auf chemischem Weg durchgeführt werden.

Natürlich ausleiten mit:

- **Chlorella,** die Süßwasseralge, ist hocheffektiv im Ausleiten und Binden von Giftstoffen. Sie löst Quecksilber aus den Zellen, bindet es und schleust es aus dem Körper. Chlorella hat von allen Pflanzen den höchsten Gehalt an Chlorophyll. Der grüne Pflanzenfarbstoff hat zahlreiche außerordentlich positive Wirkungen auf unsere Gesundheit – und er entgiftet. Daher das Motto »eat green«, essen Sie grün. Wählen Sie ein schadstoffgeprüftes Bio-Produkt.
- **Chlorella, Spirulina** und **AFA-Algen** können Schwermetalle binden.
- **Zeolith (Klinoptilolith),** das Vulkangestein, ist hocheffektiv im Ausleiten von Schwermetallen, außer bei Quecksilber. Es kann jedoch gelöstes Quecksilber binden und ausleiten.
- **Heilerde** enthält ebenso wie Zeolith Silizium. Sie hilft bei Verdauungsproblemen und bindet Schadstoffe. Dr. Joachim Mutter weist darauf hin, dass Heilerde und Zeolith nicht zusammen mit Säuren wie Essig oder Früchten eingenommen werden sollten, da das darin enthaltene Aluminium sonst im Körper aufgenommen wird.
- **Alpha-Liponsäure.** Die Fettsäure ist ein herausragendes Antioxidans, das sowohl fett- als auch wasserlöslich ist und daher in sämtlichen Körperbereichen aktiv werden kann. Verschiedene besondere Eigenschaften sorgen dafür, dass Alpha-Liponsäure stark entgiftend wirkt und speziell auch die Ausleitung von Quecksilber unterstützt. Mehr zu Alpha-Liponsäure im Kapitel »4. Nehmen Sie regelmäßig Antioxidantien zu sich« (S. 189). Bitte beachten Sie, dass Alpha-Liponsäure und Alpha-Linolensäure oft beide als »ALA« bezeichnet werden. Es handelt sich jedoch um unterschiedliche Stoffe.
- **Glutathion,** das Tripeptid, ist eines der stärksten Antioxidantien, die wir kennen, und es ist hocheffektiv bei der Entgiftung und Ausleitung von Schwermetallen. Die höchste Konzentration findet sich

in den Entgiftungsorganen Leber und Nieren, im Gehirn und in den roten und weißen Blutkörperchen. Unser Körper kann Glutathion selbst herstellen, dazu sind jedoch bestimmte Voraussetzungen nötig. Ab etwa dem 40. Lebensjahr lässt die Produktion meist auch ohne zusätzliche Belastungen nach. Dann steigt der oxidative Stress und freie Radikale haben mehr freie Fahrt.

- **Kurkuma,** die Gelbwurz, enthält das wertvolle Curcumin, zu dessen vielfältigen, heilsamen Wirkungen es mittlerweile Tausende von Studien gibt. Curcumin ist selbst ein kraftvoller Radikalfänger und unterstützt außerdem die Bildung von Glutathion. Eine Studie aus dem Jahr 2010 zeigte, dass Kurkuma die Ausleitung von Quecksilber unterstützt. Außerdem ist es gut für die Leber. Einer am University of Maryland Medical Center durchgeführten Studie zufolge regt Kurkumin die Gallenproduktion an. Da die Leber mithilfe der Galle entgiftet, regeneriert Kurkuma die Leberzellen. Nehmen Sie Kurkuma immer in Verbindung mit Piperin. Das ist der Stoff, der für die Schärfe im schwarzen Pfeffer verantwortlich ist. Piperin verbessert die Aufnahme von Kurkuma.
- **Bärlauch** entgiftet und liefert große Mengen an Schwefel, der zur Ausleitung benötigt wird. Er ist auch als Frischpflanzensaft oder in Kapselform erhältlich.
- **Brennnessel** reinigt das Blut und wirkt stark entgiftend. Sie regt Galle und Leber an, entsäuert das Bindegewebe und stärkt das Immunsystem. Da sie stark entwässert, darf sie nicht zu lange angewendet werden. Empfehlenswert ist zum Beispiel die folgende Kur: 1 Woche lang täglich 1 Liter Brennnesseltee trinken, 1 Woche aussetzen, dann wieder 1 Woche trinken, 1 Woche aussetzen und noch einmal 1 Woche lang den Brennnesseltee trinken. Diese Kur senkt die Harnsäurewerte. Neben der ausleitenden Wirkung unterstützen die in der Brennnessel enthaltenen Vitamine und Mineralstoffe die Haarwurzeln und das Haarwachstum. Die Brennnessel enthält Kieselsäure (Silizium).
- **Koriander** kann Quecksilber lösen, bindet es jedoch nicht. Daher wird zusätzlich ein Bindemittel wie Zeolith gebraucht.

Schnell und hochintensiv ausleiten mit Chelatbildnern:

- **Chelat-Therapie** (zum Beispiel Infusionen mit DMPS oder DMSA): Diese Therapie wird beim Arzt oder Heilpraktiker durchgeführt. Chelatbildner lösen und binden nicht nur Schwermetalle, sondern auch Mineralstoffe, und schleusen sie aus dem Körper. Außer zusätzlichen Mengen an Mineralstoffen werden B-Vitamine, vor allem B_{12}, in hohen Dosen gebraucht. Daher finden Chelatinfusionen meist im Wechsel mit Aufbauinfusionen statt.

Was Sie zusätzlich während einer Ausleitung in höheren Dosen brauchen:

- Magnesium: sehr empfehlenswert ist Magnesiumöl, das auf die Haut aufgetragen wird und mögliche Aufnahmestörungen im Darm umgeht,
- Calcium,
- Zink und Selen,
- Silizium (Silicea; Kieselsäure),
- Aminosäuren, vor allem L-Cystein, L-Glycin, L-Glutaminsäure, L-Arginin,
- Antioxidantien wie reduziertes Glutathion (GSH). Glutathion entgiftet das Zellinnere, indem es mit Schwermetallen Metall-Glutathion-Komplexe bildet,
- die B-Komplex-Vitamine, vor allem B_{12},
- Folsäure,
- die Vitamine C, E und A sowie Betacarotin,
- Vitamin E,
- MSM (organischer Schwefel),
- Mariendistel zur Unterstützung der Leber

Weitere Tipps:

- Sorgen Sie für ein basisches Körpermilieu – lassen Sie starke Säurebildner weg oder reduzieren Sie diese stark;
- stärken Sie Leber und Nieren, zum Beispiel mit Mariendistel oder Löwenzahn für die Leber und Tees mit Echter Goldrute und grünem Hafer;
- pflegen und reinigen Sie den Darm, zum Beispiel mit Einläufen.

Ausleiten mit Chlorella

Chlorella hat eine tiefgrüne Farbe und zählt zu den chlorophyllreichsten Pflanzen, die wir kennen. Sie enthält zwanzigmal mehr Chlorophyll als die chlorophyllreichen Alfalfa-Sprossen. Neben vielen weiteren wunderbaren Eigenschaften wirkt Chlorophyll intensiv entgiftend und schützt die Zellen effektiv vor freien Radikalen. Der hohe Gehalt an Chlorophyll macht Chlorella zu etwas wirklich Besonderem. Das antioxidantienreiche Chlorophyll schützt, nährt, spendet Energie und heilt. Wunden schließen sich schneller, Entzündungen klingen ab. Nach Untersuchungen des Linus-Pauling-Instituts sind seine Wirkungen bei Krebs zehnmal stärker als die einer Chemotherapie. Die Substanz sorgt für gesundes und reines Blut[50], regt die Bildung von roten Blutkörperchen an und behebt Eisen- und Magnesiummangel.

Mit einem Eiweißgehalt von 60 bis 70 Prozent ist Chlorella herkömmlichen hochwertigen Eiweißlieferanten wie Soja oder Kalbfleisch weit überlegen. Der biologische Wert ihres Eiweißes ist sehr hoch, weil der menschliche Organismus das Eiweiß der Alge überdurchschnittlich gut verdauen und verwerten kann. Chlorella enthält alle acht essenziellen Aminosäuren, die der Körper täglich mit der Nahrung aufnehmen muss, da er sie nicht selbst herstellen kann. Auch die lebenswichtigen Nukleinsäuren DNS und RNS, die für die ständige Erneuerung der menschlichen Zellen benötigt werden, sind in Chlorella enthalten. Beide spielen eine entscheidende Rolle beim Aufbau und Erhalt der geistigen und körperlichen Kräfte. Schon 1 Gramm Chlorella täglich versorgt den Organismus mit ungefähr 30 Milligramm RNS- und 3 Milligramm DNS-Molekülen. Chlorella ist reich an sekundären Pflanzenstoffen, die die körpereigenen Abwehrkräfte und das Immunsystem stärken, die Darmbakterien fördern und den Blutzuckerhaushalt regulieren.

Erstaunlich, wie viele wertvolle Stoffe diese Mikroalge mit sich bringt. Die folgende Liste ist nicht vollständig, sie zählt nur die wichtigsten Inhaltsstoffe auf: Betacarotin, Carotin, Vitamin C, Provitamin-A, Vitamin B_1, Vitamin B_2, Vitamin B_6, Niacin, Pantothensäure, Folsäure, Vitamin B_{12}, Choline, Biotin, Vitamin K, Linolensäure, Inositol,

Phosphor, Calcium, Zink, Selen, Magnesium, Eisen und Kupfer. Dazu kommen Peptide, Proteine, Vitamine, Kohlenhydrate und Nukleinsäuren. Am Ende dieses Texts haben wir Ihnen die Zusammensetzung und die Inhaltsstoffe von Chlorella im Detail aufgeführt. Das in Chlorella enthaltene Cholin ist wichtig für den Aufbau der Zellwände und die Produktion von Myelin, der Fettschicht, die die Nervenfasern umgibt (wird bei Multipler Sklerose abgebaut). Mit all ihren Inhaltsstoffen wirkt Chlorella antimikrobiell (gegen Viren, Bakterien und Pilze)[51] und hat eine immunstimulierende Wirkung[52].

Chlorella hat eine besonders hohe Fähigkeit, Giftstoffe wie Schwermetalle und Pestizide zu binden[53], sodass sie ausgeschieden werden können. Bei Ausleitungen, die durch Amalgam nötig werden, ist Chlorella besonders empfehlenswert. Das bei undichten Füllungen austretende Quecksilber führt oft zu starkem Haarausfall, Nervosität und anderen Beschwerden.

Die Alge hat noch etwas ganz Besonderes aufzuweisen: den Chlorella Growth Factor (C. G. F.), einen natürlichen Wachstumsfaktor. Er besteht aus Aminosäuren, Proteinen und Nukleinsäuren in konzentrierter Form. 2 bis 5 Prozent der Alge Chlorella bestehen aus C. G. F. Die Substanz wird mit einem speziellen Verfahren aus Chlorella extrahiert, sodass sie auf Wunsch einzeln in einer höheren Dosierung eingenommen werden kann. Im reinen C.G.F sind sekundäre Pflanzenstoffe aus Chlorella in hochkonzentrierter Form vorhanden, es enthält jedoch kein entgiftendes Chlorophyll, keine fettlöslichen Vitamine (Vitamine A, D, E) und nur geringe Mengen an Vitamin C und B-Vitaminen. C. G. F. kann Chlorella nicht ersetzen und sollte in Kombination eingenommen werden. Doch trotz fehlenden Chlorophylls eignet sich das Konzentrat sehr gut zur Entgiftung, da es schwermetallbindende Substanzen wie Proteine enthält. Einige der in C. G. F. vorkommenden Stoffe regen die Zellregeneration an und haben ähnliche Wirkungen wie Wachstumshormone. So kam C. G. F. zu seinem Namen »Chlorella Growth Factor«, was Chlorella-Wachstumsfaktor bedeutet. Chlorella und C. G. F. gibt es als Tabletten und in Pulverform.

Ausleiten mit Zeolith

Zeolithgesteine sind vulkanische Mineralien, die in Form eines einzigartigen Kristallgitters aufgebaut sind. Diese spezielle Wabenstruktur enthält Hohlräume und Verbindungsrohre, in denen Schwermetalle und Toxine aufgefangen werden. Da Zeolithe Schädliches absorbieren, ohne selbst vom Körper aufgenommen zu werden, sind sie ideale Träger zur Ausleitung und Entgiftung.

Besonders geeignet ist der Klinoptilolith mit seiner hohen Kapazität, Flüssiges, Festes und Gasförmiges fest zu binden. Durch seine hohe Adsorptionskraft werden Schadstoffe wie Konservierungsmittel, Schwermetalle und Medikamente sowie Stoffwechselprodukte wie Ammoniak ausgeleitet, was Leber und Nieren entlastet. Selbst radioaktive Stoffe können gebunden und neutralisiert werden. Krankheitsbilder, bei denen der Klinoptilolith eingesetzt werden kann, sind unter anderem: Autoimmunerkrankungen, Allergien, Knochenbrüche, Magen-Darm-Störungen, Rheuma, Tumore sowie Blasen- und Nierenerkrankungen. Der Klinoptilolith schützt die Zellen, indem er freie Radikale reduziert, versorgt den Körper mit wichtigen Mineralstoffen und Spurenelementen und reguliert den Säure-Basen-Haushalt. Das Vulkangestein reinigt den Körper, reguliert die Darmtätigkeit, unterstützt Stoffwechselprozesse wie die Enzymtätigkeit, gleicht Vitalstoffmangel aus, erhält Knorpel und Gelenke, fördert die Knochenbildung, regeneriert das Bindegewebe und kann noch mehr. Zum Beispiel stärkt es die Immunabwehr und stabilisiert den Blutzuckerspiegel.

Hauptbestandteil ist das für unseren Körper unverzichtbare Silizium (Kieselsäure), das er nicht selbst herstellen kann. Mangelt es daran, beschleunigen sich Alterungs- und Abbauprozesse. Wegen der intensiven Bewirtschaftung der Felder kann Gemüse heute oft nur wenig Silizium aufnehmen – der Klinoptilolith kann hier helfen. Bewährt hat sich der Klinoptilolith auch bei der Bekämpfung von schädlichen Bakterien wie Staphylokokken und Streptokokken, Viren, Pilzen sowie Mehltau.

Ausleiten mit MSM, organischem Schwefel

Die Abkürzung MSM steht für Methylsulfonylmethan, das auch unter Dimethylsulfon bekannt ist. Dabei handelt es sich um eine organische Schwefelverbindung, die der Körper gut aufnehmen kann. Der Gedanke, Schwefel in die Ernährung aufzunehmen, mag zunächst merkwürdig sein. Tatsächlich jedoch ist Schwefel ein essenzieller Nährstoff, den wir unbedingt brauchen. Dass wir Eisen aufnehmen müssen, ist bekannt, nicht aber, dass wir im Vergleich zum Eisen etwa die 40-fache Menge an Schwefel benötigen. Schwefel ist an zahlreichen Stoffwechselvorgängen beteiligt, und zwar in der Zelle und außerhalb. Wenn es an Schwefel fehlt, können die Zellen nicht richtig arbeiten und damit auch nicht die Organe. MSM hält die Zellmembran durchlässig, sodass sie die Nährstoffe gut aufnehmen kann. Gift- und Abfallstoffe werden ausgeleitet. Bei Schwefelmangel wird die Ausleitung von Schwermetallen aus den Zellen blockiert. Schwefel tut noch mehr für unsere Zellen: Er regt die Bildung von zellschützenden Antioxidantien an und trägt so wesentlich dazu bei, dass wir uns regenerieren und verjüngen können.

Die Liste der wichtigen Wirkungen von MSM ist wirklich beeindruckend, und immer wirkt er auf grundlegender Ebene: So werden Aminosäuren, aus denen weitere Proteine entstehen, im Körper mithilfe von MSM hergestellt. Aminosäuren sind die Lebensbausteine, aus denen wir aufgebaut sind. Organischer Schwefel ist ein natürliches Schmerzmittel und hemmt Entzündungen. Mehrere Studien belegen seine Wirkung bei Gelenkverschleiß und Osteoarthritis.

Ausleitung, Zellfunktion, Heilmittel – MSM hat auch etwas für die Schönheit zu bieten, das gleichzeitig unserer Gesundheit dient. Unser Körper braucht Schwefel, um das Kollagen zu bilden, das im Bindegewebe, in Zähnen, Knochen und Sehnen steckt. Ein schwaches Bindegewebe, schlechte Zähne und Knochen können mit einem Schwefelmangel verbunden sein. Und nicht zuletzt die Haare: Das Haarprotein Keratin wird mithilfe von Schwefel gebildet. Daher können mit MSM Haarwuchs, Nagelwachstum und Hautbild deutlich verbessert werden.

Eigentlich müssten wir ausreichend Schwefel über die Nahrung bekommen, aber wie auch in anderen Fällen, ist das häufig nicht der Fall. Natürliche Wege, sich mit zusätzlichem Schwefel zu versorgen, sind zum Beispiel Erdnüsse und proteinreiche Lebensmittel wie Fleisch und Bohnen. Als Nahrungsergänzung kommen Traubenkernextrakt und Flohsamenschalen infrage. Alternativ kaufen Sie ein gutes MSM-Produkt. Die Wirkung wird Sie überraschen.

Die Messung des Schwefelgehalts im Blut geschieht bisher indirekt durch die Bestimmung von schwefelhaltigen Aminosäuren. Die wichtigste schwefelhaltige Aminosäure ist Homocystein. Im Vollblut beträgt der Normalwert 6 bis 12 Mikromol pro Liter.[54] MSM ist nicht nur ein essenzieller Stoff, den wir für unsere generelle Gesundheit unbedingt brauchen. Er hat auch eine besondere Bedeutung für das Haarwachstum bei der Bildung der Keratinschicht.

10. Essen Sie weniger – die heilende Kraft des Intervall-Fastens

Gesund sein von Haar bis Fuß, das wünschen wir uns alle. Ein einfacher Weg ist ein großer Schritt hin zu diesem Ziel: Essen Sie weniger, und legen Sie zumindest ab und zu kurze Fastenperioden ein.

Je mehr Sie essen und vor allem je mehr Sie durcheinander essen, desto größer ist die Verdauungsleistung, die Sie Ihrem Körper abverlangen. Das Immunsystem wird stärker belastet und körperliche Energie geht verloren. Jedes Nahrungsmittel, das Sie zu sich nehmen, fordert auch die Immunabwehr, denn immer werden Erreger mitgebracht, beispielsweise über den Mund oder das Lebensmittel selbst. Wussten Sie, dass die Menge an Bakterien im Mund vor dem Essen am größten ist? Es könnte eine gute Idee sein, den Mund zuvor einfach mit Wasser auszuspülen.

Weniger zu essen macht fitter, wacher und leistungsfähiger, auch wenn in der Anfangsphase einer solchen Umstellung der Magen knurrt. Kranken ist meist nicht nach Essen. Sie brauchen ihre Energie für die Heilung und Regeneration. Kehrt der Appetit zurück, wird das als gutes Zeichen gewertet. Dank des großen Angebots und der Verfügbarkeit von Lebensmitteln, essen aber viele Menschen heute etwa ein Drittel mehr als nötig – und ziehen ihr Immunsystem von anderen Aufgaben ab.

»Gewohnheit ist der dickste Leim, den ich kenne«, erklärte James Fenimore Cooper, Autor von so erfolgreichen Romanen wie *Wildtöter, Lederstrumpf* und *Der letzte Mohikaner.* Gewohnheiten regieren den Tagesablauf, unsere Gedanken, Gefühle und Entscheidung und nicht zuletzt, was und wie wir essen. Nimmt man die Abhängigkeiten, die unsere moderne Ernährung durch Zusatzstoffe und Zucker schafft, dazu, und die Gewohnheiten des Schmeckens – ohne Geschmacksverstärker, Salz und Zucker ist doch alles fad, oder? – lässt sich ermessen, dass es viel Disziplin und eine hohe Motivation braucht, um grundlegende Veränderungen zu schaffen. Probieren Sie es aus. Essen Sie am Abend nur eine Gemüsesuppe. Sie ist schnell verdaut, und ab dann beginnt eine Fastenzeit, in der Ihr Körper mit allen Kräften den Darm reinigen, Zellen erneuern, regenerieren und vieles mehr ungestört erledigen kann.

Kurzzeitfasten nach Dr. Hiromi Shinya

»Behalt den Kragen warm, füll nicht zu sehr den Darm«, ist Martin Luthers Rat für gesundes Leben. Ein Mann, der durchaus gerne aß und trank. Die aktuelle Ernährungswissenschaft belegt, wie sinnvoll diese einfache Empfehlung ist – nicht nur zum Abnehmen, sondern vor allem, um den Körper nicht übermäßig mit der Verdauung vieler und schwerer Speisen zu belasten. Grundsätzlich eher wenig zu essen, ist eine Möglichkeit. Probieren Sie es doch auch einmal mit einer neuen Ernährungsform, die heute unter dem Namen »Intervall-Fasten« Schule macht. Die Idee geht auf Dr. Hiromi Shinya zurück. Der japanische Arzt hat eine spezielle Ernährungsform entwickelt, in der ein kurzzeitiges Fasten eine wesentliche Rolle spielt. Gefastet wird ab spätestens 19 Uhr abends. Nach diesem Zeitpunkt nimmt man nur noch gutes Wasser zu sich, das heißt Wasser, das frei von Chemikalien wie

Chlor und anderen Giftstoffen ist. Das Wasser sollte Zimmertemperatur haben. Nach dem Aufstehen trinken Sie 2 bis 4 Gläser Wasser. Etwa 20 Minuten später können Sie eine kleine Menge Obst essen oder einen frisch gepressten Enzymsaft trinken, zum Beispiel aus Spinat oder Rucola, gemischt mit einem kleinen Apfel und etwas Zitronensaft. Sie können die Mischung auch im Mixer pürieren. In der Zeit bis zum Mittagessen werden dann nochmals 2 bis 4 Gläser Wasser getrunken. Etwa 30 Minuten vor dem Mittagessen sollten Sie nichts mehr trinken. Wenn Sie nach 19 Uhr bis zum nächsten Mittag nichts mehr außer Obst gegessen haben, dann haben Sie etwa 17 Stunden gefastet. Essen Sie den Tag über etwas Leichtes, zum Beispiel eine Gemüsesuppe, und zum Abendessen gedünstetes Gemüse der Saison. In dieser Fastenzeit haben die Enzyme in den Zellen schlechtes Protein in gutes umgewandelt. Der Körper wird von Grund auf gereinigt und entgiftet, und die Zellen können wieder optimal arbeiten.

Intervall-Fasten wird heute auch nach dem Schlüssel 16/8 durchgeführt. Dabei essen Sie während 8 Stunden, zum Beispiel zwischen 9 Uhr und 17 Uhr, und fasten zwischen 17 Uhr und 9 Uhr. Sie können mit einer kürzeren Fastenzeit beginnen, wie zum Beispiel 12 Stunden essen, 12 Stunden fasten, und jeweils um eine Stunde erhöhen bis Sie 16 Stunden erreichen. Dann ist die sogenannte Ketose erreicht, der Zustand, in dem sich die Zellen tiefenreinigen. Legen Sie 1 oder 2 Intervall-Fastentage pro Woche ein. Fasten bedeutet, nichts zu essen, was Kalorien hat. Auch wenn Sie sich nur angewöhnen, früh zu Abend zu essen, etwa um 18 Uhr oder 19 Uhr, und danach keine kalorienhaltigen Speisen oder Getränke bis zum nächsten Morgen, tun Sie Ihrem Körper etwas sehr Gutes.

11. Laden Sie die Kraftwerke in Ihren Zellen auf

Was brauchen die Kraftwerke in Ihren Zellen?
Was brauchen Ihre Zellen insgesamt?

Eigentlich haben Sie die Antwort auf beide Fragen bereits in den vorangegangenen Kapiteln gelesen. Ihre Zellen brauchen Nährstoffe, damit sie Energie erzeugen und all die hochenergetischen Prozesse durchführen können, die unentwegt in unserem Körper ablaufen: Eiweiße, Kohlenhydrate (die richtigen müssen es sein), Fette, Vitamine, Mineralstoffe und Spurenelemente, Enzyme und Co-Enzyme. Sie brauchen Antioxidantien, die sie vor freien Radikalen schützen. Sie brauchen all das auch zur Zellregeneration, für die Immunabwehr und Heilungsprozesse sowie für neues Wachstum, was nichts anderes als Regeneration darstellt, zum Beispiel die Regeneration Ihrer Haarwurzeln und Haare. All das kommt von ganz innen heraus und der Gedanke, man könne Haare nur mit einer Tinktur zum Wachsen veranlassen – von der einen oder anderen Ausnahme abgesehen –, ist doch recht kurz gegriffen.

Gehen Sie nicht davon aus, dass Sie all diese wichtigen Stoffe ausreichend mit der Ernährung bekommen. Zum Ausgleich für die sinkende Qualität der Lebensmittel bekommen wir künstliche Zusätze, Füll- und Trennmittel, Transfette und mehr auf den Teller. Lassen Sie es mich einmal so formulieren: »Dank der Segnungen der Lebensmittelindustrie und weiterer Herstellungsverfahren kommen wir in den Genuss zahlreicher Stoffe, von denen wir noch nicht einmal ahnen, dass es sie gibt und wo sie enthalten sind …« Bio-Produkte weisen deutlich bessere Werte auf, wobei sich die Qualität auch je nach Anbau unterscheidet. Es lohnt sich, zumindest zwischendurch in die teureren Produkte zu investieren oder bessere Qualität und eine geringere Menge zu wählen. Doch ganz auf der sicheren Seite sind Sie auch damit nicht. Lesen Sie ruhig mal die Zutatenliste des einen oder anderen Produkts, das Sie gern kaufen.

In diesem Kapitel geht es in erster Linie darum, Ihr Bewusstsein dafür zu schärfen, dass der Motor Ihrer Zellen und damit der Motor Ihres Lebens Ihre Mitochondrien sind und dass Sie es sich nicht leisten können, sie zu vernachlässigen – ebenso, dass Haarausfall und frühes Ergrauen Anzeichen für eine geschwächte Mitochondrienfunktion sein können. Sollte das der Fall sein, können Sie Ihren fehlenden Haaren danken.

Was Ihren Mitochondrien sonst noch guttut: reichlich Sonnenlicht und Bewegung, tiefes Ein- und Ausatmen, Entspannung.

Magnesium

Befasst man sich näher mit Magnesium, stellt man schnell fest: Magnesium ist ein wirklich erstaunliches Mineral. Es ist an fast allen Vorgängen im Körper beteiligt. Fehlt Magnesium, treten mit der Zeit immer mehr Beschwerden und Krankheiten auf – von nachlassender Knochendichte, über schlechte Zähne, Gelenkbeschwerden und Entzündungen, bis hin zu Verdauungsproblemen, einer geschwächten Immunabwehr und Zellfunktion und vielem mehr. Oft werden die Symptome nicht mit einem Magnesiummangel in Verbindung gebracht. Die Ursache liegt vielfach darin, dass normale Bluttests einen Mangel nicht anzeigen. Dazu braucht es eine Vollblutanalyse, bei der nicht nur das Serum untersucht wird. Magnesiummangel ist weit verbreitet. Zu den Ursachen zählen die Düngung der Böden, die magnesiumarmes Gemüse und Früchte hervorbringen, und die möglicherweise gestörte Aufnahme im Darm, die heute ebenfalls sehr häufig vorkommt.

Für Ihre Mitochondrien hat Magnesium eine Schlüsselfunktion, denn ohne Magnesium kein ATP und ohne ATP keine Energie. Sie erinnern sich: ATP ist die Grundlage für sämtliche Körpervorgänge, die Energie verbrauchen. Das bedeutet, die Energiegewinnung in den Zellen kann nur mithilfe von Magnesium stattfinden, denn ATP muss an Magnesium gebunden sein, um seine Aufgabe als Energiequelle zu erfüllen. Nach Kalium stellt Magnesium im Innern jeder Zelle den zweitgrößten Mineralstoffanteil. Außerdem schützt Magnesium die Mitochondrien vor Übersäuerung und trägt so dazu bei, dass sie intensiver arbeiten und mehr ATP produzieren können. Zahlreiche Erkrankungen, zu denen auch Krebs zählt, stehen in Verbindung mit einem defekten Energiestoffwechsel in den Zellkraftwerken. Auch Ihre Haarwurzeln bestehen aus Zellen. Ohne ATP gibt es also kein schönes, nachwachsendes Haar.

Kraftvolle Muskeln verfügen über eine ausreichende Menge an Magnesium-ATP-Komplex. Körperliche Kraft und Fitness, nicht nur beim Sport, sind nur mit einer täglich zugeführten, ausreichenden Menge an Magnesium möglich. In der Sportmedizin spielt der Mineralstoff daher eine wichtige Rolle. Wer hohe körperliche Leistungen erbringen will, braucht ein belastbares Herz und einen funktionstüchtigen Stoffwechsel. Ein Mangel an Magnesium erhöht den Sauerstoffbedarf, was sich beim Sport besonders negativ auswirkt. Mit Magnesium lenken Sie Calcium an die Stellen im Körper, wo es gebraucht wird. Ohne Magnesium kann es unter anderem zu Calciumablagerungen in den Arterien kommen.

Es lohnt, sich ausführlicher mit diesem wunderbaren Mineralstoff zu befassen, der Sie fitter, jugendlicher, beweglicher und nicht zuletzt auch faltenärmer machen kann. Am besten aufgenommen wird eine Form von Magnesium, die erst seit relativ kurzer Zeit bekannt geworden ist: Magnesiumöl, aufgetragen auf die Haut (transdermal). Dr. Mark Sircus, der selbst ein Buch zu Magnesium verfasst hat, erklärt dazu: »Die transdermale Gabe ist der beste Weg, um Magnesium auf der Zellebene aufzufüllen. Jede Zelle im Körper badet darin und wird durch Magnesium genährt. Selbst die DHEA-Werte werden laut Dr. Norman Shealy aufgefüllt«. Gönnen Sie sich morgens und abends Ihre Portion Magnesiumöl auf der Haut. Bereits nach wenigen Wochen – oft früher – werden Sie positive Veränderungen bemerken.

Coenzym Q10

Ein weiterer unerlässlicher Baustein für die Leistungsfähigkeit unserer Zellen ist Coenzym Q10. Bereits in den 1970er-Jahren wurde erkannt, dass Q10 ein zentraler Faktor ist, um die Uhr des Alterns zu verlangsamen und den Zellen neue Vitalität zu verleihen. Seit damals wurde das Coenzym in zahlreichen Studien erforscht und getestet. Besonders beeindruckende Ergebnisse wurden bei der Vorbeugung und Behandlung von Herz-Kreislauf-Erkrankungen erzielt, ebenso bei der Regulierung des Blutdrucks, des Cholesterinspiegels und der Blutfette insgesamt. Herz und Blutgefäße, Nerven und Muskeln erwiesen sich als gesünder und leistungsfähiger. Diese und weitere positive Auswirkungen von Q10 auf die Gesundheit haben mit zwei grundlegend wichtigen Aufgaben zu tun: Coenzym Q10 ist unentbehrlich im Energiestoffwechsel, wo es für die Energiegewinnung in den Zellen gebraucht wird. Nur mit Unterstützung von Q10 können die Zellen die in der Nahrung enthaltene Energie in eine für den Körper nutzbare Energie umwandeln. Außerdem ist Q10 ein starkes Antioxidans, das die Zellen gegen zellzerstörende freie Radikale schützt. Q10 macht schön, denn auch die Haut profitiert von seinem Zellschutz.

In seiner Struktur ähnelt Coenzym Q10 den Vitaminen K und E. Es wird daher als Vitaminoid bezeichnet, was vitaminähnlich bedeutet. Der Körper kann Q10 selbst herstellen, außerdem nehmen wir es über zahlreiche Nahrungsmittel auf. Auf den ersten Blick ist also für genügend Q10 in unserem Körper gesorgt. Untersuchungen haben jedoch gezeigt, dass die körpereigene Produktion von Q10 bereits ab dem 25. Lebensjahr nachzulassen beginnt. Belastungen wie Erkrankungen, oxidativer Stress (Übersäuerung und Zellzerstörung) sowie die Einnahme bestimmter Medikamente wie Cholesterinsenker (Statine) verstärken und beschleunigen diesen Prozess. Ähnlich verhält es sich bei harter körperlicher Arbeit und Leistungssport. Außerdem sinkt nicht nur die Fähigkeit des Körpers, verwertbares Q10 herzustellen, parallel steigt der Bedarf. Etwa ab dem 40. Lebensjahr ist die körpereigene Q10-Produktion auf einem Niveau, bei dem es wichtig wird, den Q10-Haushalt mit zusätzlichen Gaben zu unterstützen. Als Ergänzungsmittel wurde über viele Jahre Ubiquinon verwendet. Heute gibt es noch eine Form, die erst durch die eine spezielle Technik für die Einnahme verwendbar gemacht werden konnte: Ubiquinol.

Ubiquinon und Ubiquinol sind nicht das Gleiche. Hier erfahren Sie, warum es sich lohnt, auf Ubiquinol zu setzen:

Im Körper kommt Coenzym Q10 entweder in oxidierter Form vor, dem *Ubiquinon,* oder in reduzierter Form, dem *Ubiquinol.* Im Blutplasma besteht die Gesamtmenge an Q10 zu etwa 95 Prozent aus Ubiquinol und zu rund 5 Prozent aus Ubiquinon. Es ist vollkommen egal, ob Sie die eine oder die andere Form von Q10 zu sich nehmen, das Verhältnis zwischen beiden Formen bleibt immer gleich.

Wird Ubiquinon mit der Nahrung oder als Nahrungsergänzung aufgenommen, muss der Körper es erst in die reduzierte Form Ubiquinol umwandeln, nur dann kann er es für die Energiegewinnung und als Antioxidans nutzen. Dieser Vorgang entfällt, wenn man Ubiquinol zuführt, das direkt verwendet werden kann. Diese Vereinfachung ist nicht nur bei fortschreitendem Alter oder Belastungen sinnvoll, sondern auch für Gesunde. Studien an Mensch und Tier haben gezeigt, dass sich die Q10-Konzentration im Blut durch eine Nahrungsergänzung mit Ubiquinol um mindestens das Doppelte erhöht im Vergleich zu Ubiquinon. Ubiquinon wird schneller aufgenommen und der Ubiquinol-Spiegel bleibt länger auf einem deutlich höheren Niveau als bei der Einnahme von Ubiquinon. Junge Menschen (unter 25 Jahren) können Ubiquinon problemlos verwerten. Einige Studien weisen sogar darauf hin, dass sie Ubiquinon besser aufnehmen als Ubiquinol.

Bei vielen Menschen wird die Verwertung von Ubiquinon zusätzlich dadurch erschwert, dass Ubiquinon in der Dünndarmwand aufgenommen und dort in Ubiquinol umgewandelt wird. Wie gut dieser Vorgang ablaufen kann, wird durch die Gesundheit der Darmwand bestimmt, und diese ist heute häufig nicht die beste. Es muss nicht das inzwischen weit verbreitete Leaky-Gut-Syndrom (der »löchrige« Darm) sein, auch Vorformen einer angegriffenen Darmschleimhaut erschweren den Prozess. Wenn aufgrund von Ernährung, Stress oder Krankheiten die Säurelast im Körper steigt und freie Radikale nicht mehr ausreichend neutralisiert werden können (oxidativer Stress), sinkt die Q10-Gesamtkonzentration im Blutplasma, am stärksten jedoch der Ubiquinol-Anteil.

Das orangegelbe Ubiquinon gibt es seit den 1970er-Jahren überall zu kaufen. Dass es wirksam ist, zeigen zahlreiche Studien, die in diesem langen Zeitraum durchgeführt wurden. Der Grund, warum das farblose, hocheffektive Ubiquinol nicht erhältlich war, ist einfach: Ubiquinol ist instabil. Es oxidiert sehr schnell, wenn es mit Sauerstoff in Berührung kommt.

Als Ergebnis einer 10-jährigen Forschungsarbeit konnte das japanische Unternehmen Kaneka schließlich 2006 eine Methode zum Patent anmelden, mit der Ubiquinol als Nahrungsergänzung hergestellt werden konnte. Aufgrund des aufwendigen Verfahrens ist Ubiquinol wesentlich teurer als Ubiquinon – aber die Vorteile sprechen eindeutig dafür, dass eine Investition in Ubiquinol eine gute Investition ist. Nur Produkte, die eindeutig als »Ubiquinol« ausgewiesen sind, enthalten diese Substanz. Das patentierte Kaneka Ubiquinol wird als Spray angeboten, da die Aufnahme über die Mundschleimhaut die höchstmögliche Resorption bietet. Es wird auf rein natürlicher Basis hergestellt. Zur Qualitätssicherung darf dieses Produkt nur von lizenzierten Händlern angeboten werden.

Q10 wird unter anderem auch als Lösung zum Auftragen auf die Kopfhaut angeboten. Diese Behandlung soll die Haarfollikel stärken und das Haarwachstum fördern. Die effektive Form ist in jedem Fall die Einnahme. Ergänzend kann ein solches Präparat helfen.

Was Coenzym Q10 für Sie tun kann:
- Erhalt der generellen Leistungsfähigkeit,
- ein gesundes, leistungsfähiges Herz,
- Schutz der Zellen vor freien Radikalen,
- Verlangsamung von Alterungsprozessen,
- gesunde, schöne Haut und Haare,
- kraftvolle, gesunde Muskeln,
- Fett verbrennen und abnehmen.

NADH

NADH ist ein weiteres Coenzym, das die Energieproduktion in der Zelle steigert. Je mehr von dieser ATP genannten Energie zur Verfügung steht, desto besser funktionieren die Zellen und desto länger leben sie. Einfach ausgedrückt, hilft alles, was unsere Zellen bei der

Energieproduktion unterstützt, auch unserer Gesundheit und Vitalität, und verlängert unser Leben – von der richtigen Ernährung und Nahrungsergänzungsmitteln über Bewegung, Entspannung und Sonnenlicht bis hin zu Schlaf. Ebenso wie Coenyzm Q10 hat NADH hier eine Schlüsselfunktion, denn je aktiver eine Zelle ist, desto mehr Q10 und NADH verbraucht sie. Ein Mangel an einem der beiden Coenzyme hat naturgemäß ernsthafte Folgen. Das führt zu einem Rückgang all der Enzyme, die von NADH abhängig sind. Als Folge wird weniger Energie produziert und die Zellfunktionen lassen nach. NADH wird auch als Coenzym 1 bezeichnet.

NADH ist die Abkürzung für die natürlich vorkommende Substanz Nicotinamid-Adenin-Dinucleotid. In jeder Zelle findet eine pausenlose Umwandlung zwischen der oxidierten Form, dem NAD, und der reduzierten Form, dem NADH statt. Dabei werden freie Radikale unschädlich gemacht. NADH ist ein wirkungsvolles Antioxidans, das in der Lage ist, andere Antioxidantien zu regenerieren und so das antioxidative Verteidigungssystem des Körpers zu verstärken. Es ist Nahrung für das Gehirn, stärkt die Immunfunktion und kann den Alterungsprozess verlangsamen.

Wie bekommen wir NADH? Wenn alles gut verläuft, ist das nicht so schwierig, denn unser Körper stellt NADH selbst her. Mit dem Älterwerden oder durch besondere Umstände wie Giftstoffbelastung, Krankheiten und so weiter sinkt die Produktion. Wir können das Coenzym zwar auch über die Nahrung bekommen (vor allem aus Fleisch, Geflügel und Fisch), aber hier gibt es ein Problem: NADH wird durch Erhitzen zerstört. Falls Reste der Substanz verbleiben, werden sie durch die Magensäure zerstört. Pflanzen enthalten kaum NADH, sie eignen sich also ebenfalls kaum als nennenswerte Quelle. Bisher wurde NADH nur wenig beachtet. Dank der Arbeit des österreichischen Wissenschaftlers Prof. Dr. Dr. Birkmayer steht NADH heute ebenso zur Einnahme zur Verfügung wie Coenzym Q10.

Glykonährstoffe, die »gesunden Zucker«: Aloe vera, Heilpilze & Co.

»Vor hundert Jahren fand der Harvard-Absolvent und Arzt William Coley heraus, dass Saccharide manche Krebsarten heilen können, auch wenn er sich nicht erklären konnte, warum.« Mit diesen Worten beginnt das 1. Kapitel des lesenswerten Buches *Gesunde Zucker. Die süßen Heiler – Glykonährstoffe und ihre erstaunlichen Fähigkeiten, uns gesund und leistungsfähig zu halten* von Dr. Emil Mondoa und Mindy Kitei. Glykonährstoffe sind Nahrungsmittel und Nahrungsergänzungsmittel, die essenzielle Saccharide enthalten – und diese Zucker braucht der Körper unbedingt, um gesund zu bleiben, kann sie jedoch nicht selbst herstellen.

Industriezucker, der aus Zuckerrohr gewonnen und verarbeitet wird, hat mit Glykonährstoffen nichts zu tun. Dieser Zucker besteht nur aus zwei Sacchariden: Glukose und Fruktose, zu denen Sie in diesem Buch ein eigenes Kapitel finden; Fruktose ist nicht essenziell. Die acht essenziellen Saccharide sind: Mannose, Glukose, Galaktose, Xylose, Fukose (ist nicht dasselbe wie Fruktose!), N-Azetylglukosamin, N-Azetylgalaktosamin und N-Azetylneuraminsäure. Diese speziellen Zucker stärken und aktivieren das Immunsystem. Sie beugen Erkältungen vor, helfen bei Grippe und Herpes-Virus-Erkrankungen, bekämpfen Infektionen durch Bakterien, Viren, Pilze und Parasiten und lindern Allergien, Asthma und Erkrankungen der Atemwege und der Lunge. Glykonährstoffe helfen Hauterkrankungen, Verbrennungen und Wunden zu heilen und stärken die Hirnfunktionen. Bei chronischen Erkrankungen wie Arthritis und Diabetes, bei Hepatitis, dem Chronischen Müdigkeitssyndrom (CFS) und Fibromyalgie sind die »gesunden Zucker« ebenso hilfreich wie bei Immunfunktionsstörungen. Klinische Studien zeigten, dass Krebs eingedämmt werden kann und die Wirksamkeit einer Chemotherapie erhöht wird. Glykonährstoffe verjüngen und verlangsamen den Alterungsprozess. Die allgemeine Widerstandskraft wird gestärkt, sexuelle Potenz und Fruchtbarkeit nehmen zu. Auch die Psyche profitiert: Ängste, Schlafprobleme, Depressionen und Konzentrationsschwäche lassen nach. Gedächtnisleistung und Lernfähigkeit nehmen zu. Gesunde Menschen können in der Regel alle anderen Saccharide aus Glukose herstellen. Dazu muss der Körper jedoch Energie mobilisieren. Wenn Sie essenzielle Zucker zu sich nehmen, werden weniger Enzyme und Energie benötigt, um diese wichtigen Stoffe zu produzieren.

Wichtige Lieferanten von Glykonährstoffen, die Sie vielleicht schon kennen, ohne um ihren besonderen Wert zu wissen, sind:

- Aloe vera (stabilisiertes Gel oder frisch aus der Pflanze, nicht älter als 30 Minuten),
- Kleie (zum Beispiel ungeschälter Vollkornreis, langsam gekochter Vollkornhafer, Vollkorngerste),
- Muttermilch (deshalb ist Stillen so wichtig),
- Pilze (Ling Zhi, Lackporling, Maitake, Cordyceps, Coriolus versiicolor, Agaraicus blazei beziehungsweise Murill, Shiitake),
- Pektine (in Äpfeln, Zitrusfrüchten wie Orange und Grapefruit).

Glykonährstoffe stehen auch als Nahrungsergänzungs- und Therapiemittel zur Verfügung, zum Beispiel zur Heilung des Darms:

- Alpha- und Beta-Glukan,
- Acemannan (in Aloe vera enthalten),
- Aktive Hemizellulose (aus dem Shiitake-Pilz),
- Chitin und Chitosan (aus den Schalen von Krustentieren wie Krill, Krabben und Krebsen),
- Inulin und Oligofruktose (aus Dahlien, Zichorien, Chicorée, Zwiebeln, Knoblauch),
- Lentinan (ein Beta-Glukan aus dem Shiitake-Pilz),
- Ling Zhi-8 (aus dem Reishi-Pilz),
- Maitake D-Fraktion (ein sehr wirksamer Beta-Glukan-Extrakt aus dem Maitake-Pilz),
- Polysaccharid K und P (aus dem Coriolus versicolor).

Was außerdem sehr wichtig für Ihre Mitochondrien ist

Glutathion: Über diesen wichtigen Radikalfänger finden Sie einen Abschnitt im Kapitel »9. Prüfen Sie Ihre Schwermetallbelastung und leiten Sie aus« (S. 207).

Alpha-Liponsäure: Im Kapitel 9 ist auch ALA beschrieben, ein besonderes Antioxidans, das sowohl wasser- als auch fettlöslich ist. ALA hat eine starke Schutz- und Regenerationsfunktion für die Zellen.

Cordyceps: Den chinesischen Heilpilz haben Sie bereits im Kapitel über die Glykonährstoffe, die »gesunden Zucker«, kennengelernt. Cordyceps erhöht die Produktion der Antioxidantien SOD (Superoxiddismutase) und Glutathion. Neben seinen zellschützenden Eigenschaften erhöht Cordyceps die Energieproduktion in den Zellen. Alle »gesunden Zucker« wirken sich stärkend auf die Zellfunktionen aus, so auch der Saft aus der Universalpflanze **Aloe vera.**

Power für die Haare – Die besten Nahrungsergänzungsmittel

Bereits der Name sagt: Nahrungs-ergänzungs-mittel sind Produkte, die die Ernährung ergänzen sollten, und diese Ernährung sollte als Basis immer zuträglich gesund sein – also vitamin-, mineralstoff- und enzymreich. Nahrungsergänzungsmittel sollten Ballaststoffe enthalten, und sie sollten möglichst frei von den zahllosen Zusatzstoffen sein, mit denen wir heute selbst in Bio-Produkten bombardiert werden.

Manche dieser Nahrungsergänzungsmittel sind für eine Kur geeignet, wie bestimmte Darmreinigungs- und -aufbauprodukte, Blutreinigungstees wie Brennnesseltee und die Zugabe von Aminosäuren. Andere brauchen wir ein Leben lang wie Vitamin C, Mineralstoffe wie

Magnesium, Calcium, Selen, Zink und so weiter. Selbst bei einer optimalen, aus reiner Bio-Produktion stammenden Ernährung, muss bedacht werden, dass der Körper mit dem Alter weniger aufnehmen und umwandeln kann und, dass durch bestimmte Lebenssituationen und Umstände ein erhöhter Bedarf entsteht.

Hier folgen Nahrungsergänzungsmittel, die ich aus eigener Erfahrung für die generelle Gesundheit und die Haare empfehlen kann. Eine genaue Beschreibung jedes Produkts würde den Rahmen dieses Buches sprengen. Bitte informieren Sie sich in der entsprechenden Fachliteratur, zum Beispiel aus der Literaturliste im Anhang.

- Gerstengras (Calcium, Magnesium, Eisen und mehr)
- Lithothamnium calcareum Alge (Calcium)
- Chlorella (Chlorophyll, alle acht essenziellen Aminosäuren, Vitalstoffe, Ballaststoffe, entgiftet)
- Spirulina (Chlorophyll)
- Aloe-vera-Saft (Aminosäuren, Glykonährstoffe und mehr)
- Knoblauchkapseln (Schwefel, wirken antibiotisch; sollen erst im Dünndarm aufgenommen werden, nicht im Magen)
- Kurkuma mit Piperin (Allroundtalent; Piperin ist ein Stoff im schwarzen Pfeffer)
- Moringa oleifera (ein vollständiges Nahrungsmittel)
- Brennnessel und Löwenzahn (Verdauung, Leber, Galle)
- Mariendistel (Leber)
- Grapefruitkernextrakt (wirkt gegen Pilze im Darm, antibiotisch, Vitamin-C-Lieferant)
- Omega-3-haltige Öle wie Hanföl, Leinöl (Omega-3 für die Zellen und das Gehirn)
- Omega-3-haltige Produkte mit hohem ALA- und/oder DHA-Anteil
- Krillöl (Omega-3-Fettsäuren EPA und DHA plus Astaxanthin, der starke Radikalfänger)
- Astaxanthin (kann auch als pure Substanz eingenommen werden, dann mit höherer Dosierung als bei Krillöl, in dem der Ölanteil hoch ist)
- MCT-Öl aus Kokosöl und/oder Palmöl (Gehirn, Zellfunktion)

- Schindeles Mineralien (viele Mineralstoffe, basisch, fördert die Verdauung, unterstützt die Ausleitung von Giftstoffen)
- Probiotika (Bakterienkulturen für den Darm, flüssig, als Pulver oder in Kapseln)
- Inulin und/oder Oligofructose (lösliche Ballaststoffe für den Darm)
- Flohsamenschalenpulver (Präbiotika, unlösliche Ballaststoffe für den Darm)
- Zeolith-Klinoptilolith (entgiftet, leitet aus, basisch)
- Bentonit (entgiftet, leitet aus, basisch)
- MSM (organischer Schwefel, für die Zellen, entgiftet)
- Kieselsäure (Silicea, Silizium; Haut, Haare, Nägel)

Was Ihre Zellen sonst noch brauchen: Bewegung und frische Luft

»Leben ist Bewegung und ohne Bewegung findet Leben nicht statt.«Dieses schöne Zitat von Moshe Feldenkrais trifft den sprichwörtlichen Nagel auf den Kopf. Moshe Feldenkrais heilte mit seiner Feldenkrais-Methode Rückenleiden und verhalf vielen Menschen zu einem Dasein mit mehr Körpergefühl und Wohlbefinden. Für Ihre Zellen brauchen Sie keine spezielle Methode zu praktizieren. Gehen Sie in die Natur, laufen Sie Treppen anstatt mit dem Aufzug zu fahren, nutzen Sie das Fahrrad und atmen Sie tief ein und aus. Was es braucht, um den Motor am Laufen zu halten, wissen Sie selbst, es ist ja nicht neu. Aber Sie wissen auch: »Es gibt nichts Gutes, außer man tut es.« Falls Sie gern auf der Couch liegen, spricht nichts dagegen, solange Sie es im Wechsel mit ausreichend Bewegung tun. Stehen Sie öfter mal auf – langes Sitzen schadet nicht nur den Zellen, sondern Ihrem gesamten Körper.

12. Wählen Sie natürliche Haarwuchsmittel

Die meisten der hier aufgeführten Mittel eignen sich für mehrere Ziele:

- um das Haarwachstum anzuregen,
- zur Vorbeugung gegen graue Haare,
- zur Bildung neuer Farbpigmente,
- gegen Erkrankungen der Kopfhaut,
- bei Schuppen,
- zur Pflege.

Öle

Kokosöl

Kokosöl ist eines der großen Wundermittel für unsere Gesundheit. Vom Kochen, Braten und Backen bis hin zu den erstaunlichen Wirkungen auf unterschiedliche gesundheitliche Belange, ist Kokosöl ein Allrounder, mit dem Sie sich näher befassen sollten.

Kokosöl kann helfen, den Haarverlust zu stoppen, wenn er nicht durch ein tiefer liegendes gesundheitliches Problem verursacht wird. Das gilt für sämtliche äußerlichen Anwendungen von Mitteln. In manchen Fällen helfen solche Mittel vorübergehend, aber der Haarausfall wird sich wieder einstellen.

Kokosöl pflegt die Haare. Dank seiner Nährstoffe macht es sprödes, brechendes Haar wieder geschmeidig. Die intensiv feuchtigkeitsspendende Wirkung kommt dem Haarwuchs ebenfalls zugute. Die Haarbeschaffenheit wird verbessert, das Haar wird stabiler und kann länger wachsen. Unter den Nährstoffen in Kokosöl ist die Laurinsäure bei Haarproblemen besonders hilfreich. Zusammen mit weiteren Antioxidantien wie Vitamin E schützt sie die Haarwurzeln und bekämpft Bakterien und Pilze auf der Kopfhaut, die den Haarfollikeln schaden. Wenn Schuppen durch Pilze verursacht werden, kann Kokosöl helfen. Kokosöl versorgt Kopfhaut und Haare mit Proteinen. Diese zusätzliche Eiweißkur stärkt das Haar und regt den Haarwuchs an. Untersuchungen zeigen, dass Kokosöl einen durch Waschen verursachten Proteinverlust im Haar verhindern kann, wenn man vor der Haarwäsche eine Kokosöl-Packung anwendet. Sollte Ihr Haar durch die Behandlung mit Kokosöl trotz seiner vielen ausgezeichneten Eigenschaften härter und spröder werden, kann das zusätzliche Protein die Ursache sein. Greifen Sie dann zu Ölen wie Arganöl, Jojobaöl oder Rizinusöl.

Die Blutzirkulation spielt eine wichtige Rolle für den Haarwuchs, weshalb es in vielen Fällen hilft, die Kopfhaut zu bürsten. Eine Kopfhautmassage mit Kokosöl stimuliert die Durchblutung und bringt Nährstoffe in Kopfhaut und Haarwurzeln ein.

Wie Sie Kokosöl anwenden

- Verwenden Sie nur kalt gepresstes, natives Kokosöl (Virgin Coconut Oil).
- Für die äußere Anwendung sollte das Kokosöl in flüssigem Zustand sein. Der Zustand des Öls hängt von der Umgebungstemperatur ab. Bei niedrigeren Temperaturen wird das Öl fest. Dann sollte es leicht erwärmt werden.
- Waschen Sie Kokosöl immer gut aus und lassen Sie es nicht zu lange auf der Kopfhaut, da es sonst die Poren verstopfen kann.
- Zur inneren und äußeren Anwendung ist neben Kokosöl auch Kokosmilch geeignet. Kokosmilch eignet sich besonders für ausdünnende oder kahle Stellen. Tragen Sie die Milch auf diese Stellen auf und lassen Sie sie über Nacht einwirken. Waschen Sie das Haar am Morgen.
- Für Massage und Haarpackung: Massieren Sie das Öl in die Haare, von der Stelle, an der es aus der Kopfhaut wächst, bis zur Haarspitze. Lassen Sie das Öl eine Stunde einziehen und waschen Sie Haare und Kopfhaut dann sorgfältig.
- Mischen Sie Kokosöl mit Rizinusöl im Verhältnis 1:1. Tragen Sie die Mischung auf, setzen Sie eine Plastikhaube auf und wickeln Sie ein wärmendes Handtuch um den Kopf. Lassen Sie die Mischung eine oder mehrere Stunden oder sogar über Nacht einwirken. Am Morgen gut ausspülen. Hilft besonders bei brüchigem, gesplisstem Haar.
- Mischen Sie die doppelte Menge Kokosöl mit Zitronensaft. Tragen Sie die Mischung auf und massieren Sie die Kopfhaut ein paar Minu-

ten damit. Setzen Sie eine Plastikhaube auf und lassen Sie das Öl über Nacht einwirken. Waschen Sie die Haare am nächsten Morgen gründlich aus. Zitronensaft entgiftet Haar und Haarboden.

- Geben Sie ein paar Tropfen Mandelöl in Kokosöl. Tragen Sie die Mischung auf Kopfhaut und Haare auf und massieren Sie ein paar Minuten. Mandelöl wirkt zusätzlich pflegend.
- Mischen Sie Kokosöl mit Amlaöl im Verhältnis 1:1. Tragen Sie die Mischung auf, massieren Sie ein paar Minuten und lassen Sie die Mischung über Nacht einwirken. Am Morgen sorgfältig auswaschen. Dies ist eine starke Mischung zur Haarpflege.
- Mischen Sie 1 Esslöffel Kokosöl mit 1 Esslöffel Ylang-Ylang-Öl. Tragen Sie die Mischung auf, massieren Sie ein paar Minuten und lassen Sie die Mischung über Nacht einwirken. Am Morgen sorgfältig auswaschen. Ylang Ylang stimuliert das Haarwachstum, reguliert die Talgproduktion, kann Schuppen entgegenwirken und repariert splissende Haarspitzen.
- Mischen Sie 4 Esslöffel Conditioner mit 3 Esslöffeln Kokosöl. Tragen Sie die Mischung auf das feuchte Haar mit einer leichten Massage auf. Setzen Sie eine Plastikhaube auf und lassen Sie die Mischung 2 Stunden einwirken. Dann mit einem milden Shampoo gut auswaschen.
- Grundsätzlich können Sie alle folgenden Öle untereinander mischen.

Amlaöl

In der indischen Heilkunst des Ayurveda hat die Amlafrucht ihren festen Platz. Manchmal wird sie auch Amalaki genannt, was im Sanskrit »saurer Fruchtsaft« bedeutet. Sie wächst an einem akazienähnlichen Laubbaum in 9 bis 25 Meter Höhe. Über die »Frucht für ewige Jugend und Schönheit« können Sie mehr im Kapitel »Amla – die ayurvedische Wunderbeere« (S. 281) nachlesen. Dort ist sie wegen ihrer positiven Wirkungen auf die Bildung von Haarfarbstoff und gegen das Ergrauen der Haare aufgeführt. Innerlich und äußerlich angewendet sorgt Amla für eine schönere Haarfarbe und mehr Glanz, ob als Haaröl, Frucht oder Pulver.

Im Ayurveda ist Amla ein Bestandteil vieler Rasayanas, die als Verjüngungsmittel gelten. Amla enthält wertvolle Antioxidantien wie Vitamin C, das unter anderem für die Kollagenproduktion gebraucht wird. Wird mehr Kollagen gebildet, entsteht auch mehr neues Haar, das wiederum stärker und schöner ist.

Amla kann als Pulver oder Öl verwendet werden. Außerdem gibt es Shampoos und Haarfärbemittel (Pflanzenfarbe), die Amla enthalten. Zusätzlich können Sie Amlasaft trinken, der einen hohen Vitamin-C-Gehalt hat. Außerdem enthält die Amlafrucht sehr viel Chrom, das die Bildung von Insulin beeinflusst. Amla als Frucht, Saft oder Pulver ist daher günstig für Diabetiker, da es hilft, den Blutzuckerspiegel zu regulieren. Die »indische Stachelbeere« stärkt die Leber und unterstützt die Entgiftung. Die innerliche Anwendung von Amla fördert den Haarwuchs mindestens ebenso sehr wie die äußerliche.

Anwendung

- Massieren Sie Amla-Haaröl in die Kopfhaut. Das fördert die Durchblutung, die Nährstoffversorgung und schützt die empfindlichen Haarfollikel vor freien Radikalen. Schuppen lösen sich und das Haarwachstum wird gefördert. Amla-Haaröl, das zusätzlich in die Spitzen oder in die Haarlänge gegeben wird, repariert Spliss und brüchiges Haar. Nehmen Sie entweder nur eine kleine Menge, da das Haar sonst zu ölig und schwer wird, oder machen Sie eine Haaröl-Packung, die 30 Minuten bis einige Stunden oder sogar über Nacht einwirken kann. Waschen Sie dann das Haar wie gewohnt. Die ayurvedische Firma Khadi bietet das Khadi-Amla-Haaröl an. Das Öl beruhigt die Kopfhaut und spezielle Kräuter helfen, die Talgproduktion zu regulieren. 30 bis 60 Minuten vor der Haarwäsche sparsam auftragen.
- Als Conditioner: Rühren Sie Amlapulver an, massieren Sie es nach dem Waschen in die Haare, und lassen Sie es unter einer Plastikhaube 15 Minuten oder länger einziehen. Waschen Sie die Haare danach mit warmem Wasser. Ein mildes Shampoo kann, muss aber nicht verwendet werden. In dieser Form soll Amla auch bei Schuppen helfen.
- Mischen Sie Amlaöl mit einem feuchtigkeitsspendenden Öl wie Kokosöl oder Hagebuttenöl. Tragen Sie die Mischung auf, massieren Sie und lassen Sie das Ganze unter einer Plastikhaube eine bis mehrere Stunden oder über Nacht einwirken. Am nächsten Morgen gut auswaschen.

- Mischen Sie Amlaöl mit 1 Esslöffel Zitronensaft. Tragen Sie die Mischung auf, massieren Sie und lassen Sie das Ganze unter einer Plastikhaube mehrere Stunden oder über Nacht einwirken. Am Morgen gut auswaschen.

Rizinusöl

Es ist ein wenig klebrig, und weil man es meist als Abführmittel kennt, führt Rizinusöl ein eher stiefmütterliches Dasein. Dabei kann das Öl aus den Samen des Wunderbaums so viel mehr: Es dringt in die tieferen Hautschichten ein, durchfeuchtet sie und schützt sie gleichzeitig. Rizinusöl glättet rissige Lippen, reduziert Pigmentflecken auf der Haut, beugt Schwangerschaftsstreifen vor, heilt Hautentzündungen, bekämpft Hautpilz und soll sogar beim Einschlafen helfen: Einfach ein wenig Rizinusöl auf die Augenlider auftragen, Augen zu und ab ins Reich der Träume.

Für die Haare ist Rizinusöl fast ein Muss. Aufgetragen auf die Kopfhaut, lässt das Öl die Haare wachsen, sie werden länger und kräftiger. Eine regelmäßige Pflege macht die Haare weicher und elastischer. Auch Ihre Wimpern lieben Rizinusöl. Sie werden länger und voller. Die Augenbrauen profitieren – sie wachsen besser nach, werden dichter und gewinnen an Farbe. Tragen Sie zum Schlafen mit dem Finger oder einem Bürstchen etwas Rizinusöl auf Ihre Wimpern und Brauen auf, und Sie werden überrascht sein: Was teure Wimpernwuchsmittel mit allerlei Chemikalien bewirken, kann Rizinusöl ganz von allein. Ein paar Tropfen genügen, weniger ist mehr. Rizinusöl auf Fältchen oder Problemstellen aufgetragen oder einfach mal so, gemischt mit einem anderen guten Öl, das die Beschaffenheit weniger zäh macht, lässt Ihre Haut glatter und rosig erscheinen, Fältchen verschwinden. Das Öl des Wunderbaums macht rundum schön.

Anwendung

- Bürsten oder kämmen Sie Ihre Haare sorgfältig, damit das Öl überall hingelangen kann. Wärmen Sie die von Ihnen gewünschte Menge Rizinusöl in einem Wasserbad an. So lässt es sich leichter auftragen und einmassieren. Massieren Sie das erwärmte Öl nach der Haarwäsche in die Kopfhaut und in die handtuchtrockenen Haare. Verteilen Sie das Öl nach dem Auftragen mit einem großzinkigen Kamm im gesamten Haar. Lassen Sie das Öl mindestens 2 Stunden einwirken. Bei geschädigtem Haar oder als Intensivkur am besten über Nacht unter einer Plastikhaube. Am nächsten Morgen gut auswaschen. Das ist wegen der zähen Konsistenz nicht ganz leicht. Es ist nämlich nicht so einfach, Rizinusöl auszuwaschen, man kann sogar mehr als eine Haarwäsche dazu benötigen. Je länger das Öl Zeit hatte einzuziehen, desto weniger muss später ausgewaschen werden. Wenden Sie die Rizinusöl-Kur ein bis zweimal pro Woche an, entweder nur auf der Kopfhaut (für Haarwuchs) oder im gesamten Haar (zur Pflege bei trockenem, splissigem und glanzlosem Haar).

- Wenn Sie nur das Haar pflegen wollen: Tauchen Sie Ihre Fingerspitzen in einen Esslöffel erwärmtes Rizinusöl und fahren Sie damit durch die Haare. 2 Stunden oder mehr einwirken lassen und auswaschen.
- Bereiten Sie eine Rizinusöl-Mischung zu. Sie ist weniger zähflüssig und lässt sich etwas besser auswaschen. Mischen Sie 3 Esslöffel Rizinusöl mit 1 Esslöffel eines anderen Öls Ihrer Wahl, zum Beispiel Jojoba-, Mandel-, Argan- oder Avocadoöl. Tragen Sie die Ölmischung auf die Kopfhaut und die Haare bis zu den Spitzen auf. Für die Kopfhaut können Sie auch eine Flasche mit Pipette verwenden. Massieren Sie die Kopfhaut einige Minuten. Geben Sie etwas Öl auf das Haar, es braucht dabei wirklich nicht in Öl zu schwimmen! Wenden Sie diese Kur ein- bis zweimal pro Woche, im trockenen oder feuchten Haar an. Lassen Sie das Öl unter einer Plastikhaube einige Stunden oder über Nacht einziehen.
- Tragen Sie reines Rizinusöl über Nacht auf dünner werdende Haarstellen auf. Denken Sie daran: Gegen Haarausfall muss das Öl direkt auf die Kopfhaut!
- Rizinusöl wirkt entzündungshemmend und kann helfen, kahle Stellen bei Alopecia areata zu heilen.

Jojobaöl

Jojobaöl ist eines jener wunderbaren Öle, die Haut und Haare pflegen. Eigentlich ist Jojobaöl gar kein Öl, sondern ein Wachs, das aus den Samen des Jojoba-Strauchs gewonnen wird. Seine reichen Inhaltsstoffe regen das Zellwachstum an (Vitamine A und E), was auch den Haarwurzeln zugutekommt. Das Öl gilt daher als Anti-Aging-Mittel und ist in vielen Kosmetik- und Haarprodukten enthalten. Wichtig zu wissen: Jojobaöl zieht tief in die Haut ein und nährt von innen. Darüber freut sich auch der Haarboden. Schon die Ureinwohner des Amazonas, die Papago-Indianer, schworen auf Jojobaöl als Mittel für die Haare. Es pflegt die Kopfhaut, ohne einen Ölfilm zu bilden, und sorgt dafür, dass die natürliche Feuchtigkeit erhalten bleibt. Die antibakterielle Wirkung hemmt Entzündungen, die eine Ursache von Haarausfall sein können, und lindert Juckreiz auf der Kopfhaut. Jojobaöl macht trockene Haare wieder geschmeidig und repariert splissende Haarspitzen. Im Sommer schützt Jojobaöl Haar und Haut vor UV-Strahlung. Das Wachs hat einen natürlichen Lichtschutzfaktor, der allerdings nicht sehr hoch ist.

Anwendung

- Massieren Sie pures Jojobaöl in die Kopfhaut und in die Spitzen der Haare ein. Das stärkt die Haare und lässt sie glänzen.
- Schuppen können mit der Anwendung von Jojobaöl verhindert werden. Bei der Anwendung dieses Öls in den Haaren muss erwähnt werden, dass es die Haare nicht beschwert, sondern von innen heraus repariert. So kann man Spliss vorbeugen und natürlich auch reparieren.

Schwarzkümmelöl

Schwarzkümmelöl stammt aus Ägypten, von wo aus es sich über den Orient verbreitete. Dort ist Schwarzkümmelöl ein altes Hausmittel gegen Haarausfall. Das kalt gepresste Öl enthält zahlreiche wichtige Nährstoffe in einer besonderen Zusammenstellung: Neben anderen Fettsäuren finden sich die wertvollen Omega-3-Fettsäuren, dazu ätherische Öle, fünfzehn Aminosäuren, Eisen, Selen, Magnesium und Calcium, Vitamine wie Beta-Carotin, Biotin, weitere B-Vitamine und Folsäure. Nutzen Sie Schwarzkümmelöl gegen Haarausfall und für schönere Haare, innerlich zum Beispiel als Salatöl oder äußerlich auf Kopfhaut und Haare aufgetragen. Zwei bis dreimal in der Woche angewendet, soll Schwarzkümmelöl auch grauen Haaren vorbeugen.

Anwendung

- Als Haarkur: Verteilen Sie wenige Tropfen Schwarzkümmelöl nach dem Waschen in den Haarspitzen. Das beugt Spliss vor und glättet den Haarschaft.
- Für Haarwuchs: Massieren Sie nach dem Haarewaschen einige Tropfen Schwarzkümmelöl in die Kopfhaut. Lassen Sie das Öl 30 bis 60 Minuten einwirken. In dieser Zeit wird das Öl vollständig aufgenommen. Das fördert die Durchblutung, kräftigt die Haarfollikel und verbessert die Haarbeschaffenheit merklich.
- Für die Kopfhaut: Stellen Sie eine Mischung aus Obstessig, Henna- oder Amlapulver und einem Teelöffel Schwarzkümmelöl her. Die Mischung sollte geschmeidig, aber nicht zu wässrig sein. Auftragen, etwas massieren, 30 bis 60 Minuten einwirken lassen. Empfehlenswert bei Schuppen.

Rosmarinöl und Rosmarin-Spülung

Rosmarin hat sich nicht nur in der Küche bewährt. Als Öl oder Spülung kann das Kraut das Haarwachstum anregen. Anwender berichten, dass sie vor dem Kahlwerden bewahrt wurden. Nicht nur das Grauwerden verlangsamte sich, sondern auch Schuppenbildung und trockene Kopfhaut verbesserten sich. Ein wichtiger Grund für diese Wirkungen ist der reiche Gehalt an Antioxidantien,die die Zellen vor dem Angriff freier Radikale schützen. Rosmarin hält die Zellen gesund, beugt so Haarausfall vor und fördert die Haarneubildung sowie das Haarwachstum. Auf der Kopfhaut fördert Rosmarin als Öl oder Spülung die Durchblutung, sodass die Haarfollikel besser genährt werden. Eine 2012 im *International Journal of Biotechnology* veröffentlichte Studie belegte, dass die antibakterielle und entzündungshemmende Wirkung von Rosmarin deutlich größer war als die anderer Kräuter wie Oregano, Thymian, Pfefferminz und Basilikum.

Anwendung

- Massieren Sie nach dem Haare waschen einige Tropfen Rosmarinöl in die Kopfhaut, massieren Sie eine Weile und lassen Sie das Öl 30 bis 60 Minuten einwirken. In dieser Zeit wird das Öl vollständig aufgenommen. Das fördert die Durchblutung der Kopfhaut, schützt die Haarfollikel gegen freie Radikale und hilft bei Schuppen.

- Wenden Sie eine Rosmarin-Lavendel-Spülung an. Mischen Sie 4 Tassen Wasser mit 8 Tropfen Rosmarinöl, 8 Tropfen Lavendelöl und 2 Teelöffeln Apfelessig. Bei gefärbten Haaren sollte der Apfelessig weggelassen werden. Nach der Haarwäsche die Haare damit spülen.
- Wenden Sie eine Rosmarinspülung an. Dafür brauchen Sie 2 bis 3 frische Rosmarinzweige und 500 Milliliter Wasser. Kochen Sie das Wasser auf und geben Sie den Rosmarin dazu. Schalten Sie den Herd auf eine niedrige Temperatur herunter, bis das Wasser nur noch leicht köchelt. Gießen Sie den Rosmarintee nach 20 bis 30 Minuten durch ein Sieb in ein Gefäß Ihrer Wahl (zum Beispiel Glas, kein Plastik). Lassen Sie den Tee abkühlen, bis er eine angenehme Temperatur für eine Haarspülung erreicht. Waschen Sie inzwischen die Haare und gießen Sie den warmen Tee langsam über Ihre Haare. Nicht ausspülen. Lassen Sie die Haare lufttrocknen. Wenn Sie eine größere Menge zubereiten wollen, können Sie den Tee einige Tage im Kühlschrank aufbewahren.
- Falls Sie keine Möglichkeit haben, frischen Rosmarin zu bekommen, können Sie getrockneten nehmen; der frische wirkt naturgemäß intensiver.

Lavendelöl

Bekannt ist Lavendelöl für seine entspannende, den Schlaf fördernde Wirkung. Auch Ihre Haare wissen Lavendelöl zu schätzen: Es fördert die Durchblutung der Kopfhaut, regt das Haarwachstum an und beugt Haarausfall vor. Lavendelöl durchfeuchtet und reguliert die Talgproduktion auf dem Kopf. Wer sowohl fette Haut als auch trockene Hautstellen auf dem Kopf oder im Gesicht hat, kann mit Lavendelöl Abhilfe schaffen. Wie andere ätherische Öle wirkt es desinfizierend, bekämpft Keime und Pilze und kann Schuppenbildung vermindern.

Anwendung

- Massieren Sie nach dem Haare waschen einige Tropfen Lavendelöl in die Kopfhaut, massieren Sie eine Weile und lassen Sie das Öl

30 bis 60 Minuten einwirken. In dieser Zeit wird das Öl vollständig aufgenommen. Das fördert die Zellregeneration und hilft bei Schuppen.

- Wenden Sie eine Lavendel-Rosmarin-Spülung an. Mischen Sie 4 Tassen Wasser mit 8 Tropfen Rosmarinöl, 8 Tropfen Lavendelöl und 2 Teelöffeln Apfelessig. Bei gefärbten Haaren sollte der Apfelessig weggelassen werden. Nach der Haarwäsche die Haare damit spülen.
- Mischen Sie Lavendelöl mit Rosmarinöl, Avocadoöl, Orangenöl oder Olivenöl. Tragen Sie die Mischung auf Kopfhaut und Haarspitzen auf, massieren Sie die Kopfhaut und lassen Sie die Mischung 30 bis 60 Minuten einwirken.

Wichtig: Geben Sie ätherische (essenzielle) Öle nie direkt auf die Kopfhaut, sondern immer mit einem anderen, nicht so hoch konzentrierten Öl gemischt, wie Kokosöl, Olivenöl oder Mandelöl. Alternativ eignen sich Eigelb oder Joghurt.

Weitere Haarwuchsmittel

Kartoffelsaft

Ein erstaunliches Mittel ist der Saft von Kartoffeln. Der rohe Saft bekämpft Entzündungen und kann Schmerzen bei Arthritis und Gelenkschmerzen lindern. Eisen und Folsäure in Kartoffeln fördern die Bildung roter Blutkörperchen, wodurch die Versorgung der Zellen mit Nährstoffen und Sauerstoff erhöht wird. Roher Kartoffelsaft eignet sich daher, um Blutarmut zu heilen. Die Leber als wichtigstes Entgiftungs- und Stoffwechselorgan profitiert von dem Saft. Der Saft von etwa 200 bis 300 Gramm Kartoffeln, etwa eine halbe Stunde vor dem Frühstück getrunken, reinigt und stärkt die Leber. Auch für die Verdauung kann der Saft mit dem gewöhnungsbedürftigen Geschmack etwas tun: Er regt die Vermehrung nützlicher Bakterien im Darm an und stoppt unerwünschte Gärungsprozesse. Nicht zuletzt zeigt roher Kartoffelsaft gute Ergebnisse den Haarwuchs betreffend.

Anwendung

- Bereiten Sie den Saft immer frisch zu und trinken Sie ihn sofort. Wählen Sie Kartoffeln aus kontrolliertem Anbau (ohne Pestizide).
- Da sich die meisten Nährstoffe in der Kartoffelschale oder direkt darunter befinden, sollten Sie die vollständige Kartoffel entsaften.
- Nehmen Sie 2 bis 3 große Kartoffeln oder mehrere kleine. Säubern Sie sie gründlich mit Wasser, trocknen Sie die Kartoffeln ab und entfernen Sie alle Sprossen und, falls vorhanden, auch das Kartoffelkraut. Geben Sie die Kartoffeln in eine Saftpresse. Die angegebene Menge ergibt etwa ein Glas Kartoffelsaft.
- Trinken Sie den Saft auf leeren Magen, 30 Minuten bevor Sie mit dem Frühstück beginnen.
- Kartoffelsaft für die Kopfhaut: Massieren Sie Ihre Kopfhaut einige Minuten mit dem frischen Kartoffelsaft und waschen Sie dann die Haare.
- Machen Sie eine Packung. Mischen Sie den Saft von drei mittelgroßen Kartoffeln mit einem Eigelb und einem Esslöffel Honig. Bei bakteriellen Schuppen kann der antibiotisch wirkende Manuka-Honig helfen. Tragen Sie die Mischung auf die Kopfhaut auf. Lassen Sie sie 30 bis 60 Minuten einziehen und waschen Sie die Haare. Diese Packung eignet sich auch für Kopfhaut und Haare.
- Mischen Sie Kartoffelsaft mit Aloe-vera-Saft im Verhältnis 1:1. Massieren Sie die Kopfhaut mit dem Saft und lassen Sie ihn 30 Minuten oder länger einziehen. Dann Haare waschen.
- Spülen Sie die Haare mit dem Sud, in dem Sie Kartoffeln gekocht haben. Lassen Sie den Sud einige Minuten einwirken und waschen Sie die Haare dann wie gewohnt.

Zwiebelsaft

Zwiebelsaft ist eines jener fantastischen Naturheilmittel, die oft schon seit Jahrtausenden erfolgreich angewendet wurden. Mit der Entwicklung von immer mehr pharmazeutischen Produkten gerieten diese Mittel in Vergessenheit, doch immer mehr werden heute wiederentdeckt. Auch wenn es kein Allheilmittel gibt, das wirklich immer und alles heilen kann, weder im pharmazeutischen noch im naturheilkundlichen Bereich: Kein künstliches Produkt kann jemals die Natur wirklich nachbilden!

Der berühmte Arzt und Alchemist Paracelsus verwendete die Zwiebel schon im 16. Jahrhundert gegen verschiedene Leiden, nicht zuletzt gegen graues Haar und Haarausfall. Die antioxidantienreiche Knolle enthält starke Radikalfänger wie Quercetin und Katalase, außerdem Vitamin C, B6, B7 und Schwefel, der sich positiv auf die Darmflora und die Leber auswirkt und hilft zu entgiften. Zwiebelsaft liefert Enzyme, Vitamine, Mineralstoffe und Spurenelemente, die die Haarfollikel nähren und die Bildung des Haarfarbstoffs Melanin fördern. Die Zwiebel hilft, Wasserstoffperoxid unschädlich zu machen, und bekämpft Keime und Parasiten sowie eine Reihe von Pilzinfektionen, die Haarausfall und eine Schädigung der Haarfollikel verursachen können. Nicht zuletzt regt der Saft, aufgetragen auf die Kopfhaut, die Durchblutung an, wodurch die Haarzellen besser ernährt werden. Der Saft aus roten Zwiebeln enthält zusätzliche zellschützende Antioxidantien.

Nicht nur die Volksheilkunde liebt Zwiebelsaft. Auch die Forschung hat sich mit der Zwiebel befasst und nachgewiesen, dass Zwiebelextrakt auf Haarausfall (Alopezie beziehungsweise Alopecia) wirkt. Im Verlauf der 2002 im *Journal of Dermatology* veröffentlichten Studie, trugen Personen unterschiedlichen Alters zweimal täglich Zwiebelsaft auf. Bereits nach 2 Wochen waren Erfolge zu sehen. Nach 8 Wochen war bei 86,9 Prozent der Probanden das Haar nachgewachsen, wobei die Erfolgsquote bei Männern mit 93,7 Prozent höher war als bei Frauen 71,4 Prozent).[55]

Anwendung

- Entsaften, pürieren oder zerdrücken Sie die Zwiebeln und drücken Sie die Masse in einem Netz aus, um den reinen Saft zu erhalten.
- Mischen Sie 3 Teelöffel Zwiebelsaft mit 2 Teelöffeln Zitronensaft und massieren Sie die Kopfhaut damit. 30 bis 60 Minuten einwirken lassen. Waschen Sie anschließend die Haare mit einem milden Shampoo. Wiederholen Sie die Anwendung vier- bis fünfmal pro Woche oder auch täglich, 2 Wochen lang.
- Alternativ können Sie mit der Schnittfläche einer aufgeschnittenen Zwiebel über die Kopfhaut und den Haaransatz reiben.
- Wenden Sie eine Zwiebel-Honig-Packung an. Mischen Sie 100 bis 150 Milliliter Zwiebelsaft mit einem Teelöffel Honig (oder mehr nach Bedarf). Tragen Sie die Mischung auf die Kopfhaut auf. Lassen

Sie sie mindestens 30 Minuten einwirken. Waschen Sie dann die Haare. Haben Sie ein wenig Geduld, bis sich Ergebnisse zeigen.

- Zusätzlich oder alternativ können Sie die Zwiebel-Honig-Mischung auch täglich oral einnehmen.

Brennnessel

Eines der wirksamsten Hausmittel zur Anregung des Haarwachstums sind Brennnesseln. Diese nähren das Haar und sorgen dafür, dass es schneller wächst. Mischen Sie Brennnesselsaft einfach regelmäßig in das Shampoo, das Sie gewöhnlich nutzen.

Bockshornklee

Die Samen des Bockshornklees enthalten eine Fülle an Nährstoffen, die erstaunliche Heilwirkungen erzielen. Das gilt auch für Haarausfall, Schuppen und Ergrauen. Bockshornklee ist eines der besten, natürlichen Mittel, selbst an kahlen Stellen wieder Haarwuchs anzuregen. Es dauert allerdings einige Wochen bis Monate, bis sich Erfolg zeigt. Für die Anwendung wird Bockshornkleepulver mit warmem Wasser zu einer dicken Paste angerührt und auf die Kopfhaut aufgetragen. 30 Minuten oder etwas länger einwirken lassen, dann auswaschen. Die Packung reguliert zu trockene Kopfhaut und Schuppen und hat sich bei seborrhoischer Dermatitis bewährt. Das Haar beginnt zu glänzen und entwickelt weniger Spliss.

Trinken Sie zusätzlich ein oder zwei Tassen Bockshornkleetee pro Tag. Das ist kein Muss, unterstützt aber die Heilwirkung von innen. Sie können den Tee auch als Spülung nach dem Haarewaschen verwenden. Bockshornklee gibt es auch in Kapselform.

Reishi & Co. – Vitalpilze gegen Haarausfall

In der Traditionellen Chinesischen Medizin (TCM) haben Vitalpilze zur Vorbeugung und Behandlung unterschiedlicher Symptome und Krankheiten seit mehr als 2000 Jahren einen festen Platz. Auch bei uns gehören Reishi, Shiitake & Co. inzwischen zu den anerkannten, alternativmedizinischen Heilmitteln.

Die Inhaltsstoffe der Vitalpilze werden vom menschlichen Organismus in der Regel sehr gut aufgenommen. Haarausfall entsteht häufig durch Mangelzustände, die sich mit dem Vitalpilz *Polyporus umbellatus* (die deutsche Bezeichnung ist Eichhase) ausgleichen lassen. Seine Wirksamkeit zeigt sich besonders bei diffusem, ernährungs- oder stressbedingtem Haarausfall. Auch bei Männern wird der Pilz erfolgreich gegen Haarverlust angewandt. Mehrere wissenschaftliche Studien zeigten, dass bestimmte Stoffe des Pilzes eine Verlängerung der Haarwachstumsphase bewirken. Sogar an kahlen Stellen wachsen Haare nach.

Auch der Reishi-Pilz hat sich bei Haarausfall bewährt. Er wird außerdem im Zusammenhang mit vielen Krankheiten genannt, von Angstzuständen bis zu Arteriosklerose, von Bluthochdruck über Bauchspeicheldrüsenentzündung bis zu einem nervösen Magen.

Nach uraltem Wissen sind Vitalpilze auch in großen Dosen unschädlich. Bei ernsten Beschwerden sollten Sie trotzdem einen Therapeuten zu Rate ziehen. Mehr zu Vitalpilzen finden Sie im Kapitel »Glykonährstoffe, die ›gesunden Zucker‹: Aloe Vera, Heilpilze & Co.« (S. 226). Weitere ausgezeichnete Informationen zu diesem Thema finden Sie auf der Homepage der Gesellschaft für Vitalpilze e. V. unter *www.vitalpilze.de.*

Nicht nur bei Haarausfall: *Haarstark* – Schönheit, die von innen kommt

Unter den natürlichen Mitteln zur Stärkung der Haare und Förderung des Wachstums hat *Haarstark* mich und andere Anwender besonders überzeugt. Die ausgewogene Kombination aus L-Methionin, Weizenkeim-Extrakt mit hohem Spermidin-Gehalt, Hirse-Extrakt und Keratinpeptiden nährt das Haar von innen heraus und lässt Spliss verschwinden. Diese und die weiteren Vitalstoffe Zink, Biotin, Kupfer und Selen kommen nicht nur den Haaren, sondern dem gesamten Körper zugute.

Melatonin – ein spezielles Hormon

Bekannt wurde das Hormon Melatonin für seine schlaffördernden Eigenschaften. Melatonin ist eines der Hormone, die den Tag-Nacht-Rhythmus steuern. Obwohl Melatonin kein Schlafmittel im eigentlichen Sinn ist, wirkt es, indem es die »innere Uhr neu taktet« (Dr. Dieter Kunz, Berlin). Im Normalfall wird es vom Körper in der Zirbeldrüse selbst gebildet. Dazu benötigt es genügend Serotonin, das »Glückshormon«. Die Eigenproduktion gelingt jedoch oft nicht im ausreichenden Maß. Vor allem unter Stress ist der Tag-Nacht-Rhythmus bei vielen Menschen gestört. Melatonin wurde gepriesen für guten Schlaf, gegen Depressionen, Jetlag und für die Schönheit. Das nimmt bei der Aussicht auf guten Schlaf nicht Wunder. Melatonin kann helfen, doch nicht in allen Fällen tritt die erhoffte Wirkung ein.

Inzwischen ist Melatonin auch bei Problemen mit dem Haarwachstum und bei Haarausfall in den Fokus gerückt. Mehrere Studien belegen, dass Melatonin eine günstige Wirkung auf die Haarfollikel hat. Das Hormon kann das Haarwachstum bei Menschen fördern oder zumindest Haarausfall verringern. Im Vergleich zu den Testpersonen, die ein Placebo bekommen hatten, wuchsen deutlich mehr Haare in der Anagenphase nach.

Anwendung

- Melatonin kann in Form von melatoninhaltigen Produkten auf die Kopfhaut aufgetragen werden.
- Innerlich hat Melatonin ein breiteres Wirkspektrum, das auch Nebenwirkungen wie Benommenheit, Kopfschmerzen und Unwohlsein nach sich ziehen kann. Möglich ist eine Wechselwirkung mit Blutverdünnern, Medikamenten, die Immunreaktionen unterdrücken wie Cortison, und Medikamenten gegen Diabetes.

Aminosäuren

Arginin

Arginin kann Ihr Körper selbst herstellen, denn es ist eine semi-essenzielle Aminosäure. Voraussetzung ist, dass er die Bausteine dazu hat. Übrigens: Ob Arginin oder L-Arginin hat für Sie keine Bedeutung, außer Sie sind Chemiker. Nehmen Sie einfach beide Formen. Das gilt für alle Aminosäuren.

Mehrere Untersuchungen belegen, dass Arginin einen starken Einfluss auf das Haarwachstum hat. Der Grund: Arginin erweitert die Blutgefäße und fördert die Durchblutung. Sämtliche Zellen werden besser mit Nährstoffen versorgt, und davon profitieren auch die Haarfollikel. Sie erinnern sich: Die Haarfollikel umgeben die Haarwurzeln. Man nennt sie auch den Haarbalg. Die Haarwurzeln werden über die Follikel versorgt. Dank der besseren Durchblutung wird mehr Keratin gebildet , was wiederum das Wachstum von mehr Haaren oder neuen Haaren anregt. In Tests dauerte es 2 bis 4 Monate ab Einnahmebeginn, bis sich nachwachsendes Haar zeigte. Die Wirkung lässt jedoch nach, wenn die Einnahme von Arginin eingestellt wird.

Arginin sollte nicht zusätzlich eingenommen werden, wenn Sie an einer Form des Herpes-Virus leiden, denn Arginin stärkt das Virus und führt zu schnelleren und heftigeren Ausbrüchen, mit denen sich das Virus zu vermehren versucht. Wählen Sie in diesem Fall Nahrungsmittel oder Nahrungsergänzungsmittel, die alle acht essenziellen Aminosäuren enthalten, zu denen Arginin nicht gehört. Das stärkt das Immunsystem. Nehmen Sie kein zusätzliches, isoliertes Arginin. Erhöhen Sie stattdessen die Menge an Lysin, dem Gegenspieler von Arginin, durch eine zusätzliche Gabe. Wenn Sie eine natürliche Quelle für Lysin bevorzugen, ist Amaranth ein ausgezeichneter Tipp. Amaranth gibt es auch in Kapselform. Falls Sie trotzdem Herpes bekommen, sollten Sie bei argininhaltigen Lebens- und Nahrungsergänzungsmitteln zurückhaltend sein, wenn sie wie Chiasamen alle essenziellen Aminosäuren enthalten. Stärken Sie dann zuerst Ihr Immunsystem, sodass es das Virus in Schach halten kann. Beginnen Sie dann neu mit möglichst vollständigen Quellen für die essenziellen Aminosäuren. Lysin unterstützt das Immunsystem und kann durchgängig als Nahrungsergänzungsmittel eingenommen oder in Form von Lebensmitteln gegessen werden. Lysin ist vor allem in tierischen Lebensmitteln enthalten. Pflanzliche Quellen enthalten meist weniger Lysin. Reich an Lysin sind Fleisch, Geflügel, Fisch, Ei und Milch. Die besten pflanzlichen Lysin-Lieferanten sind: Amaranth, Hülsenfrüchte, Haferflocken, Buchweizen, Roggen und Weizenkleie.

Arginin ist in vielen proteinreichen Lebensmitteln enthalten: Neben Fleisch, Geflügel und Fisch vor allem in Nüssen, Sonnenblumenkernen, Kürbiskernen, Granola, Haferflocken, Kichererbsen, Sesam, Kakao und Kokosöl. In einigen Lebensmitteln finden sich sowohl viel Arginin als auch viel Lysin. Wie Sie darauf reagieren, falls Sie mit Herpes umzugehen haben, müssen Sie ausprobieren. Auf die Haare hat

Arginin eine stimulierende und kräftigende Wirkung. Arginin kann helfen, die Auswirkungen chemischer Haarfärbemittel auf die Haarstruktur abzumildern. Das gilt auch für schädigende Einflüsse etwa durch UV-Einwirkung oder Shampoos.

Cystein

Cystein ist semi-essenziell, und es enthält den wichtigen Schwefel. Die Aminosäure kann in der Leber gebildet werden, aber wir brauchen zusätzliches Cystein von außen. Durch den Schwefelgehalt trägt Cystein zur täglichen Entgiftung bei, und es ist eine der zahlreichen Substanzen, die vor freien Radikalen schützen. Haare, Nägel, Haut und Bindegewebe, Knochen und Knorpel brauchen ebenfalls Cystein, damit das Kollagen für den Strukturaufbau gebildet werden kann. Etwa ein Viertel des Keratins im Haar wird aus Cystin aufgebaut. Der Schwefel stärkt die Zellen in den Follikeln und Wurzeln, die dann kräftigeres Haar hervorbringen können. Wegen dieser Eigenschaften ist Cystein in vielen Haarprodukten enthalten. Lebensmittel, die viel Cystein enthalten, sind Fleisch, vor allem Schweinefleisch, Geflügel, Milchprodukte (Bio, keine H-Milch!), Gemüse wie Brokkoli und Vollkorn. Ihr Körper stellt Cystein selbst her, aber eine zusätzliche Portion kann helfen, abgesehen davon, dass die Produktion aus unterschiedlichen Gründen eingeschränkt sein kann.

Im Verlauf einer deutschen Studie wurden Frauen, bei denen diffuser, androgenetischer Haarausfall diagnostiziert worden war, mit einer Kombination aus Hirseextrakt, L-Cystein und Vitamin B5 (Panthothensäure) behandelt. Ihre Haare wuchsen deutlich besser nach.[56] Inzwischen gibt es Produkte, die neben Hirsesamenextrakt, Pantothensäure und L-Cystein noch weitere Stoffe enthalten wie die Aminosäuren L-Arginin und L-Methionin, weitere B-Vitamine und die Vitamine A, E und C sowie die Spurenelemente Eisen, Kupfer, Zink und Selen.

Cystin

Unser Haar und die Haut bestehen zu etwa 10 bis15 Prozent aus Cystin. Die Aminosäure ist nicht essenziell. Ihre besondere Eigenschaft liegt darin, dass sie zwei Cystein-Moleküle aneinanderbinden kann. Diese

Form von Cystein, das L-Cystein, ist die Grundlage für einen kräftigen Haarschaft. Die Lebensmittelquellen für Cystin sind die gleichen wie für Cystein.

Glutamin

Die Aminosäure ist nicht essenziell, der Körper kann sie selbst herstellen. Trotzdem ist sie wichtig für die Haare, denn die Produktion lässt mit dem Älterwerden oder aufgrund von Stress und weiteren Belastungen nach. Einer in dem Wissenschaftsmagazin *Nature* publizierten Studie aus dem Jahr 1993 zufolge, nutzen die Haarfollikel Glutamin und Glukose zur Energieproduktion. Ob Glutamin wirklich zum Haarwuchs beitragen kann, ist bisher nicht wissenschaftlich gesichert.

Lysin

Lysin ist eine essenzielle Aminosäure, die unser Körper nicht selbst herstellen kann. Wir müssen genug davon aufnehmen, um Hormone, Antikörper und Enzyme bilden zu können. Zusammen mit den Aminosäuren Prolin und Glycin regt Lysin die Bildung von Kollagen an. Kollagen baut Strukturen im Körper auf – zum Beispiel regeneriert es das Bindegewebe und baut neues auf. Knochen, Sehnen und Blutgefäße, feste Finger- und Zehennägel, eine straffe Haut und glänzendes, gut wachsendes Haar brauchen Kollagen.

Methionin

Ebenso wie Cystein enthält die essenzielle Aminosäure Methionin Schwefel. Kaum jemand weiß es, aber im Vergleich zu Eisen brauchen wir die 40-fache Menge an Schwefel, um gesund zu sein! Das macht Cystein und Methionin so wichtig. Beide bauen Kollagen wie auch die Strukturen auf, aus denen Haare, Haut und Nägel bestehen. Mangelt es daran, wird weniger Haar gebildet.

Tyrosin

Tyrosin ist nicht-essenziell. Eine wichtige Eigenschaft von Tyrosin ist seine Rolle bei der Kommunikation zwischen den Nervenzellen. Tyrosin senkt das Stressniveau. Die Neurotransmitter, die die Stimmung beeinflussen, werden unter Mitwirkung von Tyrosin aufgebaut. Stress, bei dem ein Mangel an Tyrosin entstehen kann, ist ein wichtiger Faktor für Haarverlust.

Der Aminosäuren-Smoothie

Probieren Sie doch einmal Wills speziellen Mega-Aminosäuren-Smoothie. Er ist auf seiner Internetseite *www.hairlossrevolution.com* zu finden. Trinken Sie diesen Smoothie (oder eine Abwandlung Ihres Geschmacks) 2 Wochen lang jeden zweiten Tag. Dann sollten die Aminosäuren-Speicher gefüllt sein. Danach können Sie den Smoothie immer dann trinken, wenn Sie einen Energiekick brauchen.

Zutaten:
1 EL Kürbiskerne,
1 Avocado,
2 EL Bohnenprotein (alternativ Hanfprotein),
10 ungeröstete Cashewnüsse,
1 Tasse gefrorener Beeren-Mix,
2 getrocknete Pflaumen,
1 TL Kürbiskernöl,
1 kleine Tasse eingeweichte Chiasamen.
Mit Mandelmilch aufgießen, um die gewünschte Konsistenz zu erreichen, in den Mixer und schon ist der Smoothie fertig.

MSM – organischer Schwefel gegen Haarausfall

Wie Sie schon in vorherigen Kapiteln lesen konnten, unterstützt MSM den Haarwuchs auf mehrfache Weise. Interessant ist die äußere Anwendung direkt auf die betroffenen Stellen. Eine im Jahr 2009 in *Biomolecules & Therapeutics* veröffentlichte Studie mit Mäusen kam zu dem Ergebnis, dass MSM zusammen mit einer 7,5 prozentigen Magnesiumlösung die Haare an den kahlen Stellen genauso gut nachwachsen ließ wie eine Behandlung mit 5 prozentiger Minoxidil-Lösung, wie sie zum Beispiel in Regaine enthalten ist. Anwender von Minoxidil berichten allerdings, dass der Haarausfall nach Absetzen des Medikaments wieder einsetzt. Das ist wenig erstaunlich, wenn man bedenkt, dass jede äußere Behandlung eine Symptombekämpfung ist, die nur dann auf Dauer wirken kann, wenn die Ursache direkt auf der Kopfhaut zu finden ist.

Thiocyanat

Thiocyanat kommt natürlich in unserem Körper vor. Es wird von der Leber erzeugt und ist auch in einigen Lebensmitteln wie Kohl enthalten. Außerdem entsteht das Molekül beim Abbau von Tabakprodukten. Dass es auch bei Haarausfall helfen kann, ist eine Entdeckung, die wir der Krebsforschung verdanken. Eigentlich war es Prof. Dr. Axel Kramer von der Universität Greifswald um die Frage gegangen, ob Thiocyanat die Nebenwirkungen der Krebstherapie verringern könnte. Die Untersuchungsergebnisse waren insgesamt positiv. Sozusagen als Begleiterscheinung entdeckten die Wissenschaftler, dass die Versuchstiere, die zusammen mit den krebshemmenden Substanzen auch Thiocyanat bekommen hatten, keinen Haarausfall entwickelten. Ihr Fazit: Thiocyanat kann selbst bei toxischer Schädigung des Organismus den Haarwuchs fördern. Sogar die Entwicklung von Geheimratsecken konnte gestoppt werden. Wenn die Haarwurzeln abgestorben sind, wie das bei einer Glatze der Fall ist, kann Thiocyanat allerdings nicht mehr helfen. Wenn Sie Thiocyanat anwenden wollen, sollten Sie deshalb – ebenso wie mit allen anderen Mitteln gegen Haarausfall – so früh wie möglich beginnen.

Falls Sie unter Jodmangel leiden, Probleme mit der Schilddrüse oder einen Kropf haben, sollten Sie mit dem Mittel vorsichtig sein. Das Thiocyanat-Ion verhindert die Jodaufnahme in der Schilddrüse. Wenn Sie sehr viel Kohl essen oder das Mittel langfristig anwenden, kann es den Jodmangel verstärken oder sogar die Ausbildung eines Kropfs fördern. Thiocyanat gibt es als hormonfreie Tinktur unter dem Namen *Thiocyn Haarserum* in jeweils einer Variante für Frauen und für Männer. Das Mittel sollte mindestens 3 Monate lang regelmäßig angewendet werden. Erste Erfolge können sich bereits nach wenigen Wochen zeigen.

13. Aktivieren Sie die Durchblutung der Kopfhaut

Wenn Haut und Gewebe gut durchblutet sind, werden die Zellen optimal mit Nährstoffen versorgt. Das gilt auch für Ihre Kopfhaut. Es gibt viele Gelegenheiten, während des Tages eine sanfte Massage durchzuführen, zum Beispiel beim Fernsehen oder am offenen Fenster, während Sie gleichzeitig einige Male tief ein- und wieder ausatmen. Besonders wirksam ist sie, wenn Sie eines der im vorangegangenen Kapitel genannten Mittel wählen, auf die Kopfhaut auftragen und mit kreisenden Bewegungen massieren. Das nährt nicht nur die Haarwurzeln und lässt Wirkstoffe tiefer einziehen, es entspannt auch. 5 bis 10 Minuten Kopfmassage täglich – entweder in einem Stück oder auf zweimal verteilt – können Wunder bewirken.

Hilfreich vor allem bei kurzen Haaren sind Massagen mit einer weichen Plastikbürste wie dem *Tangle® Teezer.* Eigentlich wurde diese Bürste entwickelt, um speziell lange und lockige Haare oder verwickelte Kinderhaare zu entwirren. Mit einem *Tangle® Teezer* können Sie die Durchblutung der Kopfhaut mit leichten kreisenden Massagen anregen. *(http://www.tangleteezer.de/).*

14. Sorgen Sie für erholsamen Schlaf

»Der Schlaf ist für den ganzen Menschen, was das Aufziehen für die Uhr«, erklärte der Philosoph Arthur Schopenhauer vor mehr als 150 Jahren. Anschaulicher kann man den Wert des Schlafens nicht formulieren. Doch Schlafstörungen sind heute so weit verbreitet, dass sie zu einem der wichtigsten Gesundheitsthemen unserer Zeit geworden sind.

Ab und zu schläft jeder mal schlecht. Manchmal fällt das Einschlafen sogar gerade dann schwer, wenn man besonders erschöpft ist. Das überaktive Nervensystem powert noch weiter und der Schlaf will nicht kommen. Schlafprobleme wie Schwierigkeiten einzuschlafen oder durchzuschlafen, wenig erholsame Nächte, in denen man immer wieder kurz aufwacht oder wild träumt, bis hin zu durchwachten Nächten machen immer mehr Menschen zu schaffen. Ursachen gibt es viele. Schlafstörungen werden durch seelische Ursachen wie Konflikte in der Partnerschaft, Stress mit Kindern oder im Beruf, Schuldgefühle, Ängste, Leistungsdruck, Sorgen und Albträume ausgelöst, wenn sich die Gedanken im Kreis drehen und die Nerven nicht zur Ruhe kommen wollen.

Aber nicht nur die Nerven lassen Sie schlecht schlafen. Schwer verdauliche oder stark Säure bildende Lebensmittel, chronische Übersäuerung, Verdauungsstörungen, zu viel Koffein, Alkohol und Nahrungsmittelunverträglichkeiten, eine gestörte Zellfunktion - alles, was in Ihrem Körper aus dem Gleis ist, beeinflusst auch Ihren Schlaf. Schlafstörungen können Medikamente, Alkohol und Drogen sein, sogar Appetitzügler, Lärm oder ein zu heller oder zu warmer Schlafraum wirken sich auf die Schlafqualität aus.

Mit Alkohol regeln Sie zwar schneller herunter und bekommen die nötige Bettschwere, doch eine Studie aus dem Jahr 2015 zeigte: Alkohol wirkt zunächst beruhigend, dann aber bilden sich Erregungszustände im Gehirn, die einem erholsamen Schlaf entgegenstehen.[57] Man fühlt sich am nächsten Tag nicht nur weniger ausgeruht und leistungsfähig, sondern schadet auch seinem Gehirn und der Fähigkeit zu lernen und sich zu erinnern, so die Forscher.

Frauen vertragen deutlich weniger Alkohol als Männer. Wenn beide die gleiche Menge trinken, fühlen sich Frauen schlechter. Der Grund: Frauen haben einen geringeren Anteil an Körperflüssigkeit, sodass Alkoholkonzentration im Blut höher ist als bei Männern.

Der Biorhythmus kann gestört sein, zum Beispiel bei Schichtarbeitern, die nur sehr unregelmäßig schlafen können. Eine wichtige Rolle spielt die Angst davor, in der kommenden Nacht nicht einschlafen zu können. Ebenso können sich verschiedene Erkrankungen auf den Schlaf auswirken, zum Beispiel, wenn sie von hohem Fieber begleitet werden, bei Herz-Kreislauf-Erkrankungen, Asthma, Demenz und Schilddrüsenüberfunktion.

Vorübergehender Schlafmangel kann leicht ausgeglichen werden. Hält er jedoch länger an, treten mehr Folgen auf als Müdigkeit, Erschöpfung und Gereiztheit am nächsten Tag. Denn im Schlaf laufen die Reparaturprogramme des Körpers auf Hochtouren, auch die im Gehirn. Im Schlaf regeneriert sich das Immunsystem und der Körper wird von schädlichen Stoffen gereinigt, auch von denen, die Alzheimer auslösen können. Eine an Ratten durchgeführte Studie zeigte, dass Schlafmangel sogar einen Verlust von Hirnzellen auslösen kann. Für das Immunsystem ist es eine zusätzliche und nicht zu unterschätzende Belastung, wenn die Entgiftung während der Nacht nicht richtig funktioniert. Dann finden Viren, Bakterien, Pilze und Parasiten ein saures Milieu vor, das einen Nährboden für Krankheiten bietet.

Schlafen macht schlank. Umgekehrt erhöht zu wenig Schlaf das Gewicht und kann den Blutdruck hochtreiben. Besonders angenehm ist, was wir uns doch alle wünschen: Wir lernen im Schlaf, denn Schlafen macht schlau. Amerikanische Forscher haben in mehreren Studien nachgewiesen, dass Gelerntes im Schlaf deutlich besser aufgenommen wird. Statt vor einer Prüfung die Nacht über durchzulernen, ist es also besser, gut zu schlafen. Außerdem, wer zu wenig schläft, hat auch oft mehr Stress in Beziehungen.

Schlechtes Schlafen fördert die Übersäuerung des Körpers, nicht zuletzt deshalb, weil die Reinigungs- und Entsorgungsmechanismen der Zellen nicht ausreichend funktionieren. Das gilt übrigens auch für das Gehirn. Es entgiftet im Schlaf. Schlafmangel kann so zu einem deutlich höheren Bedarf an Nährstoffen führen, vor allem an den neutralisierenden Mineralien.

Wenn Sie nicht einschlafen können …

… versuchen Sie folgende Tipps: Richten Sie die Aufmerksamkeit auf Ihren Atem. Nehmen Sie wahr, wie der Atem ein- und ausströmt, wie sich die Bauchdecke hebt und senkt. Wenn sich die Geschehnisse des

Tages melden und Gedanken durch den Kopf schießen, bringen Sie Ihre Aufmerksamkeit ganz sanft zurück zu Ihrem Atem. Wenn Sie viele Gedanken haben, dann hilft es, den Atem zwischendurch anzuhalten. Ob Sie das tun, wenn Sie eingeatmet oder ausgeatmet haben, entscheiden Sie nach dem, was Ihnen angenehmer ist. Sie werden feststellen, dass es kaum möglich ist, zu denken, wenn Sie den Atem anhalten.

»Ich werde morgen darüber nachdenken«, kann ein hilfreiches Mantra sein, wenn Sie von Gedanken an das geplagt werden, was Sie morgen alles tun müssen.

Suchen Sie sich in einem entspannten, ruhigen Augenblick des Tages einen Ruheort, den Sie sich beim Einschlafen vorstellen können. Lassen Sie sich von Landschaften inspirieren. Wählen Sie, was immer Ihnen guttut. Nehmen Sie die beruhigende, entspannende Atmosphäre dieses Ortes wahr. Dort können Sie in Ihrer Vorstellung immer hingehen. Lassen Sie dieses Bild vor Ihren Augen entstehen, wenn Sie das Licht ausgemacht haben.

Wenn Ihr Magen mit Verdauen beschäftigt ist …

… versuchen Sie es mit wirklich leichter Kost am Abend. Essen Sie frühzeitig, möglichst nicht nach 19 Uhr. Trinken Sie abends keinen Alkohol, er stört den Schlaf. Natürliche, Schlaf fördernde Mittel sind Schlaf- und Nerventees, Cherry plus Montmorency Sauerkirschen mit natürlichem Melatonin (als Saft und Kapseln), 5-HTP (Griffonia-Simplicifolia-Extrakt) mit natürlichem Tryptophan. Die Aminosäure Tryptophan unterstützt die körpereigene Produktion von Melatonin.

Gut schlafen mit Tryptophan und Melatonin

Nahrungsmittel, die viel Trypthophan enthalten, unterstützen einen guten Schlaf. Die essenzielle Aminosäure ist in größerem Umfang unter anderem in den folgenden Lebensmitteln enthalten: Hähnchenbrust, Schwein, Lachs, Hühnerei, Haferflocken, Buchweizen, Dinkel, Hirse,

Maismehl, ungeschältem Reis, Linsen, Kichererbsen, Karotten, Tomaten, Bananen, Spinat, Kakaopulver, Cashewkernen, Walnüssen und Erdnusspaste, Käsesorten wie Edamer, Chester und Brie, Sojabohnen und in Maismehl. Tryptophan und Melatonin erhalten Sie auch als Nahrungsergänzungsmittel. Melatonin gibt es zusätzlich als Mundspray.

Altbewährt: warme Milch mit Honig

Vielleicht erinnern Sie sich an einen Schlaftrunk Ihrer Kindheit: warme Milch mit Honig – ein altes Hausmittel, in dem natürliches Tryptophan enthalten ist. Aus Tryptophan kann der Körper das »Glückshormon« Serotonin und das Schlafhormon Melatonin herstellen. Die Aminosäure ist außerdem wichtig für die Leber, hellt die Stimmung auf, bessert Angstzustände und hemmt den Appetit.

Tryptophan ist nicht die einzige Aminosäure, die bei Schlafproblemen helfen kann. Auf der Internetseite *www.wieder-gut-schlafen.com* berichtet die Single-Mutter Manuela von ihren Erfahrungen mit Schlafstörungen. Sie hatte die üblichen Medikamente probiert, von Lavendel und Baldrian bis zu chemischen Schlafmitteln – ohne Erfolg. In schlaflosen Nächten recherchierte sie im Internet und fand heraus, dass auch Arginin und vor allem Glutamin und Carnitin helfen können. Diese Aminosäuren sorgen unter anderem dafür, dass das schlafhemmende Zellgift Ammoniak abgebaut wird. Aminosäuren sind nicht verschreibungspflichtig. Sie können auch als Nahrungsergänzungsmittel eingenommen werden.

Was Sie sonst noch tun können

Überprüfen Sie Ihre Lebensgewohnheiten und gehen Sie mehr an die frische Luft. Mehr Bewegung und ein kleiner Spaziergang am Abend nach dem Essen wirken oft Wunder. Wenn Sie sich in einer stressreichen persönlichen oder beruflichen Situation befinden, die sich nicht so schnell ändern lässt, suchen Sie Entspannungsmethoden. Versuchen Sie es mit Hypnose. Es gibt Methoden zur Selbsthypnose oder gehen Sie zu einem Hypnotherapeuten. Nehmen Sie sich Zeit für sich. Das ist für jeden zu irgendeinem Zeitpunkt möglich, wenn er es wirklich will. Klären Sie ab, ob Erkrankungen, auch im Magen-Darm-Bereich, oder Nahrungsmittelunverträglichkeiten bestehen.

Eine Methode, die viele Menschen erfolgreich in den Schlaf wiegt, ist ASMR, das Kribbeln im Kopf. ASMR steht für **A**utonomous **S**ensual **M**eridian **R**esponse. Dabei geht es um von außen kommende Reize wie Laute und Berührungen, auf die der Körper eigenständig reagiert. AMSR-Laute und -Berührungen lösen ein angenehmes Kribbeln aus, das am Scheitel beginnt. Dann wandert die Empfindung langsam nach unten, die Wirbelsäule entlang. Sanftes, leises Sprechen (wobei die Sprache nicht verstanden werden muss), ein sich wiederholendes, angenehmes Geräusch wie Meeresrauschen oder das sanfte Klopfen von Fingern auf einer Unterlage, sanfte Berührungen und Massagen, vor allem an Kopf und Rücken, oder andere Menschen dabei beobachten, wenn sie etwas aufmerksam tun. Im Internet gibt es Videos, die AMSR vorführen. Tragen Sie dazu Kopfhörer.
(Geflüsterte Kanalvorstellung:
https://www.youtube.com/watch?v=k2KkArfm_wQ;
Kinetischer Sand:
https://www.youtube.com/watch?v=ccfaVjSgBKM;
ASMR ♥ 3D Audio: Ohr zu Ohr Flüstern:
https://www.youtube.com/watch?v=0WHCfvt1QKQ)

15. Klären Sie Ihre Situation: Selbsthilfemaßnahmen und medizinische Tests

- Messen Sie Ihre Säurebelastung, siehe Kapitel »Den pH-Wert messen« (S. 69).
- Lassen Sie eine Vitamin-D-Analyse anfertigen.
- Machen Sie einen Stoffwechselfunktionstest (SFT, Stoffwechseltest).
- Machen Sie einen Zonulintest (über den Stuhl, Leaky-Gut-Diagnose).

- Bei Leaky Gut: Machen Sie einen Allergietest (Immunglobuline; *ImuPro* oder *FoodSensor IgG* Lebensmittel-Unverträglichkeits-Test).
- Lassen Sie Ihren Histaminspiegel prüfen. Ein erhöhter Histaminspiegel kann die Ursache für eine sogenannte »silent inflammation«, eine versteckte, stille Entzündung, sein).
- Lassen Sie Ihre Entzündungsmarker durch einen Bluttest prüfen: C-reaktives Protein (CRP), Blutsenkungsgeschwindigkeit, BSG, Leukozytenzahl. Im Stuhl zeigen Calprotectin und Lactoferrin Entzündungen an.
- Lassen Sie Ihre Eisenwerte bestimmen (Ferritin). Eisenmangel kann Haarausfall bewirken. Umgekehrt führt ein Zuviel an Eisen dazu, dass die Produktion freier Radikale stark ansteigt. Dabei handelt es sich um reaktive Sauerstoffspezies (ROS), in der aggressiven Form von Wasserstoffperoxid.
- Ein Bluttest gibt Auskunft, ob ein Jodmangel besteht.
- Lassen Sie ein Aminosäuren-Profil erstellen.
- Schilddrüsentest: Für eine erste Orientierung gibt es Tests im Internet, bei denen Sie Fragen beantworten müssen. Geben Sie in der Betreffzeile Ihrer Suchmaschine ein: Schilddrüsen Selbsttest. Genaue Tests werden vom Hausarzt oder Heilpraktiker durchgeführt.
- Nebennieren: Spezielle Bluttests geben Auskunft. Außerdem gibt es die Möglichkeit, vorab Testfragen im Internet zu beantworten. Geben Sie in der Betreffzeile Ihrer Suchmaschine ein: Nebennieren Selbsttest.
- Lassen Sie testen, ob Sie ausreichend mit Schwefel versorgt sind. Ein Vollbluttest zeigt indirekt über den Homocysteinwert an, wie es mit Schwefel bei Ihnen aussieht. Inzwischen macht ein neues Testverfahren von sich reden. Der *Oligoscan*® bestimmt zwanzig Mineralstoffe, Spurenelemente und vierzehn toxische Schwermetalle. Fehlt Schwefel, wird die Ausleitung toxischer Metalle blockiert.
- Finden Sie mit einem Vollbluttest heraus, ob Sie einen Mangel an Silizium (Kieselerde, Silicea) haben.
- Machen Sie ein Mitochondrien-Screening. Das ist ein Spezialtest der Mitochondrien-Medizin (Mito-Medizin). Spezialisierte Labors messen, wie hoch die Energiegewinnung in den Zellen ist, also wie viel ATP produziert wird. Außerdem können Mangelzustände an

Mineralstoffen, Spurenelementen wie Zink und Selen, Omega-3-Fettsäuren, an Vitaminen wie B_{12} und D_3 sowie an bestimmten Enzymen wie dem Coenzym Q10 festgestellt werden, sodass eine gezielte Therapie mit den fehlenden Stoffen möglich ist.
- Vollbluttest: Machen Sie Ihre Bluttests nur dort, wo Vollbluttests angeboten werden. Beim Vollbluttest wird der entsprechende Wert nicht nur im Serum, sondern auch in den Blutzellen bestimmt.

16. Homöopathie und Schüßler-Salze bei Haarausfall

Homöopathische Mittel

Acidum phosphoricum D12 eignet sich, wenn die Haare als Reaktion auf ein Ereignis, dass Sie sehr betroffen oder angestrengt hat, ausfallen oder grau werden. Kummer, Sorgen, Überanstrengung oder eine Erkrankung haben Sie geschwächt. Besonders Krankheiten, die einen Flüssigkeitsverlust nach sich ziehen wie Durchfall, Blutverluste, starkes und lang anhaltendes Schwitzen, können schwächen. Sie sind geistig und körperlich schwach, schlafen plötzlich ein, sind vergesslich, unkonzentriert und fühlen sich gleichgültig bis apathisch. Sie haben ein großes Verlangen nach frischen, saftigen Nahrungsmitteln. Die Beschwerden werden durch Wärme besser. Kälte, Anstrengung und viele Sinneseindrücke verschlechtern das Empfinden. Nachts treten sie stärker auf.

Alumina D12: Wenn Sie zum Beispiel durch Amalgam an Bleibelastungen leiden, bei Ernährungsfehlern, einer Infektion oder wenn Sie großer Hitze ausgesetzt sind, ist an Alumina D12 zu denken. Haut und Schleimhäute sind trocken. Starke Schuppen und Trockenheit der Kopfhaut treten besonders morgens und bei Kälte auf. Die Beschwerden werden durch feuchte Wärme und im Freien besser. Sie sind eher mager und frieren leicht, sind innerlich unruhig und zitterig.

Calcium fluoratum D12: Sie haben nicht nur Haarausfall, sondern auch brüchige Nägel. Sie schwitzen leicht und oft stark und der Schweiß kann stark riechen. Alte Narben können jucken. Generell haben Sie keine besonders starken Nerven, sind innerlich unruhig, ständig in Eile und neigen zu depressiven Verstimmungen. Die Beschwerden werden vor allem nachts und bei leerem Magen stärker. Anstrengung, Kälte und Feuchtigkeit verschlimmern die Symptome, ebenso heftige Bewegung. Wärme, Essen und leichte Bewegung verringern sie. Sie lassen auch während Ruhepausen nach, werden jedoch danach wieder schlechter. Calcium fluoratum stärkt auch die Knochen, schlechte Zähne und brüchige Nägel, hilft bei Nagelerkrankungen und Nagelpilzinfektionen und strafft das Bindegewebe. Das Mittel wird bei allen krankhaften Verhärtungen eingesetzt.

Selenium D6: Das Mittel ist geeignet für Menschen, die von ihrer Erscheinung her eher männlich wirken, was auf eine erhöhte Menge an männlichen Geschlechtshormonen hinweisen kann. Diese Hormone sind häufig die Ursache für fettige Haut, entzündete Talgdrüsen (Akne) und Mitesser. Wenn Sie außerdem dazu neigen, am Kopf zu schwitzen, sich oft müde und schwach fühlen und sich am liebsten hinlegen und schlafen würden, sich aber nach dem Schlafen schlechter fühlen, ist an Selenium D6 zu denken. Meist besteht ein großes Verlangen nach Alkohol und Tee, wodurch dann aber Beschwerden ausgelöst werden. Männer empfinden oft ein großes Verlangen nach Sexualität, haben aber gleichzeitig eine sexuelle Schwäche wie Impotenz oder vorzeitigen Samenerguss. Die Beschwerden werden schlechter bei Hitze, Wärme und Sonne, ebenso nach dem Schlafen und nach einem Samenerguss. Abends wird es besser.

Sepia D12: Die Haare gehen als Folge einer hormonellen Umstellung aus, zum Beispiel in den Wechseljahren, nach einer Entbindung oder einer Entfernung der Eierstöcke. Das Mittel ist also besonders für Frauen geeignet, hilft aber am besten dem eher männlich wirkenden Typ mit kleinem Busen und starker Körperbehaarung. Wenn Sie oft kalte Hände und Füße haben, leicht frieren, reizbar oder depressiv sind, sich leicht angegriffen fühlen und Ruhe und Einsamkeit suchen, kann Sepia D12 das Mittel der Wahl sein. Weitere typische Symptome sind Harndrang und das Empfinden, die Verdauungsorgane oder die Blase würden sich nach unten senken, besonders nach dem Essen. Sie werden nicht richtig satt, haben ein Verlangen nach Saurem und am Morgen kann Ihnen übel sein. Häufig besteht eine Abneigung gegen alles, was Verantwortung aufbürden könnte, wie der Beruf und die Familie. Sex macht Ihnen keine Freude und vieles ist Ihnen gleichgültig. Morgens sind Ihre Beschwerden schlechter, auch, wenn Sie auf der linken Seite liegen. Kälte, Nässe, die Zeit vor einem Gewitter verstärken die Symptome. Kräftige Bewegung zum Beispiel beim Sport, Wärme und der Abend bessern Ihr Empfinden.

Staphisagria D12: Nach einem Ereignis, das Sie emotional stark betroffen hat, fallen die Haare kreisrund oder büschelweise aus. Es kann auch sein, dass Sie innerhalb weniger Wochen alle Haare, also auch Wimpern und Körperhaare verlieren. Wenn Staphisagria für Sie das richtige Mittel ist, zählen Sie zu den schüchternen Menschen, die gegenüber äußeren Einflüssen ausgesprochen sensibel reagieren und sich zurückziehen. Sie neigen zu Gereiztheit und sind launisch. Ärger und Kummer fressen Sie in sich hinein, bis Sie das Gefühl haben zu platzen. Ihre Beschwerden treten als Folge von Demütigungen, Kummer, Zorn oder Tadel auf. Bei innerer Erregung beginnen Sie zu zittern und werden sprachlos, reagieren aber ablehnend auf Trost. Morgens und durch Kälte werden die Beschwerden schlechter, Ruhe hilft. Staphisagria D12 wird auch bei niedrigem Blutdruck, immer wieder auftretenden Gerstenkörnern, Schnittverletzungen und Blasenreizungen nach Sex sowie bei Bauchkrämpfen nach Demütigungen oder Wut und bei rheumatoiden, stechenden Schmerzen und steifen Gelenken angewendet. Verfärbungen der Zähne und Karies können ebenfalls Indikatoren sein.

Thallium aceticum D12: Nach einer akuten oder lang anhaltenden Krankheit, die Sie stark geschwächt hat, oder durch eine andere Überforderung fällt das Haar kreisrund aus. Der Haarverlust ist stark und kommt oft in Schüben. Sie haben plötzlich auftretende Nervenschmerzen, die oft von einem Schwächegefühl begleitet sind. In den Beinen kann ein Lähmungsgefühl auftreten und in den Fingern unangenehme Empfindungen. Sie sind erschöpft, was sich auch darin zeigt, dass Sie nachts stark schwitzen. Berührungen und jede Art von Druck machen die Beschwerden stärker, während Ruhe und frische Luft Ihnen guttun.

Die Mittel werden über mehrere Wochen oder Monate eingenommen. Wenn Sie zusätzlich zum Haarausfall auch andere genannte Symptome entdecken, steigt die Wahrscheinlichkeit, dass das von Ihnen gewählte Mittel auch auf Ihre Haare wirkt. Holen Sie im Zweifel den Rat eines erfahrenen Homöopathen ein.

Schüßler-Salze bei Haarausfall

Schüßler-Salz Nr. 1: Calcium fluoratum
Dieses Salz fördert den Haaraufbau, stärkt die Haarwurzeln und versorgt die Kopfhaut mit dem wichtigen Calcium, aus dem der Körper Knochen und Haare aufbaut. Es eignet sich auch bei Störungen des Nagelwachstums oder bei Nagelpilzinfektionen, löst Verhärtungen wie Narben und des Bewegungsapparates, die die Beweglichkeit einschränken, und wird zur Prophylaxe bei Karies angewendet.

Schüßler-Salz Nr. 3: Ferrum phosphoricum
Auch Ferrum phosphoricum eignet sich gleichermaßen für Haare und Nägel, vor allem bei entzündlichen Prozessen wie Nagelbettentzündungen sowie bei Rötungen und Schwellungen der Kopfhaut.

Schüßler-Salz Nr. 5: Kalium phosphoricum
Für kreisrunden Haarausfall eignet sich Kalium phosphoricum. Es wirkt bei durch Stress entstehenden, nervlich bedingten Symptomen wie Nervosität, Melancholie, Schlafbeschwerden sowie nervösen Herzbeschwerden und stärkt den Darm.

Schüßler-Salz Nr. 11: Silicea
Silicea ist bekannt als Kieselsäure. Es hilft bei Problemen der (Kopf-) Haut, stärkt das Bindegewebe, die Haare und fördert die Haarbildung.

Cellulite und Schwangerschaftsstreifen können durch Silicea verhindert oder gemildert werden. Das Salz wirkt stützend und zwar sowohl innerlich als auch äußerlich und hilft deshalb zudem gegen Müdigkeit, Erschöpfungszustände und Unruhe.

Schüßler-Salz Nr. 15: Kalium jodatum

Die Hauptanwendung von Kalium jodatum findet bei der Schilddrüse statt, die bei Dysfunktionen häufig Haarausfall auslöst. Es wirkt regulierend auf die Schilddrüsenfunktion, egal ob es sich um eine Über- oder Unterfunktion oder einen Kropf handelt. Typisch sind eine traurige, depressive Gemütsverfassung, Gefühlsschwankungen und emotionale Verstimmungen sowie ein häufiges Räuspern, das von einem Engegefühl im Hals ausgelöst wird.

Schüßler-Salz Nr. 19: Cuprum arsenicosum

Wenn die Haare bereits zwischen dem 20. und 30. Lebensjahr, also in jungen Jahren, grau werden, kann ein Kupfermangel oder eine Kupferverwertungsstörung vorliegen. Seine Basisindikation sind Krämpfe aller Art. Bei Periodenschmerzen, Krämpfen der Verdauungsorgane, Wadenkrämpfen, krampfartigem Husten und Asthma wird Cuprum arsenicosum eingesetzt. Im menschlichen Körper wirkt Kupfer als Gegenspieler des Eisens. Zur Regulierung des Eisenstoffwechsels, also auch der Blutbildung, sind kleinere Kupfermengen notwendig.

Schüßler-Salz Nr. 21: Zincum chloratum

Wenn die Haare empfindlich sind und dünner werden, kann ein Zinkmangel oder eine Zinkverwertungsstörung vorliegen. Zincum chloratum aktiviert die Zinkaufnahme, stärkt das Immunsystem und verringert die Anfälligkeit gegen Infektionen. Auch bei Kopfschmerzen, Nervenschwäche und Stimmungsschwankungen kann das Salz helfen.

Schüßler-Salz Nr. 25: Aurum chloratum natronatum

Das im Deutschen als Gold-Salz bezeichnete Präparat wirkt auf alle Arten von Körperrhythmen, zum Beispiel auf die Bildung von Melatonin in der Zirbeldrüse, das den Wach- und Schlafrhythmus steuert. Es hilft daher bei Einschlaf- und Durchschlafstörungen. Auch der

Rhythmus des weiblichen Monatszyklus wird durch Aurum chloratum natronatum positiv beeinflusst.

Anwendung der Schüßler-Salze

Sie können entweder ein einzelnes Salz nehmen oder bis zu drei Salze kombinieren. Die gängige Anwendung der Schüßler-Salze ist drei- bis sechsmal täglich 1 bis 2 Tabletten, die man nacheinander einzeln in den Mund steckt und langsam auf der Zunge zergehen lässt. Wenn man mehrere Salze einnehmen will, nimmt man von jedem Salz dreimal täglich eine Tablette. Die Grundlage der Tabletten ist Milchzucker (Laktose), was bei Laktoseintoleranz eventuell beachtet werden muss. Schüßler-Salze gibt es deshalb auch als Globuli und in Tropfenform. Diabetiker müssen die Tabletten aufgrund des Laktosegehalts bei ihren Broteinheiten berücksichtigen.

Graue Haare – vorbeugen, renaturieren, kaschieren

Warum werden Haare grau?

Irgendwann bekommen wir graue Haare. Manchmal passiert das schon sehr früh, manchmal sehr spät. Wann das geschieht, hängt von den Genen ab – vorausgesetzt, es liegen keine anderen Gründe vor, die das Grauwerden auslösen. Wenn Ihre Eltern und Großeltern bis ins hohe Alter ihre Haarfarbe behielten, haben Sie gute Aussichten, dass es Ihnen auch so gehen wird.

Wer im Alter von 30 oder 40 Jahren schon die ersten grauen Haare bekommt, sollte in jedem Fall prüfen, ob mehr dahintersteckt als nur die normale, genetisch bedingte Entwicklung. Auch in späteren Jahren lohnt es sich, untersuchen zu lassen, ob gesundheitliche Störungen vorliegen, und es ist anzuraten, dem Haar reichlich Vitamine und Mineralstoffe zukommen zu lassen. Davon profitiert Ihr gesamter Organismus.

Die Farbe unserer Haare und der Haut hängt vom Pigmentstoff Melanin ab, den der Körper selbst in speziellen Zellen in der Haarwurzel, den Melanozyten, bildet. Beim Herauswachsen geben die Melanine dem Haar seine charakteristische Farbe. Mit den Jahren lässt die Melaninproduktion nach, dann werden die Haare erst grau und schließlich weiß. Der Grauton entsteht durch die Mischung aus weißen und noch pigmentierten Haaren. Schließlich sind die Haare schlohweiß, im Normalfall ein Zeichen für ein hohes Alter.

Beginnen die Haare sehr früh grau zu werden, ist das ein Warnsignal, dass in Körper und Seele etwas aus dem Gleichgewicht geraten ist. Oft sind es Nährstoffmangel und Übersäuerung. Auch lang anhaltender Stress, ein kranker Darm, toxische Belastungen, Hormonstörungen, Zöliakie, Schilddrüsenerkrankungen, Diabetes Typ 2 oder ein gravierender Mangel an Vitamin B12 (perniziöse Anämie) sowie Rauchen können die Haare verfrüht grau werden lassen. Untersuchungen ergaben außerdem einen Zusammenhang zwischen einer sinkenden Knochendichte (Osteoporose) und frühem Ergrauen. Eine Studie mit 293 Frauen nach der Menopause zeigte, dass diejenigen, die bereits vor dem 40. Lebensjahr viele graue Haare hatten, eine geringere Knochendichte aufwiesen. Die meisten Ursachen von Haarausfall können auch alternativ oder zusätzlich ein frühes Grauwerden bewirken.

Nehmen Sie eine Veränderung Ihrer Haarfarbe nicht als gegeben hin, sondern machen Sie sich auf die Suche nach den Ursachen. Das kann sich selbst in einem Alter noch lohnen, in dem das Grauwerden als normal betrachtet wird. Denn ebenso wie für Haarausfall gilt: Frühes Ergrauen ist ein äußeres Symptom, das mit großer Wahrscheinlichkeit auf bestehende innere Probleme hinweist, die sich verstärken, wenn sie nicht behandelt werden. Wenn Sie rechtzeitig reagieren, besteht außerdem die Chance, das Grauwerden nicht nur zu stoppen, sondern es sogar zurückzudrehen. In jedem Fall haben wir die Möglichkeit, auf das Wann und Wie viel Einfluss zu nehmen. Das Gleiche gilt übrigens für Pigmentstörungen in der Haut, zumindest wenn sie erst mit den Jahren auftreten. Überprüfen Sie, ob bei Ihnen eine der folgenden gesundheitlichen Störungen vorliegt.

Übersäuerung und Nährstoffmangel

Wer übersäuert ist, leidet auch unter Nährstoffmangel. Ernährungsfehler, Stress, Erkrankungen, Medikamente und Giftstoffbelastung bringen das Säure-Basen-Gleichgewicht im Körper durcheinander und drehen das innere Milieu ins Saure, was sich auch auf die pigmentbildenden Haarfollikel auswirkt. Besteht eine Übersäuerung, versucht der Körper die Säurelast mithilfe der vorhandenen Mineralstoffe zu neutralisieren, was mit der Zeit zu einem immer gravierender werdenden Nährstoffverlust führt. Der Haarboden ist ein besonders reicher Speicher von Mineralstoffen, die leicht und zunächst ohne direkte Konsequenzen entnommen und aufgebraucht werden können. Auf diese Weise werden deutlich mehr Mineralstoffe verbraucht als zugeführt. Schließlich stehen nicht nur dem Haarboden, sondern auch den Zellen immer weniger Mineralstoffe zur Verfügung, sodass sie unter anderem immer weniger Melanin produzieren. Der Entsäuerungsspezialist Peter Jentschura vergleicht diesen Vorgang mit dem Absterben eines Blattes, das dem Stamm den Saft entzieht, um weiteres Wachstum sicherzustellen. Graue Haare lassen einen Mineralstoffverlust vermuten, dem man mit Entsäuerung, Entschlackung und Remineralisierung begegnen kann. Fehlen Mineralstoffe, hat das außerdem Auswirkungen auf den Vitaminhaushalt, zum Beispiel auf das Supervitamin C, das Magnesium braucht, um aktiv werden zu können. Die Spurenelemente Kupfer und Zink spielen eine wichtige Rolle für die Färbung der Haare. Vor allem Kupfermangel lässt die Haare schneller grau werden, wie sich in Untersuchungen zeigte.

Stress

Stress macht Haare grau – kein Wunder, denn Stress macht im wahrsten Sinne des Wortes sauer. Eine Übersäuerung kann nicht nur durch Ernährungsfehler bedingt sein, sondern auch durch starke psychische und/oder körperliche Belastung. Neben Stress im persönlichen Umfeld oder am Arbeitsplatz können Erkrankungen, Schmerzen, schlechter Schlaf, Medikamente, Umweltverschmutzung oder Elektrosmog Stressoren sein und die Säurelast im Körper erhöhen.

Starkes Rauchen

Untersuchungsergebnisse deuten darauf hin, dass Raucher im Durchschnitt früher graue Haare bekommen als Nichtraucher. Rauchen wirkt sich negativ auf die Melanozyten aus, die den Farbstoff bilden.

Hormonstörungen

Hormonelle Störungen können an vielen Stellen im Körper auftreten, zum Beispiel in der Schilddrüse, den Eierstöcken oder in der Bauchspeicheldrüse. Auch die Leber und die Nebennieren zählen zu den Drüsen. Wenn die Zellen dieser Drüsen nicht mehr genügend Hormone bilden können, treten Störungen im Körper auf, die weitreichende Folgen haben können. Frühes Grauwerden und Haarausfall sind Symptome, die Hormonstörungen anzeigen können. Vitiligo, die sogenannte Weißfleckenkrankheit, ist eine Hautkrankheit, bei der die Melanozyten an verschiedenen Stellen der Haut absterben oder zumindest inaktiv werden und keine Hautpigmente mehr produzieren. Es ist das gleiche Prinzip wie bei der Haarwurzel: Nur intakte beziehungsweise noch aktive Melanozyten können Haut und Haare färben.

Anämie

Anämie ist eine Störung in der Blutbildung. Die sogenannte Blutarmut bewirkt eine Mangelversorgung der Zellen mit Nährstoffen. Sie kann durch einen Mangel an Eisen, Folsäure oder Vitamin B_{12} (Cobalamin) auftreten. Eine Sonderform des Vitamin-B_{12}-Mangels ist die perniziöse Anämie. Bei dieser Erkrankung wird weniger Intrinsic Factor gebildet, ein Glykoprotein, das bei der Aufnahme von Vitamin B_{12} eine wesentliche Rolle spielt. Renale Anämie hat ihren Ursprung in Nierenerkrankungen. Chronische Erkrankungen wie Entzündungen, Virusinfektionen, Krebs, Leukämie, Autoimmunerkrankungen und Chemotherapien ziehen besonders häufig Blutarmut nach sich. Vor allem ältere Menschen sind betroffen.

Aggressive Haarprodukte

Seien Sie nett zu Ihrem Haar. Aggressive Haarprodukte können Grauwerden bewirken! Forscher der University of Bradford fanden heraus, dass der Körper in höherem Alter die Fähigkeit verliert, Wasserstoffperoxid abzubauen, das als Bleichmittel für die Haare verwendet wird. Das überschüssige Wasserstoffperoxid bewirkt, dass die Aminosäure Methionin oxidiert und Enzyme angreift, die für die Melaninproduktion gebraucht werden. Am Ende dieser Reaktionskette stehen graue Haare, weil keinerlei Farbpigmente mehr gebildet werden können.[58]

Zellstress

Japanische Forscher fanden heraus, dass Zellstress in den Stammzellen der Haarfollikel zum Verlust der Haarfarbe führt. Durch die Oxidation werden die Pigmentzellen in den Follikeln angegriffen. Das Ergebnis bestätigt die Vermutung, dass Schäden an der Erbsubstanz entscheidend zum Alterungsprozess und damit auch zum Grauwerden beitragen. »Die DNA in Zellen steht ständig unter Angriffen von erbschädigenden Einflüssen wie etwa Chemikalien, ultraviolettem Licht oder ionisierender Strahlung«, erläutert der Stammzellforscher Emil Nishimura. »Man schätzt, dass eine einzelne Zelle von Säugetieren pro Tag auf etwa 100 000 DNS-schädigende Ereignisse treffen kann.« Die Zellen versuchen, die geschädigte Erbsubstanz zu reparieren beziehungsweise zu eliminieren. »Sind Stammzellen aber einmal irreversibel geschädigt, müssen sie ausgeschaltet werden, um die Qualität des Stammzellpools zu gewährleisten«, so Nishimura. Der hohe Wert von Antioxidantien – Substanzen, die die Zellen schützen, – bestätigt sich also auch bei der Haarfarbe.[59]

Schock und Trauma
Ein Schock kann Zellstress auslösen. Menschen, die einem großen Schrecken oder Trauma ausgesetzt sind, können ganz plötzlich grau werden, nicht unbedingt über Nacht, aber innerhalb einiger Wochen.

Das können Sie tun

1. Prüfen Sie Ihre Ernährung

Ebenso wie bei Haarausfall gilt: Prüfen Sie Ihren Speiseplan einmal genau. Wie viel Vitamin-, Mineral- und Balaststoffreiches nehmen Sie wirklich zu sich? Wie viel Junk Food, leere Kohlenhydrate oder übersäuernde Lebensmittel? Wie ist das Verhältnis von Gemüse zu Fleisch, oder, wenn Sie Vegetarier oder Veganer sind, wie viel Soja ist enthalten? Wie viele Milchprodukte? Wie viel Glutamat, Gluten und weitere belastende Stoffe kommen ganz unauffällig in der scheinbar so gesunden Ernährung mit? Wie gut ist das Gemüse und Obst, das Sie essen? Achten Sie auf wirklich vitalstoffreiche, basische Nahrungsmittel. Seien Sie bereit, zusätzlich Vitamine und Mineralstoffe in Form von Nahrungsergänzungsmitteln zu sich zu nehmen, denn es spricht einiges dafür, dass Sie durch Ihre Ernährung nicht ausreichend versorgt sind. Dafür gibt es zwei Hauptgründe: Unsere Lebensmittel enthalten weniger Nährstoffe (weshalb es sich lohnt, in Bio-Produkte zu investieren), und das, was schließlich im Darm ankommt, wird aus gesundheitlichen Gründen nicht optimal verwertet.

2. Ohne Kupfer keine Farbe

Achten Sie auf eine ausreichende Kupferversorgung. Kupfer kann vom Körper nicht hergestellt und muss mit der Nahrung aufgenommen werden. Neben zahlreichen weiteren Aufgaben ist das Spurenelement an der Bildung von roten Blutkörperchen beteiligt, es stärkt die Immunabwehr und das Bindegewebe, ist wichtig für das Nervensystem und hilft bei der Wundheilung. Bei der Produktion von Enzymen spielt Kupfer eine wichtige Rolle. Auch Eisen braucht Kupfer, damit es aufgenommen werden kann, deshalb sollte bei Eisenmangel auch an Kupfer gedacht werden. Für die Pigmentierung von Haut und Haar ist Kupfer unerlässlich. Graue Haare verlangen Kupfer! 1 bis 1,5 Milligramm täglich sollten es sein.

Sie finden das Spurenelement in zahlreichen Nahrungsmitteln, in Fisch, Nüssen, Kürbiskernen, Sonnenblumenkernen, Vollkornprodukten, Hülsenfrüchten, Schokolade und Kakao. Weitere sehr gute Kupferlieferanten sind Shiitake-Pilze, Spargel, Spinat, Spirulina und Maca. Essen Sie Nüsse (und alle Arten von Kernen) jedoch nur dann in größeren Mengen, wenn Sie nicht unter Herpes zoster oder Herpes simplex leiden. Das darin enthaltene Arginin stärkt nicht nur Sie, sondern auch das Herpes-Virus. Das Gleiche wie für Nüsse und Samen gilt für Kakao beziehungsweise Schokolade: Sie enthalten allesamt sehr viel Arginin! Auf der Seite des Deutschen Grünen Kreuzes finden Sie eine Liste mit kupferhaltigen Lebensmitteln sowie weiteren Spurenelementen in Nahrungsmitteln.[60]

3. Melanozyten wollen Zink

Sorgen Sie für einen ausgeglichenen Zinkhaushalt. Zink ist ein essenzielles Spurenelement, das oft übersehen wird. Der Körper kann Zink nicht selbst herstellen, wir bekommen es nur über die Nahrung. Laut der Deutschen Gesellschaft für Ernährung liegt der tägliche Zinkbedarf einer Frau bei 7 Milligramm, für Männer sind es 10 Milligramm Zink pro Tag. Kinder erhalten je nach Alter und Geschlecht 3 bis 9 Milligramm pro Tag.[61] Wenn Sie unter Stress stehen oder stärkere körperliche Belastungen erleben, erhöht sich der Bedarf. Das gilt auch für intensiven Sport. Ältere Menschen, Schwangere und Stillende sowie Frauen, die Östrogenpräparate einnehmen, sollten besonders darauf achten, genügend Zink aufzunehmen. Das Gleiche gilt bei langfristigen Erkrankungen wie Diabetes und bei regelmäßigem Alkoholkonsum. Für Kinder und Jugendliche ist die Zinkzufuhr besonders wichtig, weil sich ein Mangel negativ auf das Wachstum und die generelle Entwicklung auswirkt.

Alle Zellen brauchen Zink für die Zellteilung und um freie Radikale unschädlich zu machen. Zink aktiviert mehr als 200 Proteine, die an unterschiedlichen Stoffwechselprozessen beteiligt sind. Es stärkt die Abwehrkräfte und hilft, Erkältungen abzuwehren. Zink bekämpft Entzündungen und unterstützt die Heilung, zum Beispiel bei Hauterkrankungen wie Akne, Schuppenflechte und Neurodermitis, sowie bei Entzündungen der Magen- und Darmschleimhaut wie Gastritis, Morbus Crohn und Colitis ulcerosa. Beim heute so häufigen Leaky-Gut-Syndrom und seinen vielfältigen Auswirkungen bis hin zu Haarproblemen nimmt die Zinkversorgung einen wichtigen Platz ein. Ein Mangel macht sich durch Abwehrschwäche, Haarausfall, brüchige Haare und Nägel, eine spröde, trockene Haut, Akne und Hautentzündungen, verlangsamte Wundheilung und Leistungsabfall bemerkbar. Auch Sehstörungen wie Nachtblindheit können auf Zinkmangel hinweisen.

Vegetarier und Veganer können einen Zinkmangel entwickeln, weil die pflanzliche Ernährung meist viel Phytinsäure enthält, die nur in Maßen aufgenommen werden sollte. Phytinsäure bildet mit Zink unlösliche Verbindungen, sodass der Körper Zink nicht mehr aufnehmen kann. Das Gleiche gilt für Mineralstoffe wie Calcium, Magnesium und Eisen, was der Phytinsäure den Namen »Anti-Nährstoff« eingebracht hat. Mit bis zu 400 Milligramm täglich kommt der Körper in der Regel zurecht. Mehr wirkt sich definitiv nachteilig aus. Und natürlich sind für die Haarwurzeln und die pigmentbildenden Melanozyten außer Zink auch weitere Mineralstoffe wichtig. Darüber hinaus blockiert Phytinsäure die Eiweiß-Verdauungsenzyme Pepsin und Trypsin – Grund genug, darauf zu achten, dass Phytinsäure in der Nahrung nicht überhandnimmt.

In welchen Lebensmitteln sind größere Mengen an Phytinsäure enthalten? Nüsse, Samen und Ölsaaten stehen ganz oben auf der Liste. Im Durchschnitt enthalten sie viermal so viel Phytinsäure wie Getreide und zweimal so viel wie Hülsenfrüchte. Trotz der gesunden Inhaltsstoffe sollten Nüsse daher nicht regelmäßig in größeren Mengen konsumiert werden. Soja, Erbsen und Mais sowie Pseudogetreide wie Buchweizen, Quinoa und Amaranth enthalten ebenfalls viel Phytinsäure.

Die besten Quellen für Zink

Zu den wichtigsten Zinklieferanten zählen Käse (denken Sie dabei auch an Schafkäse und Feta), Nüsse (besonders Paranüsse), Haferflocken, Weizenkeimlinge, Sonnenblumenkerne und Kürbiskerne, Kakao, Bierhefe, Linsen, Mais, Fleisch (besonders Kalb und Rind), Fisch und Leber, Eigelb, Meeresfrüchte und Austern. Zink stärkt das Immunsystem und fördert generell das Haarwachstum. Auf der Internetseite *zinkmangel.de*[62] finden Sie eine Tabelle der Zinkgehalte in Lebensmitteln.

4. Katalase – mit dem Power-Enzym gegen Zellstress

Essen Sie regelmäßig Nahrungsmittel, die viel Katalase enthalten. Das Enzym ist hoch reaktiv und daher ausgesprochen effektiv darin, Körperzellen zu entgiften und zu schützen. Besonders viele Katalasen finden sich in der Leber und den Nieren, den Hauptentgiftungsorganen unseres Körpers.

Katalase ist darauf spezialisiert, das aggressive Wasserstoffperoxid zu zerlegen und unschädlich zu machen. Wasserstoffperoxid ist ein Bleichmittel für die Haare, das die Melanozyten schon beim Auftragen angreifen kann; es wird aber auch während der Stoffwechselvorgänge im Körper gebildet und muss abgebaut werden. Wasserstoffperoxid ist so scharf, dass es auch als Desinfektionsmittel verwendet werden kann.

Im Laufe der Jahre kann Wasserstoffperoxid immer weniger abgebaut werden und entfaltet seine zellschädigende Kraft im Körper. Forscher an der University of Bradford fanden heraus, dass in den Zellen Grauhaariger kaum noch Katalase gebildet wird. Seit Langem ist bekannt, dass freie Radikale die wohl wichtigste Rolle im Alterungsprozess spielen und dass Antioxidantien (Radikalfänger) das Altern verlangsamen. Katalase ist ein solcher Radikalfänger. Ebenso wie die Enzyme Glutathionperoxidase und Superoxiddismutase (SOD) ist Katalase ein besonders starkes Antioxidans. Alle drei Enzyme enthalten Selen, Kupfer und Zink. Wasserstoffperoxid schädigt noch ein weiteres Enzym, die Tyrosinase. Das kupferhaltige Enzym wird für die Bildung des Haarfarbstoffs Melanin ebenfalls unbedingt gebraucht.

Die besten Quellen für Katalase

Katalase aufzunehmen ist bei einer guten, gemüsereichen Ernährung nicht schwer: Knoblauch, Zwiebeln, Kartoffeln, Karotten, Mais, Erbsen, Brokkoli, Blumenkohl, Grünkohl und andere Kohlsorten sind reich an Katalase, ebenso Leber und Nieren, Hefe, Honig, Melasse, Mango, Bananen und Weintrauben. Zu beachten ist, dass Enzyme hitze- und kälteempfindlich sind. Bei mehr als 44 bis 55 °C (im Schnitt 49 °C) werden sie inaktiviert und denaturiert. Es lohnt sich also, auch mal in eine rohe Karotte zu beißen, falls Sie das nicht bereits tun.

Künstliche Katalase, um das Grauwerden zu verhindern? Forscher arbeiten daran, Haare nicht einfach nur zu färben, sondern eine Möglichkeit zu finden, dass sie gar nicht erst grau werden. Ein entsprechendes Mittel könnte von außen aufgetragen oder als Nahrungsergänzungsmittel eingenommen werden. Das Ziel: Haare sollen lebenslang in der natürlichen Haarfarbe nachwachsen. Ein solches Wundermittel hoffte man 2013 mit der »Pseudokatalase« gefunden zu haben, einem künstlich hergestellten Ersatzstoff. Ursprünglich wurde das Mittel für Betroffene der Hautkrankheit Vitiligo (Weißfleckenkrankheit) entwickelt.

Pseudokatalase (PC-KUS) schafft, was dem Körper nicht mehr gelingt – sie zersetzt das schädliche Wasserstoffperoxid. Zur Vorbeugung und Repigmentierung des Haares soll PC-KUS direkt auf die Kopfhaut aufgetragen werden. Der Haken: Pseudokatalase wird durch Mangan aktiviert, ein Schwermetall, das je nach Menge giftig sein kann. Außerdem, so die Forscher, laufen in der Haut ganz andere Prozesse ab als bei den Haaren. Sie warnen daher davor, den Wirkstoff für die Haare zu verwenden.

5. Vitamin B5 – das Vitamin gegen graue Haare

Mit reichlich Vitamin B5 (Pantothensäure) kann es Ihnen gelingen, das Grauwerden der Haare nicht nur hinauszuzögern, sondern die Haarfollikel sogar anzuregen, wieder Haarpigmente zu bilden. B5 schenkt Energie und Vitalität, macht Ihr Bindegewebe und die Knorpel fit, stärkt die Nerven, erhöht die Konzentrationsfähigkeit und erfüllt wichtige Aufgaben im Eiweiß-, Fett- und Kohlenhydratstoffwechsel. Merken Sie sich die wichtigsten Nahrungsmittel, in denen Pantothensäure enthalten ist, und bauen Sie eines oder mehrere bewusst in Ihren täglichen Speiseplan ein. Natürliche Quellen sind Bierhefe, Pilze, Avocado, Eigelb, Leber, Lachs, Brokkoli, Mungbohnen und Melasse.

6. Wundermittel Zwiebelsaft

Riecht nicht so gut und ist etwas unkomfortabel, vor allem bei längerem Haar, aber er hilft. Zwiebelsaft ist eines der ältesten Mittel der Volksheilkunde – und erstaunlich wirksam gegen graue Haare und Haarausfall. Das Auftragen mag lästig sein, vor allem, wenn die Haare länger sind. Aber es lohnt sich. Ein wichtiger Grund: Zwiebelsaft regt die Bildung von Katalase an. Mit Zwiebelsaft und etwas Ausdauer können Sie die Melaninproduktion in den Haarfollikeln stimulieren. Mehr über dieses bewährte Hausmittel und seine Anwendung finden Sie im Kapitel »Zwiebelsaft« (S. 241).

7. Fo-Ti – kraftvolles Anti-Aging aus der TCM

Fo-Ti ist eines jener intelligenten Superfoods, die sich an die gesundheitliche Situation anpassen. Diese sogenannten Adaptogene sind in der Lage, sowohl ein Zuwenig als auch ein Zuviel auszugleichen. Die Pflanze mit dem botanischen Namen *Polygonum multiflorum* ist auch unter dem Namen Fo-Ti-Tieng bekannt. Für alle, die sich weniger graue Haare wünschen, ist der volkstümliche Name interessant: He Shou Wu, was so viel bedeutet wie »Herrn He's Haar bleibt schwarz«. Der Name geht auf eine Legende zurück, die erzählt, dass »der Mann mit den schwarzen Haaren« impotent war. Mit 58 Jahren entdeckte er in einer besonderen Nacht die Pflanze Fo-Ti und begann sie regelmäßig einzunehmen. Ein Wunder geschah: He soll sich stark verjüngt, seine Potenz wiedergefunden und vier Kinder gezeugt haben. Laut Legende starb er im Alter von 160 Jahren und hinterließ 19 Söhne und Töchter.

In der Traditionellen Chinesischen Medizin (TCM) spielt Fo-Ti eine wichtige Rolle. Neben zahlreichen Anwendungen wie Schwäche, Scheidenausfluss und erektiler Dysfunktion wird Fo-Ti gegen graues Haar und vorzeitiges Altern eingesetzt. Die Pflanze soll auch den Haarwuchszyklus verlängern. Fo-Ti stärkt die Immunabwehr, das Herz-Kreislauf-System und wirkt antioxidativ. Die TCM unterscheidet zwischen zwei Anwendungsformen: Die Wirkung der unbearbeiteten Wurzel ist nicht so intensiv und wirkt abführend. Werden Fo-Ti-Wurzeln allerdings in einer Flüssigkeit aus schwarzen Bohnen gekocht und dann getrocknet und zu Pulver vermahlen, sind sie laut Studien sehr effektiv.[63] Das Fo-Ti-Extrakt wird in Haar- und Kosmetikprodukten verwendet.

Was macht Fo-Ti so wirksam? Unter den zahlreichen Wirkstoffen sind Eisen und Zink hervorzuheben, die beide für den Haarzyklus und die Pigmentierung gebraucht werden. Forschungsergebnisse zeigen, dass Fo-Ti die Aktivität von SOD (Superoxiddismutase) stark erhöht. SOD ist ein sehr starker Radikalfänger, der die Anti-Aging-Eigenschaften der Pflanze erklärt.

Anwendung

Fo-Ti kann als Tee zubereitet, als Tinktur oder als Pulver in Kapselform genutzt werden. Für den Tee muss die getrocknete Wurzel mindestens 20 Minuten oder besser 1 Stunde oder länger gekocht werden. Der Tee hat eine dunkle Farbe, der Geschmack liegt nicht jedem. Fo-Ti kann auch zusammen mit leberreinigenden Reishi Pilzen oder Löwenzahnwurzel verwendet werden. Fo-Ti-Tinkturen werden fertig angeboten und können in Tees oder Wasser eingerührt werden.

8. Zuckerrohr-Melasse – das »schwarze Wunder«

Eigentlich ist Zuckerrohr-Melasse ein Abfallprodukt, das bei der Herstellung von Haushaltszucker aus Zuckerrohr entsteht. Der dickflüssige Sirup hat einen relativ bitteren, intensiven Geschmack, der nicht jedem liegen mag. Aber es lohnt sich, Melasse zu verwenden, denn sie ist so vollgepackt mit wertvollen Mineralstoffen wie kaum eine andere Substanz oder Pflanze. Mit der preiswerten und haltbaren Melasse kann man auf ganz einfache Weise Mineralstoffdefizite auffüllen. Im Gegensatz zu dem entleerten Raffinadezucker punktet Melasse mit den Vitaminen B1, B2, B3 (Niacin), B5 (Pantothensäure) und B6 (Pyridoxin) sowie mit Calcium, Kalium, Magnesium, Mangan, Kupfer, Phosphor und Eisen. In 100 Gramm des Mineralstoffwunders Melasse finden sich stolze 5 Gramm Kalium, 20 Milligramm Magnesium, 0,5 Gramm Calcium, 17 Milligramm Eisen und 1,5 Milligramm Kupfer.[64]

Die Vitalstoffe in Zuckerrohr-Melasse sind für einen gesunden Körper und schöne Haare essenziell. Melasse hilft nicht nur, die Zellen zu nähren, sondern auch zu schützen. Sie enthält viele sekundäre Pflanzenstoffe, die antioxidative und entzündungshemmende Wirkungen haben. Antioxidantien schützen die Zellen. Sie bekämpfen freie Radikale, die einen wesentlichen Faktor des Alterungsprozesses bilden, zu dem auch das Ergrauen und Haarausfall gehören.

Anwendung

Melasse-Wasser-Drink: Sie können Melasse innerlich und äußerlich anwenden. Rühren Sie täglich 1 bis 3 Teelöffel ungeschwefelte Bio-Melasse in eine Tasse heißes Wasser und trinken Sie sie. Geschwefelte Melasse hat weniger Wirkstoffe. Seien Sie geduldig, was die Wirkung angeht. In der Regel beginnen die Haare erst nach Monaten wieder Farbe aufzubauen oder nachzuwachsen.

Melasse-Milch-Drink: Abends können Sie 1 bis 3 Teelöffel Melasse in warmer Milch auflösen. Entscheiden Sie sich für Bio-Milch, die nicht als »besonders lange haltbar« ausgezeichnet ist. Meiden Sie H-Milch und fettarme Milch.

Melasse-Milch-Wasser-Drink: Eine weitere Möglichkeit ist, Wasser, Milch und Melasse zu mischen. Nehmen Sie 100 bis 150 Milliliter heißes Wasser und rühren Sie 1 bis 3 Teelöffel Melasse hinein. Geben Sie 100 bis 150 Milliliter warme Milch dazu (die Milch nicht kochen, das denaturiert das Eiweiß). Wählen Sie eine Wasser-Milch-Mischung, die Ihrem Geschmack entgegenkommt. Alternativ können Sie Mandel-, Kokos- oder Getreidemilch verwenden.

Melasse-Smoothie: Machen Sie sich einen Melasse-Smoothie. Seien Sie kreativ mit den Zutaten. Neben heißem Wasser zum Auflösen der Melasse können Sie Kuh-, Mandel-, Kokos- oder Getreidemilch verwenden, ebenso Kefir oder Joghurt, wenn Sie das Getränk auch kalt mögen. Lösen Sie in diesem Fall die Melasse in etwas heißem Wasser auf und füllen Sie das Glas mit Kefir auf. Weitere mögliche Zutaten sind Chiasamen und/oder Früchte.

Melasse zum Süßen: Wer den Geschmack mag, kann Melasse zum Süßen von Gerichten wie Müslis und Puddings sowie für Tee verwenden. Der Vorteil: Melasse hat deutlich weniger Kalorien als Haushaltszucker.

Melasse als Shampoo: Eher gewöhnungsbedürftig, aber effektiv. Lösen Sie 1 bis 3 Teelöffel Melasse in warmem Wasser auf. Tragen Sie die Mischung auf die Kopfhaut auf und lassen Sie sie 15 bis 30 Minuten einwirken. In dieser Zeit können die Mineralstoffe in die Kopfhaut einziehen und die Haarfollikel nähren. Sie können die Melasse auch mit einer Haarkur mischen, die auf Ihre Haare abgestimmt ist. Waschen Sie die Mischung anschließend mit warmem Wasser ab. Übrigens eignet sich Melasse auch zum Baden und als Maske fürs Gesicht.

Nebenwirkungen: Melasse enthält Fruktose, ist also bei Fruktoseintoleranz nicht geeignet. Wegen des Zuckergehalts sollten Diabetiker andere Mineralstofflieferanten wählen. Es ist sinnvoll, für die innerliche Anwendung mit einem Teelöffel täglich zu beginnen und dann die Dosis auf 2 bis 3 Teelöffel zu steigern, da ansonsten Durchfall und Magenkrämpfe auftreten können. Teilen Sie die Trinkmenge auf, um Blutzuckerspitzen zu vermeiden.

9. Para-Aminobenzoesäure (PABA) und Folsäure (Folat)

PABA gilt als neues Mitglied der Vitamin-B-Gruppe und wird auch als Vitamin B_{10} bezeichnet. Unser Körper kann es selbst herstellen, wenn die Darmflora im Gleichgewicht ist. Da PABA für schöne Haut, Haare und Fingernägel sorgt, wird es oft auch als »Schönheitsvitamin« propagiert. Die Substanz sammelt sich in den Hautzellen an und ist überall dort aktiv, wo es um die Bildung von Pigmenten geht. Aus diesem Grund hilft PABA, das Grauwerden zu stoppen und auch neue Haarfarbe zu bilden. Zur Schönheit trägt PABA auch deshalb bei, weil es hilft, Falten zu reduzieren. Es schützt vor Hautalterung, indem es freie

Radikale bekämpft, und wehrt schädliche Sonnenstrahlen ab. PABA fördert das Zellwachstum und verlängert die Lebensdauer der Zellen. So hat es seinen Anteil an neuem Haarwuchs. PABA ist ein wichtiger Bestandteil der Folsäure, die auch als Vitamin B9 bekannt ist. Haarausfall ist eines der Symptome eines Folsäuremangels. Weitere Symptome sind Hautprobleme, depressive Verstimmungen, Blutarmut, Entzündungen der Schleimhäute im Magen-Darm-Trakt und im Mund. Ältere Menschen, Schwangere und Stillende brauchen mehr Folsäure. Auch bestimmte Medikamente wie Aspirin, Medikamente gegen Diabetes, Rheuma, sowie Harnwegs- und Ateminfekte, Entwässerungstabletten und mehr hemmen die Aufnahme von Folsäure und blockieren ihre Wirkung vollständig. In allen Fällen kann eine Nahrungsergänzung mit Folsäure beziehungsweise PABA eine Besserung herbeiführen. Bei einem Folsäuremangel fehlt es in der Regel auch an weiteren Vitaminen.

Die Wirksamkeit von PABA gegen graue Haare wurde in einigen Studien gezeigt, wobei das Ergrauen meist wieder zunahm, wenn PABA abgesetzt wurde. Hilfreich ist PABA wohl vor allem dann, wenn ein Vitaminmangel vorliegt.

Die besten Quellen für PABA
Weizenkeime, Melasse, Bierhefe, Leber, Bio-Milch.

10. Folat gegen Haarausfall

Ihr Haar braucht Folsäure, aber soll es denn nun Folsäure oder Folat sein? Folsäure und Folat sind nicht das Gleiche, obwohl sie häufig gleichgesetzt werden. In den meisten Texten werden Sie die Bezeichnung »Folsäure« finden, auch dann, wenn es sich um die natürliche, in der Nahrung enthaltene Substanz handelt. Folat ist ein natürlich vorkommendes Vitamin der B-Gruppe, Folsäure dagegen ist ein reines Laborprodukt. Folsäure muss vom Körper erst in das biologisch aktive Folat umgewandelt werden, damit sich die Wirkung entfalten kann. Diese Zusatzleistung gelingt nicht jedem Organismus gleich gut. Nicht alle Menschen bilden ausreichende Mengen des Enzyms, das dazu nötig ist. Daraus erklärt sich, dass trotz der Einnahme von Folsäure zu wenig Folat im Blut vorhanden sein kann. Laut Untersuchungen wird das natürliche Folat aus der Nahrung zwar nur zu 50 Prozent aufgenommen, synthetische Folsäure dagegen zu rund 90 Prozent. Dieser Vorteil relativiert sich jedoch angesichts der Tatsache, dass die Umwandlung aus verschiedenen Gründen unzureichend sein kann. Neben dem Enzymmangel gehören auch Resorptionsstörungen im Darm, höherer Alkoholkonsum und der hemmende Einfluss mancher Arzneimittel wie *Methotrexat, Trimethoprim, Triamteren* oder *Pentamidin* dazu.

Außerdem zeigt die übliche Blutuntersuchung oft nicht die reale Situation bei Vitaminen und Mineralstoffen an. Achten Sie darauf, dass Ihre Folatwerte im Vollblut bestimmt werden, nicht wie üblich im Blutplasma (Serum). Ein Mangel an Folat, Vitamin B6 und B12 wird auch durch einen erhöhten Homocysteinwert angezeigt. Homocystein ist eine Aminosäure, die als kurzfristiges Zwischenprodukt im Methionin-Stoffwechsel entsteht und wieder abgebaut werden muss, da sie sonst wie ein Zellgift wirkt. Der Abbau kann nur stattfinden, wenn diese drei Vitamine in ausreichender Menge vorhanden sind. Studien belegen, dass Homocystein dazu beiträgt, den Zelluntergang im Gehirn zu beschleunigen, wodurch Krankheiten wie Alzheimer und Demenz entstehen können.[65] Ein Überschuss an dieser Aminosäure kann zu ganz unterschiedlichen Problemen führen – und Konsequenzen für die haarpigmentbildenden Zellen und die Haarwurzeln insgesamt haben.

Die besten Quellen für Folat

Ausgezeichnete Folatlieferanten sind alle dunkelgrünen Blattgemüse wie Blattsalate – von Kopf-, Endivien-, Batavia-, Eichblatt- und Feldsalat bis Spinat, Mangold, Pak Choi und Rucola; ebenso Kräuter wie Petersilie, Kresse, Dill, Basilikum, Majoran, Koriander und Melisse. Kohlsorten wie Rosenkohl, Grünkohl, Spitzkohl und Wirsing sowie Gemüse wie Brokkoli, Porree, Blumenkohl, Aubergine, Paprika und Tomaten enthalten Folat. Nutzen Sie auch die grünen Blätter von Gemüsen wie Brokkoli, Kohlrabi, Möhren und Roten Beten. Folatreich sind außerdem Wildkräuter wie Löwenzahn, Brennnessel, Sauerampfer, Wegwarte, Senfblätter, Klee und Wegerich. Leber und Hühnerei liefern ebenfalls Folat. Frische Früchte wie Sauerkirschen, Erdbeeren, Orangen, Trauben, Mangos und Avocados sowie Nüsse, Erdnüsse und Hülsenfrüchte. Weizenkeime und Weizenkleie, Vollkornweizen, Vollkornroggen und Amaranth sind ebenfalls sehr gute Quellen. Trockenfrüchte enthalten kaum Folat. Beim Kochen, Braten oder durch Lagerung wird die Folsäure zerstört, daher gilt: Je frischer desto besser.

Die von der Deutschen Gesellschaft für Ernährung empfohlene Zufuhr liegt bei 300 Mikrogramm täglich. Schwangere sollten 550 Mikrogramm und Stillende 450 Mikrogramm täglich aufnehmen.[66] Unter besonderen Umständen wie einem erhöhten Homocysteinwert kann die nötige Dosis auf 800 Mikrogramm bis 1 Milligramm ansteigen.

11. Amla – die ayurvedische Wunderbeere

Amla ist eines der wichtigsten Supernahrungsmittel (Rasayana) des Ayurveda. In den Schriften dieser uralten indischen Heilkunst wird Amla als die »Frucht für ewige Jugend und Schönheit« bezeichnet. Ein Grund dafür ist sicher, dass in der frischen Amalaki-Frucht besonders viel Vitamin C enthalten ist. In der indischen Stachelbeere findet sich zwanzigmal mehr Vitamin C als in Orangensaft! Amla ist inzwischen gut untersucht. Viele Studien bestätigen heute, dass die Frucht grundlegende Stoffwechselvorgänge wie den Blutzucker und die Blutfette positiv beeinflussen kann. Auch bei Diabetes und Herz-Kreislauf-Erkrankungen zeigt sich Amla wirksam. In vitro Studien belegen eine antibakterielle und antivirale Wirkung. Amla ist ein potenter Radikalfänger. Grund dafür ist nicht nur der hohe Gehalt an Vitamin C, sondern auch die Carotinoide, wirksame sekundäre Pflanzenstoffe, die Zellschutz bieten. Gute Ergebnisse wurden übrigens auch bei der Behandlung von Augenerkrankungen wie grauer und grüner Star sowie bei tränenden und gereizten Augen erzielt. Im Ayurveda gilt die indische Stachelbeere als wirksames Heilmittel gegen graue Haare und für mehr Haarwachstum.

Anwendung
Um die Pigmentierung der Haare zu fördern und das Wachstum anzuregen, wird ein Haartonikum hergestellt. Mischen Sie echtes, naturreines Amlapulver mit leicht erwärmtem Kokosöl oder mit heißem Wasser bis Sie eine geschmeidige Paste erhalten, und tragen Sie die Mixtur auf die Kopfhaut und auf das feuchte Haar auf. Lassen Sie die Paste 10 bis 20 Minuten einwirken und spülen Sie Ihr Haar dann mit warmem Wasser aus. In der Regel ist es nicht nötig, ein Shampoo zu verwenden, außer Sie wollen die Haare ohnehin vor der Amla-Anwendung waschen. Die Amlakur eignet sich auch als Vorbereitung zu einer Färbung. Verlängern Sie dazu die Einwirkzeit auf etwa 60 Minuten. Trinken Sie, wenn möglich, 20 Milliliter frischen Amlasaft täglich.

12. Brottrunk

Wussten Sie, dass Brottrunk nicht nur viel Gutes für Ihren Darm und Stoffwechsel zu leisten vermag, sondern auch das Grauwerden der Haare stoppen kann? In einigen Fällen kam sogar die Haarfarbe zurück. Das Gärgetränk steckt voller gesunder Mikroorganismen, sogenannter Probiotika, die für eine ausgeglichene Darmflora und damit für ein leistungsfähiges Immunsystem sorgen. Der leicht säuerlich schmeckende Brottrunk enthält nicht nur viele Mineralstoffe wie Zink, Eisen und Mangan, sondern er ist auch reich an Vitaminen, vor allem an den Vitaminen B_1, B_2 und B_{12}. Das Getränk wird durch Milchsäuregärung aus Wasser und Bio-Getreide hergestellt und liefert nur 6 Kalorien pro 100 Milliliter – ein Plus für Figurbewusste.

13. Apfelessig

Apfelessig ist ein Multitalent, dem Sie auch in den Kapiteln über natürliche Haarpflege (S. 287) und über Schuppen (S. 291) begegnen. Neben seinen zahlreichen gesundheitsfördernden Wirkungen und seinen Anwendungsmöglichkeiten im Haushalt kann Apfelessig auch gegen graue Haare wirken. Für die Anwendung mischen Sie 100 Milliliter Bio-Apfelessig mit 200 bis 300 Milliliter lauwarmem Wasser und gießen die Flüssigkeit nach dem Waschen langsam über die Haare. Sie können die Apfelessig-Spülung in einer Flasche abfüllen und bis zu 3 Wochen lang verwenden. Nach einer Färbung kann die Apfelessig-Spülung die neue Haarfarbe länger erhalten.

Die meisten Färbemittel sind alkalisch (basisch), wodurch sich die Schuppenschicht des Haares öffnet und die Farbe in die Haare eindringen kann. Saure Lösungen wie Apfelessig können das Haar wieder verschließen. Das Haar bekommt mehr Glanz, wird glatter und lässt sich leichter kämmen. Für Färbungen mit Henna gilt dies nicht, da Henna sich um die Schuppenschicht herumlegt, ohne sie zu öffnen. Wenden Sie eine Apfelessig-Spülung nicht täglich an, da zu häufige saure Spülungen das Haar aufhellen, trocken und spröde machen. Das gilt auch für eine Spülung mit Zitronensaft.

14. Salbeitee mit oder ohne Rosmarin

Salbeitee ist ein altbewährtes Hausmittel, das gegen Halsschmerzen ebenso hilft wie bei grauen Haaren. Mit Salbeiblättern, eventuell gemischt mit Rosmarin, können Sie erste graue Haare decken. Für helle Haare und Blondinen ist die Mischung allerdings nicht geeignet.

Anwendung
Übergießen Sie 4 Esslöffel frische Salbeiblätter (oder 2 Esslöffel getrockneten Salbei) und einen Beutel Schwarztee mit 100 Milliliter kochendem Wasser. Lassen Sie die Mischung mindestens 30 Minuten ziehen oder, wenn Sie die Zeit dazu haben, 1 bis 2 Stunden. Entfernen Sie dann die Blätter und den Teebeutel. Übergießen Sie die Haare mit dem Tee, lassen Sie ihn etwa 30 Minuten einwirken und spulen Sie ihn aus. Probieren Sie auch eine Mischung aus Salbei und 2 Esslöffeln getrockneten Rosmarin im Tee.

Bei langem Haar nehmen Sie ½ Liter Wasser und kochen 5 bis 6 Esslöffel getrocknete Salbeiblätter darin kurz auf. Alternativ können Sie 2 bis 3 Esslöffel getrockneten Rosmarin zufügen. Nach dem Ziehen auftragen. Wenden Sie diese Mischung wöchentlich an, bis die Haare die gewünschte Farbe angenommen haben. Je stärker der Tee, desto intensiver die Wirkung.

15. Kaffee und schwarzer Tee

Schwarzer Tee und Kaffee decken graue Haare ab und verleihen den Haaren Glanz. Schwarzer Tee eignet sich vor allem bei hellen Haaren, während Kaffee sich bei dunklen Haaren empfiehlt. Waschen Sie die Haare kurz durch, bevor Sie beginnen.

Schwarzer Tee: Bereiten Sie einen starken schwarzen Tee zu, zum Beispiel aus 6 Teelöffeln Tee auf 400 bis 500 Milliliter Wasser. Lassen Sie den Tee eine Weile ziehen und abkühlen und geben Sie einen Teelöffel Salz dazu. Spülen Sie die Haare mit dem Tee und lassen Sie die Flüssigkeit etwa eine halbe Stunde einwirken, bevor Sie sie ausspülen. Verwenden Sie nach dem Einwirken kein Shampoo.

Kaffee: Bereiten Sie einen starken Kaffee zu und wenden Sie ihn in gleicher Weise an wie den Tee.

16. *WurzelKraft*®, Spirulina, Gerstengras …

Denken Sie daran, dass graue Haare nicht nur ein äußeres Phänomen sind. Nähren Sie die Haarwurzeln und die Melanin bildenden Zellen, die Melanozyten, auch von innen. Neben einer vitalstoffreichen Ernährung mit vielen Basen unterstützen mineralstoffreiche Nahrungsergänzungsmittel die Vitalität der Haarwurzeln und Haare. Zusätzlich Nahrungsergänzungsmittel zu nehmen ist nicht nur sinnvoll, sondern sogar unerlässlich. Sie können nicht davon ausgehen, dass Sie Defizite allein mit der Ernährung decken. In der Regel braucht es für einige Zeit eine Übermineralisierung und danach eine Erhaltungsdosis, die über den üblichen Tagesempfehlungen liegt. Wählen Sie natürliche Mineralstofflieferanten, die gleichzeitig Vitamine und sekundäre Pflanzenstoffe enthalten. Vielfach bewährt hat sich *WurzelKraft*®, eine spezielle pflanzliche Zusammenstellung der Ernährungspioniere Peter Jentschura und Josef Lohkämper. *WurzelKraft*® enthält Blütenpollen und eine Mischung aus über 100 Zutaten wie Früchten, Kräutern, Gemüsen und Gewürzen. Auch Spirulina, Gerstengras und weitere in diesem Buch genannte Mittel können unterstützen und helfen. Die Heilpflanze Aloe vera zeigt bei Haarausfall und Ergrauen ebenfalls gute Wirkungen.

Haarpflegetipps

Hier finden Sie einige Tipps und Informationen für die Pflege Ihrer Haare aus meiner persönlichen »Trickkiste«.

Waschen

Je nach Haarqualität und aktueller Beschaffenheit vertragen Haare unterschiedlich intensive Formen des Waschens und brauchen unterschiedliche Abstände zwischen den Haarwäschen. Glatte Haare sind meist weniger empfindlich, während wellige oder krause Haare zur Trockenheit neigen und vorsichtig gewaschen werden sollten. Färbungen, egal ob chemisch oder mit Pflanzenfarben, machen das Haar wegen der enthaltenen Gerbsäure härter. Mein Tipp: Shampoonieren Sie Ihr Haar nur kurz. Je länger das Shampoo auf den Haaren verweilt, desto mehr reinigt es, laugt aber auch aus. Verwenden Sie wenig Shampoo, eine haselnussgroße Portion oder etwas mehr, je nach Haarlänge. Zu Silikon in Shampoos lesen Sie bitte im Abschnitt »Pflegen«.

In vielen Gegenden ist das Wasser stark kalkhaltig. Der Kalk lagert sich mit der Zeit in den Haaren an und macht sie stumpf und spröde. Das gilt vor allem für Haare, deren Oberfläche ohnehin etwas aufgeraut ist. Ein guter Tipp, den ich einmal von einem Friseur erhalten habe, ist: Spülen Sie mit lauwarmem, destilliertem Wasser oder stillem Mineralwasser nach. Das hilft auch bei Spliss und Trockenheit und macht die Haare auch ohne Kur oder Spülung weicher. Ebenso wie Sie sich vielleicht nach dem Duschen noch einmal kalt abbrausen, können Sie auch für die letzte Spülung kaltes Wasser nehmen. Das regt die Durchblutung an und schließt die Poren.

Trocknen

Gehen Sie sanft mit Ihrem Haar um. Rubbeln oder zerren Sie niemals an feuchten Haaren. Sie sind empfindlicher und werden schnell überdehnt, wodurch sie ihre Elastizität verlieren können. Auch ein heißer Fön, besonders wenn er nahe an das Haar gehalten wird, schädigt massiv. Lassen Sie die Haare an der Luft vortrocknen und fönen Sie dann. Am schonendsten ist es, wenn Sie das Haar vollständig lufttrocknen lassen.

Pflegen

Je nach den Belastungen, denen Ihre Haare ausgesetzt sind, brauchen sie mehr oder weniger Pflege. Achten Sie darauf, Ihr Haar nicht zu viel zu pflegen. Das macht besonders feines Haar schwer und nimmt ihm die Sprungkraft. Lockiges Haar neigt häufig zu Trockenheit und braucht eine besondere Pflege. Achten Sie beim Kauf von Spülungen und Packungen darauf, spezielle Produkte für welliges Haar auszuwählen. Sie machen die Haare leicht, fördern die Locken und werden dem Feuchtigkeitsbedarf des welligen Haares gerecht. Aber Achtung: Silikone!

Viele Shampoos und Pflegemittel enthalten Silikone. Das hat zunächst einen prima Effekt. Die Silikone legen sich als hauchdünne Schicht um die Haare und gleichen Unebenheiten aus. Die Haare sind weicher und fühlen sich glatt und seidig an. Leider verhindert diese Umhüllung, dass andere Wirkstoffe ins Haar gelangen können. Die Silikonschicht lässt sich auch nur schwer wieder lösen. Eventuell muss man ein spezielles Reinigungsshampoo verwenden, das mithilfe spezieller Partikel die Silikonschicht abträgt. Produkte, die besonders weiches und glänzendes Haar versprechen, enthalten oft besonders viel Silikon. Sie werden zugefügt, damit sich das Haar leichter kämmen lässt, um Haut und Haar zu glätten und zu imprägnieren. Silikone umschließen das Haar und lassen es zunächst voll und schön aussehen, Locken springen wieder. Mit der Zeit werden die Haare aber immer fester ummantelt. Nährstoffe können nicht mehr ins Haar gelangen, es »verhungert«. Silikone aus den Produkten gelangen mit dem Wasser in die Umwelt und sind dort nicht abbaubar. Ob Silikone enthalten sind, kann man an den Endungen »cone« oder «ane« erkennen. Sie unterteilen sich in zwei Kategorien:

Bedingt wasserlösliche Silikone: Amodimethicone, Behenoxy Dimethicone, Stearoxy Dimethicone (auswaschbar mit einer normalen bis zu mehreren Haarwäschen je nach Silikontyp und Länge der Anwendung).

Nicht wasserlösliche Silikone: Cetearyl methicone, Cetyl Dimethicone, Cyclomethicone, Cyclopentasiloxane, Dimethicone, Dimethiconol, Stearyl Dimethicone, Trimethylsilylamodimethicone.

Eine gute Zusammenstellung silikonfreier Produkte erhalten Sie zum Beispiel auf der Internetseite *http://www.silikonfrei.info* und *http://www.blondblog.de/haarprodukte-ohne-silikone-liste-von-2013/*. Silikonfreie Produkte bieten unter anderem folgende Firmen an: Plantur (zum Beispiel *Plantur 39 Coffein Shampoo*), Dessange Paris, die Schweizer Firma Rausch, die ayurvedische Firma Khadi und La Biosthétique®. Die französische Firma hat für ihre Haarpflegelinie »Natural Cosmetic« sogar das strenge Ecocert-Prüfsiegel erhalten. Die Shampoos enthalten Rohstoffe aus kontrolliertem biologischem Anbau. Auf synthetische Inhaltsstoffe wird verzichtet. La Biosthétique® bietet außerdem eine zellaktive Intensivkur gegen Haarausfall und dünner werdende Haare: die Anti-Chute-PlusCel-Therapie.

Ein wunderbares, natürliches Mittel zur Haarpflege ist Kokosöl. Es hilft bei trockenen Spitzen, Spliss, porösem Haarschaft und bei trockener, juckender und schuppiger Kopfhaut. Bei regelmäßiger Anwendung schenkt Kokosöl seidiges Haar und glatte, frische Haut. Es entspannt die Gesichtshaut, regeneriert Haut und Haare und bekämpft Hautunreinheiten. Wer den Kokosgeschmack mag, hat mit Kokosöl das optimale Mittel zum Ölziehen. Das Beauty- und Gesundheitswunder hat so viele erstaunliche Eigenschaften, dass es wirklich lohnt, sich ausführlich damit zu befassen, zum Beispiel mit den Büchern des »Kokosöl-Papstes« Bruce Fife. Kokosöl sollte kalt gepresst, schonend verarbeitet und naturbelassen sein, denn nur unbehandeltes Öl enthält alle Nährstoffe, die das Haar braucht.

Bürsten und Kämmen

Sicher kennen Sie den Tipp mit den zahlreichen Bürstenstrichen, die das Haar schön und glänzend machen sollen. Vor allem in älteren Filmen werden oft ihre Haare bürstende Frauen vor dem Spiegel gezeigt. Nun ist es aber so, dass nicht jedes Haar bürstengeeignet ist. Lockiges und krauses Haar wird durch Bürsten trocken und spröde und es kann leichter splissen. Seit ich den Tipp eines Friseurs befolge und meine etwas welligen und zur Trockenheit neigenden Haare nur noch mit großzackigen Holzkämmen »bürste« und mit kleinzackigen frisiere, hat sich meine Haarqualität deutlich verbessert. Für sehr welliges oder krauses Haar eignet sich der ***Tangle® Teezer*** *(http://www.tangleteezer.de/)*, mit dem man auch die Kopfhaut massieren kann. Kämme, ob aus Holz oder anderem Material, sollten »gesägt« beziehungsweise glatt sein, sodass sie die Haare nicht verletzen können. Ganz ohne Bürsten oder Kämmen geht es nicht, und das nicht nur wegen der Frisur. Bürsten und Kämmen entfernen den täglichen Staub aus den Haaren und verteilen die Talgablagerungen auf der Kopfhaut schützend um das Haar. Wenn Sie bürsten wollen, verwenden Sie keine Metall- oder Plastikbürste, sondern eine hochwertige Naturbürste oder kämmen ein wenig ausführlicher mit einem grobzackigen Kamm.

Bananen-Olivenöl-Honig-Maske

Ganz einfach und hochwirksam ist eine Packung aus reifen, zerdrückten Bananen. Sie können die Wirkung verstärken, indem Sie die Bananen mit etwas Olivenöl und Honig zu einer weichen Paste vermischen. Tragen Sie die Packung auf Kopfhaut und Haare auf und lassen Sie sie mindestens 15 Minuten einwirken.

Sheabutter-Avocado-Maske

Sie kennen Sheabutter als angenehm durchfeuchtende Körpercreme. Auch Ihre Haarspitzen profitieren davon, vor allem, wenn Sie die Sheabutter mit einer zerdrückten Avocado mischen. Sheabutter kann auch mit Ölen gemischt werden, was die Haarqualität deutlich verbessert. Rezepte für Haare, Haut und Küche mit der genialen Avocadofrucht finden Sie im Buch *Avocado-Öl* von Deborah Weinbuch.

Schuppen

Wenn die Kopfhaut sehr trocken ist, können sich trockene, feine Schuppen bilden. Ursachen können unter anderem Heizungsluft, Klimaanlagen oder stark entfettende Shampoos sein. Sie kommen bei Frauen häufiger vor als bei Männern, vor allem in den Wechseljahren. Lassen Sie daher alle Maßnahmen weg, die Haut und Haare weiter austrocknen, wie beispielsweise tägliches Haarewaschen. Besser als Föhnen ist Lufttrocknen.

Hilfreich sind harnstoffhaltige Shampoos, die Feuchtigkeit spenden. Von der ayurvedischen Firma Khadi, die hochwertige Pflanzenfarben herstellt, gibt es ein sanftes Schuppenshampoo, das *Neem Anti Schuppen Shampoo*. Ein Feuchtigkeitsgel, über Nacht auf die Kopfhaut aufgetragen, kann ebenfalls eine Besserung herbeiführen.

Fettige Schuppen entstehen, wenn die Talgdrüsen der Kopfhaut zu viel Fett (Talg) produzieren. Die Ursache können hormonellen Umstellungen, zum Beispiel in der Pubertät, sein, oder wenn der natürlich auf dem Kopf vorkommende Hefepilz *Pityrosporum ovale* sich übermäßig vermehrt hat. Der Pilz ernährt sich von dem Talg und wandelt das Fett dabei in aggressive Fettsäuren um, die die Kopfhaut reizen und die Schuppenbildung fördern. Pilzerkrankungen, Neurodermitis der Kopfhaut, Schuppenflechte und *Lichen planopilaris*, der vernarbende Haarausfall, sollten vom Dermatologen behandelt werden. Ansonsten gilt: Die gängigen Schuppenshampoos können das Problem sowohl bei trockenen als auch bei fettigen Schuppen verschlimmern. Sie entfernen zwar die Schuppen auf dem Kopf, die ja nichts anderes als verhornte Hautpartikel sind, aber sie trocknen die Kopfhaut stark aus, was die Talgdrüsen zu noch stärkerer Produktion anregt. Außerdem tragen sie die natürliche Schuppenschicht des Haares ab. Besser sind milde Shampoos und eine Behandlung mit Mitteln wie Ölen (trockene Schuppen) oder Spülungen wie Rosmarin-Spülung, Brennnesselblättertee oder Teebaumöl (fettige Schuppen). Heilerde ist ein altes Hausmittel, mit dem Sie Shampoos gegen fettiges Haar und Haarpflegemittel herstellen können. Eine breite Palette von Produkten zum Selbermachen finden Sie auf *http://www.hausmittel-haare.de/heilerde.php*. Eine Alternative sind Tonerde-Shampoos. Sie wirken in doppelter Weise: Fettige Ansätze werden schonend beseitigt und trockene Enden wieder geschmeidig. Produkte gibt es zum Beispiel von L'Oréal *(Elvital Tonerde Absolue)* und Dessange Paris (silikonfrei).

Färben ohne Chemie

Ob Sie Ihre Haare chemisch färben wollen oder nicht, ist keine einfache Entscheidung. Natürlich ist Färben mit Chemie einfacher, schneller und bequemer. Beim Abwägen sollten Sie berücksichtigen, dass chemische Haarfarben »Chemiekeulen« sind, die gesundheitliche Risiken wie Allergien beinhalten. »Wer mit Chemie färbt, riskiert Nebenwirkungen und Risiken; da hilft es auch nicht, wenn auf der Packung steht ›Haarfärbemittel mit Pflanzenextrakten‹ – denn auch so ein Produkt kann durchaus problematische Färbechemikalien enthalten«, wie auf der Internetseite von *netzfrauen.org* vom 23. August 2016 zu erfahren ist. Der lesenswerte Artikel trägt den Titel »Dies passiert mit deinem Körper nach Haare-selber-Färben – Hair dyes are FILLED with 5000 types of cancer-causing chemicals!«.
(https://netzfrauen.org/2016/08/23/haare-selber-faerben/).

Ich persönlich bin ein Fan von Pflanzenfarben. An mein Haar ist noch nie ein Tropfen chemische Farbe gelangt, und ich werde das auch nicht ändern. Ich habe unterschiedliche Pflanzenfarben ausprobiert, immer unter der Voraussetzung, dass es sich um echte, bio-zertifizierte Produkte handelt, wie beispielsweise die der Firma Santé. Machen Sie doch einmal einen Versuch mit Khadi. Die ayurvedische Firma bietet 100 Prozent pflanzliche Produkte, völlig ohne Konservierungsmittel, Farbverstärker wie PPD, Metallsalze oder andere chemische Zusätze an. Die Pflanzenfarben von Khadi bewirken eine ausgesprochen haltbare Tiefenfärbung, die auch graue Haare abdecken kann. Dazu ist eventuell eine Vorbehandlung nötig. Sie können auch Ihre Naturfarbe auffrischen oder mit Khadi Senna/Cassia eine nicht färbende Haarkur machen. Khadi bietet auch ein Schuppenshampoo und ein Haarwuchsöl an.

Anhang

Literaturverzeichnis

Ernährung

Budwig-Stiftung, Dr. Johanna: *Die Original Öl-Eiweiß-Kost. Das Grundlagenbuch.* München 2017.

Daniel, Kaayla T.: *Soja: Die ganze Wahrheit: Die Schattenseiten der »gesunden« Ernährung.* Rottenburg 2016.

Dusy, Tanja: *Weiße Smoothies: cremig und gesund.* Igling 2016.

Grillparzer, Marion: *Die Suppe heilt. Trend-Food Brühe für mehr Energie, weniger Pfunde und einen fitten Darm.* München 2016.

Muss, Prof. Dr. Dr. med. Claus; Bueß-Kovács, Dr. med. Heike: *Nahrungspausen – Warum ein leerer Magen gesund macht.* Rottenburg 2017.

Schocke, Sarah: *Green Superfoods. Die vitalstoffreiche Pflanzenpower.* München 2014.

Von Eschbach, Constanze: *Die magische Knochenbrühe.* Rottenburg 2016.

Weinbuch Deborah: *Avocado-Öl. Für Haare, Haut & Küche.* München 2017.

Wendel, Dr. Thomas: *Protein-Power-Smoothies: Die besten Rezepte für Gesundheit und Fitness.* München 2017.

Vitamine, Mineralstoffe, Antioxidantien, Aminosäuren & Nahrungsergänzungsmittel

Fife, Bruce: *Kokosöl: Das Geheimnis gesunder Zellen.* Rottenburg 2012.

Fife, Bruce: *Die Heilkraft der Kokosnuss.* Rottenburg 2016.

Hamann, Brigitte: *Die 50 besten Superfoods: Gesundheit kann man essen.* Rottenburg 2012.

Hamann, Brigitte: *Magnesiumöl. Das Wundermineral einfach & effektiv über die Haut aufnehmen.* Rottenburg 2015.

Hamann, Brigitte: *Chia Samen. Das Superfood der Extraklasse.* Rottenburg 2015.

Heidböhmer, Ellen: *Gesund mit Brennnessel, Löwenzahn und Rauke.* Rottenburg 2011.

Kuklinski, Dr. Bodo & van Lunteren, Dr. Ina: *Neue Chancen – Gesünder mit Mikronährstoffen: Schützen Sie Ihre Zellen vor »Freien Radikalen«.* Bielefeld 2010.

Levy, Dr. Thomas E.: *Heilung des Unheilbaren. Vitamin C: Die Wunderwaffe der Natur, die selbst »unheilbare« Krankheiten heilt.* Rottenburg 2015.

Levy, Dr. Thomas E.: *Superheilmittel Vitamin C.* Rottenburg 2017.

Passwater, Richard: *The Antioxidants. The Amazing Nutrients That Fight Dangerous Free Radicals, Guard Against Cancer and Other Diseases – And Even Slow the Aging Process.* Keats Pub 1985.

Spona, Dr. med. Ingrid; Spona, Univ.-Prof. Dr. Jürgen: *Vitalquelle Aminosäuren. Antistress. Abnehmen. Sport.* Wien 2014.

Wähler, Christine: *Natron. Das Milieu ist alles.* BoD 2015.

Weidner, Christopher: *Wunderpflanze Zistrose. Die unglaublichen Heilerfolge mit Cystus.* Rottenburg 2011.

Wormer, Eberhard. J.: *Vitamin B12. Die unterschätzte, aber lebenswichtige Funktion des »Wohlfühl-Vitamins«.* Rottenburg 2017.

Säure-Basen-Haushalt

Domenig, Dr. Stefan: *Die Basenkur: Der 14-Tage-Plan für mehr Gesundheit und Energie im Alltag.* München 2015.

Jentschura, Dr. h. c. Peter; Lohkämper, Josef: *Gesundheit durch Entschlackung.* Münster 1998.

Lohmann, Maria: *Der Basen-Doktor: Basische Ernährung: gezielte Hilfe bei den häufigsten Beschwerden.* Berlin 2013.

Lohmann, Maria: *Die 50 besten Säure-Killer.* Berlin 2016.

Treutwein, Jürgen: *Übersäuerung – Krank ohne Grund: Störungen im Säure-Basen-Haushalt natürlich und wirksam ausgleichen. Mit 4-Wochen-Programm.* Böhl-Iggelheim 2016.

Vormann, Prof. Dr. Jürgen: *Säure-Basen-Balance: Der Kompass für mehr Vitalität und Wohlbefinden.* München 2016.

Wacker, Sabine: Basenfasten! Die Wacker-Methode. Stuttgart 2011.

Stoffwechsel und Darm

Axt-Gadermann, Prof. Dr. Michaela: *Schlank mit Darm.* München 2014.

Axt-Gadermann, Prof. Dr. Michaela; Rautenberg, Regina. *Schlau mit Darm. Glücklich und vital durch ein gesundes Darmhirn.* München 2016.

Bachmann, Robert M.; Kienle, Franz: *Fasten und Heilen nach F. X. Mayr: Giftstoffe ausschwemmen und dabei abnehmen. Den Darm reinigen und den Körper verjüngen.* München 2006.

Blech, Jörg: *Leben auf dem Menschen: Warum Billionen von Bakterien gut für unsere Gesundheit sind.* Frankfurt a. M. 2015.

Campbell-McBride, Dr. Natasha: *GAPS™ – Gut and Psychology Syndrome. Wie Darm und Psyche sich beeinflussen.* Kandern 2015.

Boyton, Hilary; Bracket, Mary G.: *Heile deinen Darm. Die GAPS-Diät – Nährstoffreiche Ernährung für die innere Gesundheit.* Graz 2015.

Kegel, Bernd: *Die Herrscher der Welt: Wie Mikroben unser Leben bestimmen.* Köln 2015.

Ulmicher, Andreas: *Der Darmversteher. Was der Darm für uns tut und was wir für ihn tun können.* Kirchzarten 2016.

Zschocke, Dr. Anne Katharina: *Darmbakterien als Schlüssel zur Gesundheit. Neueste Erkenntnisse aus der Mikrobiom-Forschung.* München 2014.

Schadstoffe – Detox – Lebensmittelzusätze

Elmadfa, Ibrahim; Muskat, Erich; Fritzsche, Doris: *E-Nummern & Zusatzstoffe: Was sich in unserer Nahrung versteckt.* München 2016.

Fife, Bruce: *Das große Detox-Buch. Ein Reinigungs- und Entgiftungsprogramm für Körper und Seele.* Rottenburg 2016.

Grimm, Hans-Ulrich: *Chemie im Essen: Lebensmittel-Zusatzstoffe. Wie sie wirken, warum sie schaden.* München 2013.

Grimm, Hans-Ulrich: *Junk Food – Krank Food: 100 gute Gründe, ein echter Besseresser zu werden.* München 2014.

Grimm, Hans-Ulrich: *Die Ernährungsfalle: Wie die Lebensmittelindustrie unser Essen manipuliert – Das Lexikon.* München 2015.

Grimm, Hans-Ulrich: *Die Suppe lügt: Die schöne neue Welt des Essens.* München 2015.

Karstädt, Uwe: *Die Säure des Lebens.* Gummersbach 2013.

Klinghardt, Dietrich Dr.: *Schwermetalle – die unterschätzte Gefahr* (DVD). o. A.

Klinghardt, Dietrich Dr.: *Das Gift in unserem Gehirn: Neurologische Konsequenzen der Vergiftung durch Quecksilber und Umweltgifte* (DVD). o. A.

Mutter, Joachim Dr.: *Lass dich nicht vergiften! Warum Schadstoffe chronisch krank machen und wie wir ihnen entkommen.* München 2012.

Mutter, Joachim Dr.: *Amalgam – Risiko für die Menschheit: Quecksilbervergiftungen richtig ausleiten.* Weil der Stadt 2017.

Diverses

Eichinger, Uschi; Hoffman, Kyra: *Der Burnout-Irrtum.* Lünen 2016.

Fife, Bruce: *Ölziehkur. Entgiftung und Heilung des Körpers durch natürliche Mundreinigung.* Rottenburg 2016.

Döll, Michaela, Prof. Dr.: *Entzündungen – Die heimlichen Killer: Ursache unserer Volkskrankheiten.* München 2005.

Gerson, Charlotte: *Das Große Gerson Buch: Die bewährte Therapie gegen Krebs und andere Krankheiten.* Immenstadt 2012.

Das Gerson-Wunder (DVD), Immenstadt 2012.

Karstädt, Uwe: *37°. Das Geheimnis der idealen Körpertemperatur für optimale Gesundheit.* Rottenburg 2017.

Kharrazian, Datis: *Schilddrüsenunterfunktion und Hashimoto anders behandeln: Wenn Sie sich trotz normaler Blutwerte schlecht fühlen. Die 22 Muster der Schilddrüsenunterfunktion.* Kirchzarten 2016.

Kuklinski, Dr. sc. med. Bodo; Schemionek, Dr. Anja: *Mitochondrientherapie – die Alternative.* Freiburg 2014

Lipton, Bruce: *Intelligente Zellen: Wie Erfahrungen unsere Gene steuern.* Burgrain 2016.

Moss, Michael: *Das Salz-Zucker-Fett-Komplott. Wie die Lebensmittelindustrie uns süchtig macht.* München 2014.

Wilson, James L.: *Grundlos erschöpft? Nebennieren-Insuffizienz – das Stress-Syndrom des 21. Jahrhunderts.* München 2011.

Young. D. Gary: *Essential Oils Integrative Medical Guide: Building Immunity, Increasing Longevity, and Enhancing Mental Performance With Therapeutic-Grade Essential Oils.* Life Sciences Press 2003.

Gutes für die Seele

Hainbuch, Friedrich: *Progressive Muskelentspannung nach Jacobson mit CD. Lust zum Üben.* München 2015.

Kabat-Zinn, Jon: *Gesund durch Meditation: Das große Buch der Selbstheilung mit MBSR.* München 2013 (auch als Audiobook erhältlich).

Kabat-Zinn, Jon: *Im Alltag Ruhe finden: Meditationen für ein gelassenes Leben.* München 2015.

Schweppes, Ronald; Long Aljoscha. *Füttere den weißen Wolf. Weisheitsgeschichten, die glücklich machen.* Altusried-Krugzell 2016.

Windscheid, Leon: *Das Geheimnis der Psyche. Wie man bei Günther Jauch eine Million gewinnt und andere Wege, die Nerven zu behalten.* München 2017.

Endnoten

1 Nina G. Jablonski: »Warum Menschen nackt sind«. *http://www.spektrum.de/magazin/warum-menschen-nackt-sind/1044186.*

2 »Changes in the diet affect epigenetics via the microbiota«. *http://www.medicalnewstoday.com/releases/314344.php.*

3 »Vitamin C is capable of regenerating hormones through electron transfer processes«. *http://www.greenmedinfo.com/article/vitamin-c-capable-regenerating-hormones-through-electron-transfer-processes.*

4 »Women and Hair Loss: The Causes«. *http://www.webmd.com/skin-problems-and-treatments/hair-loss/features/women-hair-loss-causes#1.*

5 Ökotest: »Reis«. *http://www.oekotest.de/cgi/index.cgi?artnr=109080&bernr=04.*

6 Test.de: »Rückstände im Salat«. *https://www.test.de/Rueckstaende-in-Salat-Kein-Salat-ohne-Nitrat-1653052-2653052/.*

7 Gesundheitstabelle.de. *http://www.gesundheitstabelle.de/index.php/schadstoffe-gifte/gifte-lebensmittel.*

8 Liste der Zusatzstoffe und E-Nummern. *https://www.bll.de/de/lebensmittel/zusatzstoffe/liste-lebensmittelzusatzstoffe-e-nummern.*

9 Säure-Basen-Ratgeber: *http://www.saeure-basen-ratgeber.de/grundlagen/uebersaeuerung-azidose/.*

10 Hamann, Brigitte: *Magnesiumöl. Das Wundermineral einfach & effektiv über die Haut aufnehmen.* Rottenburg 2015.

11 »Wie Fette die Zellmembran unter Stress setzen. Junior-Professor Robert Ernst forscht an der Grenze zwischen Biochemie und Zellbiologie«. *http://www.muk.uni-frankfurt.de/44147754/266.*

12 »New fat is needed to clear old fat from body«. *https://source.wustl.edu/2005/05/new-fat-is-needed-to-clear-old-fat-from-body/.*

13 Davis, Dr. med. William. *Weizenwampe. Warum Weizen krank und dick macht.* München 2013, S. 95–97.

14 »Host microbiota constantly control maturation and function of microglia in the CNS«. *http://www.nature.com/neuro/journal/v18/n7/abs/nn.4030.html.*

15 Schwyn, Hans-Jörg; Lieners Camille: *Lebensmittelunverträglichkeit. Allergie Typ 3 erkennen und richtig behandeln.* München 2009. S. 18 ff.

16 PNAS Chemistry Portal: »Commensal bacteria protect against food allergen sensitization«. 2014. *http://www.pnas.org/content/111/36/13145.abstract.*

17 »The Pervasive Effects of an Antibiotic on the Human Gut Microbiota, as Revealed by Deep 16S rRNA Sequencing«. *https://www.ncbi.nlm.nih.gov/pmc/articles/PMC2586385/.*

18 Guzek, Gaby; Lange Elisabeth: *Pilze im Körper. Krank ohne Grund?* München 2014.

19 *PubMed:* »Candida«. *http://www.ncbi.nlm.nih.gov/pubmed/?term=candida.*

20 N.D. Powell; E.K. Sloan; M.T. Bailey; J.M.G. Arevalo; G.E. Miller; E. Chen; M.S. Kobor; B.F. Reader; J.F. Sheridan; S.W. Cole: *Social stress up-regulates inflammatory gene expression in the leukocyte transcriptome via -adrenergic induction of myelopoiesis.* Proceedings of the National Academy of Sciences, 2013; 110 (41): 16574 DOI: 10.1073/pnas.1310655110.

21 Padgett D.A.; Glaser R.: *How stress influences the immune response. Review.* Trends Immunol 2003.

22 »Severe stress switches CRF action in the nucleus accumbens from appetitive to aversive«. *Nature* 490, 402–406, 18. Oktober 2012. doi:10.1038/nature11436.

23 Verband der Achtsamkeitslehrer: *http://www.mbsr-verband.de/achtsamkeit.html.*

24 *Science Daily:* »Chronic fatigue syndrome is in your gut, not your head«. *https://www.sciencedaily.com/releases/2016/06/160627160939.htm.*

25 »Thyroid hormones directly alter human hair follicle functions: anagen prolongation and stimulation of both hair matrix keratinocyte proliferation and hair pigmentation«. *https://www.ncbi.nlm.nih.gov/pubmed/18728176.*

26 Bass, Dr. Stanley: »Super Nutrition & Superior Health«. *http://www.drbass.com/.*

27 »Gesunde Verdauung durch richtige Kombination von Lebensmitteln«. *http://www.zentrum-der-gesundheit.de/gesunde-verdauung-ia.html.*

28 Bass, Dr. Stanley; Chet Day: *Ideal Health Through Sequential Eating: Perfection in Food Combining.* Health & Beyond, 1993

29 Baron M.: »A patented strain of Bacillus coagulans increased immune response to viral challenge.« *Postgrad Med.* 2009 Mar;121(2):114–8.

30 Karstädt, Uwe: *Die Säure des Lebens.* Ludwigsburg 2013. S. 81.

31 »Reduced diversity and altered composition of the gut microbiome in individuals with myalgic encephalomyelitis/chronic fatigue syndrome«. *https://microbiomejournal.biomedcentral.com/articles/10.1186/s40168-016-0171-4.*

32 Dr. Mary Eades: *The Doctor's Complete Guide to Vitamins and Minerals.* New York City 2000.

33 »The diagnosis and treatment of iron deficiency and its potential relationship to hair loss«. *https://www.ncbi.nlm.nih.gov/pubmed/16635664.*

34 Hamann, Brigitte: *Magnesiumöl. Das Wundermineral einfach & effektiv über die Haut aufnehmen.* Rottenburg 2015, S. 15, 69.

35 Hamann, Brigitte: *Magnesiumöl. Das Wundermineral einfach & effektiv über die Haut aufnehmen.* Rottenburg 2015.

36 Stoned To Death: »Calcium Supplements Proven To Kill Again«. *http://www.greenmedinfo.com/blog/turned-stone-calcium-pills-proven-once-again-k.*

37 *Naturinstitut.info:* »Organisches Silizium«. *http://www.naturinstitut.info/silizium.html.*

38 »Supplementation of diet with krill oil protects against experimental rheumatoid arthritis«. *http://www.biomedcentral.com/1471-2474/11/136/.*

»Evaluation of the Effect of Neptune Krill Oil on Chronic Inflammation and Arthritic Symptoms«. *http://krill-info.com/downloads/Entzuendungsstudie.pdf.*

39 »Evaluation of the Effects of Neptune Krill Oil on the Clinical Course of Hyperipidemia«. *http://krill-info.com/downloads/Cholesterinstudie.pdf.*

40 Dr. P. Rethinam and Muhartoyo, Asian and Pacific Coconut Community: »The Plain Truth About Coconut Oil«. *http://www.ncbi.nlm.nih.gov/pubmed?term=international+journal+of+obesity[Jour]+AND+2010[pdat]+AND+Tierney[first+author]&cmd=detailssearch.*
http://www.ajcn.org/content/92/4/748.abstract?maxtoshow=&hits=10&RESULTFORMAT=1&andorexacttitle=and&andorexacttitleabs=and&andorexactfulltext=and&searchid=1&FIRSTINDEX=0&sortspec=relevance&volume=92&firstpage=748&resourcetype=HWCIT.

41 »Effects of medium-chain fatty acids on body composition and protein metabolism in overweight rats«. *http://www.ncbi.nlm.nih.gov/pubmed/11321528.*

42 »A randomized double-blind controlled trial comparing extra virgin coconut oil with mineral oil as a moisturizer for mild to moderate xerosis«. *https://www.ncbi.nlm.nih.gov/pubmed/15724344.*

43 »Effect of mineral oil, sunflower oil, and coconut oil on prevention of hair damage«. *http://www.ncbi.nlm.nih.gov/pubmed/12715094.*

44 »Novel antibacterial and emollient effects of coconut and virgin olive oils in adult atopic dermatitis«. *http://www.ncbi.nlm.nih.gov/pubmed/19134433.*

45 »Antitumor effect of medium-chain triglyceride and its influence on the self-defense system of the body«. *http://www.ncbi.nlm.nih.gov/pubmed/9618043.*

46 »Hepatoprotective Activity of Dried- and Fermented-Processed Virgin Coconut Oil«. *http://www.ncbi.nlm.nih.gov/pmc/articles/PMC3034957/pdf/ECAM2011-142739.pdf.*

47 »Ist Kokosöl das verborgene Heilmittel gegen Alzheimer?«. *http://info.kopp-verlag.de/medizin-und-gesundheit/gesundes-leben/david-gutierrez/ist-kokosnussoel-das-verborgene-heilmittel-gegen-alzheimer-.html.*

48 »Kokosöl verhilft Parkinson-Patienten zu neuer Lebensqualität«. *http://info.kopp-verlag.de/medizin-und-gesundheit/gesundes-leben/ethan-a-huff/kokosoel-verhilft-parkinson-patienten-zu-neuer-lebensqualitaet.html.*

49 Mutter, Dr. Joachim: *Lass dich nicht vergiften! Warum Schadstoffe chronisch krank machen und wie wir ihnen entkommen.* München 2012, 128 ff.

50 Saunders, C. 1926. *The nutritional value of chlorophyll as related to hemoglobin formation. Proceedings of the Society for Experimental Biology and Medicine.* (3172)p. 788–789.

51 *http://www.scialert.net/fulltext/?doi=jbs.2007.904.910&org=11.*

52 *http://www.ncbi.nlm.nih.gov/pubmed/22849818.*

53 *http://www.ncbi.nlm.nih.gov/pubmed/20016707.*

54 *http://symptomat.de/Schwefel.*

55 »Onion Juice (Allium cepa L.), A New Topical Treatment for Alopecia Areata.« *http://onlinelibrary.wiley.com/doi/10.1111/j.1346-8138.2002.tb00277.x/abstract.*

56 Gehring, W.; Gloor, M.: »Das Phototrichogramm als Verfahren zur Beurteilung haarwachstumsfördernder Präparate am Beispiel einer Kombination von Hirsefruchtextrakt, L-Cystin und Calciumpanthotenat«. *Zeitschrift für Hautkrankheiten.* 2000; 75(7/8): 419–423.

57 Chan, Julia (Universität Melbourne, Australien) et al.: *Alcoholism: Clinical and Experimental Research.* doi: 10.1111/acer.12621.

58 »Senile hair graying: H2O2-mediated oxidative stress affects human hair color by blunting methionine sulfoxide repair«. *http://www.fasebj.org/content/23/7/2065.abstract.*

59 »Mechanisms of hair graying: incomplete melanocyte stem cell maintenance in the niche«. *https://www.ncbi.nlm.nih.gov/pubmed/15618488.*

60 Deutsches Grünes Kreuz: *http://dgk.de/gesundheit/ernaehrung/spurenelemente.html.*

61 Deutsche Gesellschaft für Ernährung: »Zink«. *https://www.dge.de/wissenschaft/referenzwerte/zink/.*

62 Zinkmangel.de: *http://www.zinkmangel.de/ernaehrung/ernaehrungstabelle.php.*

63 »Review of clinical studies of Polygonum multiflorum Thunb. and its isolated bioactive compounds«. *https://www.ncbi.nlm.nih.gov/pmc/articles/PMC4471648/.*

»Brain cell apoptosis and enhancement of nervous excitability in pregnant rats with high plasma levels of homocysteine«. *https://www.ncbi.nlm.nih.gov/pmc/articles/PMC4268719/.*

64 Deutsche Melasse Handelsgesellschaft mbH. »Melasse Mineralstoffe«. *http://www.deutsche-melasse.de/wp/wp-content/uploads/Melasse-Mineralstoffe-DE.pdf.*

65 »The Methionine-Homocysteine Cycle and Its Effects on Cognitive Diseases«. *http://www.altmedrev.com/publications/8/1/7.pdf.*

66 »Folat und Folsäure: 300 Mikrogramm am Tag sind sinnvoll«. *https://www.test.de/Folat-und-Folsaeure-300-Mikrogramm-am-Tag-sind-sinnvoll-4558714-4558708/.*